古代经典名方丛书

厚朴温中汤

主编 李 林 程红杰 张丽萍 熊 露

全国百佳图书出版单位
中国中医药出版社
·北 京·

图书在版编目（CIP）数据

厚朴温中汤 / 李林等主编 . —北京：中国中医药
出版社，2023.3
（古代经典名方丛书）
ISBN 978 – 7 – 5132 – 7911 – 6

Ⅰ . ①厚…　Ⅱ . ①李…　Ⅲ . ①中草药－汤剂－验方
Ⅳ . ① R289.5

中国版本图书馆 CIP 数据核字（2022）第 214403 号

中国中医药出版社出版

北京经济技术开发区科创十三街 31 号院二区 8 号楼
邮政编码　100176
传真　010–64405721
河北品睿印刷有限公司印刷
各地新华书店经销

开本 880×1230　1/32　印张 10.75　字数 243 千字
2023 年 3 月第 1 版　2023 年 3 月第 1 次印刷
书号　ISBN 978 – 7 – 5132 – 7911 – 6

定价　49.00 元
网址　www.cptcm.com

服 务 热 线　010–64405510
购 书 热 线　010–89535836
维 权 打 假　010–64405753

微信服务号　zgzyycbs
微商城网址　https://kdt.im/LIdUGr
官 方 微 博　http://e.weibo.com/cptcm
天猫旗舰店网址　https://zgzyycbs.tmall.com

如有印装质量问题请与本社出版部联系（010–64405510）
版权专有　侵权必究

中华中医药中和医派杨建宇京畿豫医工作室

中关村炎黄中医药科技创新联盟

世界中医药协会国际中和医派研究总会

北京中联国康医学研究院

古代经典名方丛书
《厚朴温中汤》编委会

主　编　李　林（内蒙古医科大学中医学院）

程红杰（北京中医药大学房山医院）

张丽萍（北京中医药大学东直门医院通州院区）

熊　露（中国中医科学院广安门医院）

副主编　赵庆贺（中国中医科学院中药研究所）

张志华（乐山市中医医院）

尹友鑫（北京市京煤集团总医院）

于　越（北京市卫戍区海淀第二十离职干部休养所）

赵长青（上海中医药大学附属曙光医院）

薛林平（湖北中医药大学）

于笑艳（内蒙古医科大学中医学院）

杨　戈（战略支援部队特色医学中心）

杜嫦燕（广州市番禺区妇幼保健院何贤纪念医院）

曾祥新（黑龙江中医药大学附属第二医院）

编　委　丁　鑫（内蒙古医科大学）

王　茜（北京中医药大学东直门医院通州院区）

代丽娟（黑龙江中医药大学附属第一医院）

左冬梅（华中科技大学同济医学院附属协和医院）

孙　静（北京中医药大学东直门医院通州院区）

刘晓辉（内蒙古医科大学）

李海涛（北京市丰盛中医骨伤专科医院）

伍　权（湖北省荆州市松滋市杨林市镇卫生院）

杨　贺（北京中医药大学东直门医院通州院区）

荣宝山（内蒙古医科大学）

俞红疆（内蒙古医科大学附属人民医院）

段　晓（河南中医药大学）

主编简介

李林，男，中共党员，毕业于内蒙古医科大学，硕士学位。内蒙古医科大学中医学院党委书记，教授，主任医师，硕士研究生导师，博士生导师。中华中医药学会名医学术研究分会常委，中华医学会医史学分会青年委员，内蒙古自治区中医药学会养生康复分会主任委员。自工作以来，承担内蒙古医科大学教学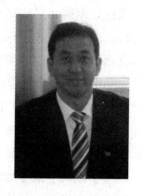任务，主讲中医各家学说、中国传统文化与中医、中医临床医案赏析，每年讲授150余学时。先后发表中医专业论文60余篇，主持国家课题2项，主持国家与省部级课题5项，主编专著5部，副主编著作2部，参编教材6部。

主要研究方向：中医药防治脾胃疾病的研究；中医药对心脑疾病防治的研究；古籍文献保护与利用的研究；中医古籍文献数字化研究；中医妇科疑难病症的研究。临床经验丰富，精研历代中医学派临证经验，用药轻灵，擅长使用经方治疗脾胃疾病、消化系统疾病、心脑血管疾病，尤精于虚损性疾病的中医调治和各类疑难杂症的辨证施治。

程红杰，主任医师，首都中青年名中医，硕士生导师，北京中医药大学房山医院脾胃病科、老年病科主任，内科第一党支部书记。师承国医大师唐祖宣教授、全国名老中医张炳厚、刘景源教授。北京市国家中医重点专科辐射工程首都区域专科学科带头人，北京中医药大学中西医结合胰腺炎专病联盟牵头人，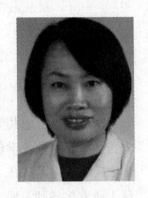北京市中医类别全科医生规范化培训三优教学团队首席师，北京市中医住院医师规范化培训十佳科主任，北京市第三批基层中医脾胃病学科团队基地负责人，北京中医药大学中西医结合内科学临床学系委员，北京市名中医身边工程团队负责人，国医大师唐祖宣3+3传承工作室负责人，第六批北京市级中医药专家学术经验继承工作指导老师，房山区第四批"优支计划"领军人才，房山区职工创新工作室负责人，房山区卫生系统突出贡献专家，房山区优秀青年中医等。

　　社会兼职：中华中医药学会脾胃病分会委员，中国中医药信息学会肝病防治分会、温病分会常务理事，世界中医药学会联合会消化病专业委员会理事，中国医师协会中西医结合医师分会消化病学专家委员会委员，中国中西医结合学会消化系统疾病专业委员会脾胃学说应用与创新专家委员会常务委员，北京中医药学会脾胃病专业委员会常务委员，北京中医药学会感染专业委员会委员，北京中西医结合学会养生专业委员会委员常委兼秘书长，北京中西医结合学会消化内镜学专业委员会委员，北京中西医结合学会肝病专业委员会委员等。

　　研究领域：主要从事脾胃肝胆等消化系统疾病及老年病的中西医结合诊断治疗、科研和教学工作。擅长以《黄帝内经》

《伤寒论》等经典中"治未病、护胃气"思想为指导，创立脾胃病防治新模式："养、防、治相结合顾护胃气法"，内外合治诊疗各种脾胃系疾病，擅长治疗胰腺炎、胃炎、消化性溃疡、消化道出血、功能性消化不良、胃食管反流病、腹胀、顽固性便秘等，及各种原因肝病、肝硬化、肝炎抗病毒治疗等。并精通普通胃肠镜、无痛胃肠镜及内镜下治疗等消化内镜技术。

科研：主持及参与国家级、省部级科研课题 20 余项。主持首发基金课题《基于"结者散之"法研究胰瘅膏外敷治疗急性胰腺炎的临床疗效》、首都特色项目《慢性胃炎中医辨证与胃镜像相关性研究》等。作为主要研究者参与国家自然科学基金自助项目《基于整体观和辨证论治复杂干预的中医疗效评价关键技术和结局指标研究》、国家"重大新药创制"科技重大专项《铁皮枫斗颗粒治疗慢性萎缩性胃炎的临床研究》等。发表论文 20 余篇，主编及参编著作、教材 6 部。参与中华中医药学会脾胃病分会《常见脾胃病中医专家诊疗共识意见》《肝硬化腹水中医诊疗专家共识意见》的编写工作。

张丽萍，女，中西医结合硕士，主任医师。中华中医药学会养生康复分会委员会常务理事，北京中医药学会第一届康复专业委员会常务委员，中国中医药研究促进会中西医结合脑病防治与康复专业委员会委员，中国中医药信息学会温病分会委员，中华国医经方高级研究员，中国中医专病专科经方拔尖人才。擅于运用中西医结合的方法诊治中风病所致各种功能障碍、颈肩腰腿慢性疼痛及内科杂症。

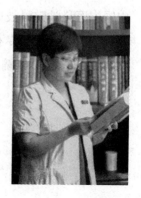

熊露，中国中医科学院广安门医院主任医师，硕士研究生导师。从事扶正培本治则方药调节肿瘤微环境免疫作用的临床与基础研究 30 余年。任北京市慢病防治促进会肿瘤分会副理事长、中西医全国肺癌专业委员会主任委员、世界中医药学会联合会肿瘤专业委员会常务理事、中国医师协会肿瘤临床专业委员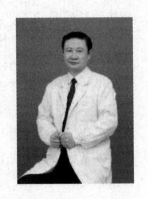会委员、北京市中医管理局首届中医药舆情正本清源引导员、《中国医药科学杂志》编委，第三批全国优秀中医临床人才、2015"人民好医生"、2020 第二届首都中医榜样人物。

首次提出中晚期恶性肿瘤的中医"络病学"机制，对"肿瘤阴证"和"肿瘤阴湿体质"的辨治规律有深入研究，学术主张"阳主阴从"观，善用经方。先后师从国医大师张学文教授，国医大师周岱翰教授，首都国医名师朴炳奎、张炳厚教授，风湿病大家娄多峰教授。先后获国家、省部级科技进步奖 3 项，中国中医科学院科技成果二等奖 1 项，北京市政府科技进步一等奖 1 项，获国家专利 2 项。发表 SCI 论文 6 篇，国内外核心期刊发表论文 30 余篇，主编学术专著 7 部，参编 6 部。

前言

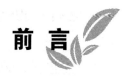

2017年3月8日，国家中医药管理局发布《古代经典名方目录制定的遴选范围与遴选原则》（征求意见稿），时隔1年后的2018年4月16日，正式发布了《古代经典名方目录（第一批）》100首。这是贯彻落实《中华人民共和国中医药法》的重要举措，是中医经方经药发展之具有里程碑意义的重大事件，这将极大地有力地推进中医药之经方经药的繁荣和进步，对中医药事业伟大复兴崛起有深远的历史意义和重大的现实意义。作为中医药人，作为中医经药经方学术研究的拓荒者、痴迷者、笃行者，作为中医药"经药热""经方药"大潮的一份子，我们为之兴奋、为之激动、为之欢呼！

"经药热""经方热"的大潮席卷中国大陆，大江南北，直接带动着我国港澳台各地，辐射大中华区之东南亚各国家和地区，直接影响着欧美非洲等一带一路世界各地，有力地推进着中医药国际化、全球化的发展。每年的10月22日是"世界传统医药日"，每年的10月21日是"世界中医药经方日"每年的农历正月十八是医圣张仲景诞辰纪念日，每年的冬至是医圣张仲景仙逝之纪念日，冬至节吃饺子是医圣仲景娇耳节的重要议程，这些都是经方经药活动的重要节点，中医祖庭南阳医圣祠，中医祖庭医圣仲景智库，各级中医药学术组织与团体的"经方经药，仲景医学、伤寒"、伤寒学科、金匮要略学科相关学术团队和相关科研、产业团队都在助推中医药"经药热""经方热"

之大潮，澎湃前行，有力地助推着中医药在新时代征程大发展、大繁荣！

经典名方目录（第一批）100首的发布，给各制药企业，尤其是对经方经药制造有意向的制药企业指明了方向，积极推动了中医药科研、临床、生产、教育机构对经方经药的学术研究、制剂工艺标准的研究等，也使经方经药在中医药的临床更全面、更广泛地推广应用。

《古代经典名方目录（第一批）》每方一册，共计100册，侧重三点基本原则：以临床实用为重点，以产业化研究为要点，以学术研究为重心。基本目的：为拓展经方经药临床研究服务，为加强经方经药学术研究发力，为规范经方经药制剂研究助力。而在具体内容的选择上，必须敬畏经典、尊重经典、学习经典。习经典、用经典、研经典继而才能发展经典，创新经典。在学习经典过程中，因为大家对经典之传承与创新的认知有不同或有差异，很容易进入两个误区：一是墨守成规，死搬硬套的误区。二是无意义的标新立异，甚至是肆意的理解，片面地割裂经典，篡改经典，而陷入已谬千里而不知的误区。尤其是国家颁发古代经典名方之后，如果不能全面把握对经典名方传承与创新的辩证关系，就很难把握正确传承与创新经典名方的发展。

因此。我们编撰了《古代经典名方丛书》，以期达到两个目的：第一，防止一些非中医人士不认真研究经典名方之经药经方主治病机，也不辨证，看图识"药"，看说明书用药。这样就把一个活的经典名方当成了一种死搬硬套的药了，更不敢在临床中灵活应用，这样就陷入了默守陈规的误区。事实上，目前的经药经方热潮中，有一部分中医药人听课，甚至要求讲课老师专门讲某中药治什么病，某经方治什么病，要求讲课老师阐述机理，讲讲条文，探讨一下学术。这种现象对初学者来说是有情可原的，而对临床中医药医生，对于中医药院校毕业的大学生、硕博士来讲，就有点略显不合适了。或者会严重影响经典名方之经药经方的学术进步和临床发展。第二，防止为了人为创新，不顾经典本意之标新立异。这不仅表现在临床上，也有可能在药物研制工艺上，这样的创新必定是"沙之厦"，必定是无稽之谈最后落为笑柄！如桂枝汤，如果不知道桂枝入药是在明清时代，张仲景之桂枝实际上是"肉桂"，那么，临床研究桂枝汤就很难准确，就无法理解茯苓丸、金匮肾气丸、桂枝加桂汤等等。同样，如果不了解真武汤之本意，不了解张仲景从来没用过"白芍"，那么根本不可能正确理解真武汤温阳化气利小便（水）之功效，更不可能理解赤芍多利小便的功效。所以说，必须全面把握，准确传承。正确应用经典名方之经药经方，才能在此基础上去创新。如果不知道古人用虫药多为散丸之剂，很可能就直接熬汤制药，结果药成了，药效没了。屠呦呦成功低温提取青蒿素，就是传承了用口咀嚼青蒿之经典。同样，对于经典古方，必须在传承基础上创新，才会有根基，才会走得稳走得远！否则，就会严重影响经典名方的发展。

事实上，就发生过这样的事情。曾几何时在日本，小柴胡汤（药剂）成了人们谈之色变的中成药，其原因就是日本的中医药传承创新出了问题。首先，日本的"经方家"实际是目前我们中国的验方家，就是西汉时期的"经方家"，单用经方（验方）治病。因为他们弃医留药改名汉方医学，虽然方药之效果是确切的，但忽略了经方之根本医理，人为地只发展经方肯定是走不长远的！其次，小柴胡汤是汤剂，准确地讲是清膏/清轻膏，是扶正祛邪之膏滋方，而人为地制成了散剂，这样丢弃医理用药，就不可能保证疗效了！再者，让患者一个处方服用几年而不辨证，出乱子是必然的，这就是"沙之厦"，必然倒塌！因此，我们编撰本套丛书，希望有益于临床应用经典名方的传承与创新，助推中医药经典名方的学术研究和临床拓展之传承，助推中医药经典名方之制剂工艺的进步及创新，服务于中医药事业的复兴梦！

本套丛书的编撰，多是采集编撰先贤先进的经验、学术结晶，是他们的辛勤付出和艰苦卓绝奠定了本书的医学基础。我们编撰者是怀着敬畏之心、感恩之心而努力编撰本套丛书的，所以凡引用者均编入参考文献，并以此表示谢意，对于个别遗漏者，请及时联系我们，以便再版时补之并致歉意。

《古代经典名方丛书》编委会

2019 年 7 月

目 录

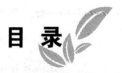

上篇　经典温习

经典温习

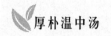

第一章 概 述

第一节 溯本求源

一、经方出处

厚朴温中汤出自金·李东垣著的《内外伤辨惑论》。治脾胃虚寒，心腹胀满，及秋冬客寒犯胃，时作疼痛。

二、方名释义

本方证因脾胃为寒湿所伤，气机壅阻而致。脾胃主受纳、腐熟和运化水谷，若起居不适，外受寒湿之邪，或恣食生冷之物，则使脾胃受寒湿所伤。寒湿凝滞，脾胃气机壅阻，不通则痛，故见脘腹胀满或疼痛；脾胃运化失司，则不思饮食；脾胃主肌肉四肢，湿邪困于脾胃，则四肢倦怠。治当行气温中，燥湿除满。本方用时与生姜同煎，可温中理气，燥湿除满。寒湿之邪可致脾胃运化、升降失常，本方以厚朴为君药，用能温中散满，故东垣将其取名为"厚朴温中汤"，方药功效一目了然。方中厚朴行气消胀，燥湿除满，为君药。草豆蔻温中散寒，燥湿除痰，为臣药。陈皮、木香行气宽中；干姜、生姜温脾暖胃以散寒；茯苓渗湿健脾以和中，共为佐药。甘草益气健脾，调和诸药，功兼佐使。诸药合用，寒湿得除，气机得畅，脾胃复健，则胀痛自解[1]。

三、药物组成

厚朴（姜制）、橘皮（去白）各一两，甘草（炙）、草豆蔻仁、茯苓（去皮）、木香各五钱。

四、使用方法

1. 古代用法

上为粗散，每服五钱匕，水二盏，生姜三片，煎至一盏，去渣，温服，食前。忌一切冷物。

2. 现代用法

上药共研粗末，每次服 10g，加生姜 3 片，水煎，去滓，温服。忌一切冷物。或作汤剂，加生姜 3 片，水煎服[2]。

第二节　医圣论方

1. 李东垣

治脾胃虚寒，心腹胀满，及秋冬客寒犯胃，时作疼痛。（《内外伤辨惑论》）

2. 张秉成

夫寒邪之伤人也，为无形之邪，若无有形之痰、血、食积互结，则亦不过为痞满、为呕吐，即疼痛亦不致拒按也。故以厚朴温中散满者为君；凡人之气，得寒则凝而行迟，故以木香、草蔻之芳香辛烈，入脾脏以行诸气；脾恶湿，故用干姜、陈皮以燥之，茯苓以渗之；脾欲缓，故以甘草缓之；加生姜者，取

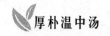

其温中散逆、除呕也。以上诸药,皆入脾胃,不特可以温中,且能散表,用之贵得其宜耳。(《成方便读》)

第三节 类方简析

一、良附丸

出处:《良方集腋》。

组成:高良姜,香附子,生姜汁。

用法:高良姜酒洗七次,焙、研;香附子醋洗七次,焙、研,各等分。如病因寒而得者,用高良姜二钱,香附末一钱;如病因怒而得者,用高良姜一钱,香附末三钱;如病因寒怒兼有者,高良姜一钱五分,香附一钱五分。用时以米饮加生姜汁一匙、盐一撮为丸,服之立止。

功效:行气疏肝,祛寒止痛。

主治:寒凝气滞胃府,反复经久不愈之难治疾患。

方解:高良姜味辛性热,归脾、胃经。能散寒止痛、温中止呕。《名医别录》载:"主暴冷,胃中冷逆,霍乱腹痛。"《药性论》:"治腹内久冷,胃气逆,呕吐。"《本草汇言》:"高良姜,祛寒湿、温脾胃之药也。若老人脾肾虚寒,泄泻自利……此药辛热纯阳,除一切沉寒痼冷,功与桂、附同等。苟非客寒犯胃,胃冷呕逆,及伤生冷饮食,致成霍乱吐泻者,不可轻用。"香附子味辛、微苦微甘,性平,归肝、脾、三焦经,功善疏肝解郁、调经止痛、理气调中,《本草纲目》载:"利三焦,解六郁,消饮食积聚、痰饮痞满,跗肿腹胀,脚气,止心腹、肢体、头目、齿耳诸痛……妇人崩漏带下，月候不调，胎前产后百病。"二药相合，一散寒凝，一行气滞，共奏温胃理气之功。良附丸这一常用古方，应用广泛，疗效肯定。临床上常用于治疗寒凝气滞之胃痛、胁痛、腹痛、积聚、痛经等病证，相当于西医学中胃炎、胃溃疡、胃黏膜脱垂、肠易激综合征、胃癌等疾病；运用时又常根据兼证及所处阶段不同加减配伍，充分体现了中医学"异病同治，同病异治"的原则。[3]

鉴别：良附丸虽在组方用药上与厚朴温中汤无演变规律可寻，但在功效及临床运用上有颇多相似之处，前者主治肝胃气滞寒凝证，长于行气疏肝、温中祛寒，适用于气滞寒凝、胸脘胁痛、畏寒喜热等症；后者行气宽中，祛寒温里并化湿浊。

二、匀气散

出处：《太平惠民和剂局方》。

组成：丁香、檀香、木香、白豆蔻仁各二两，藿香叶、甘草各六两，缩砂仁四两。

用法：上药研末。每次一钱，入盐末少许，用沸汤点服，不计时候。

功效：行气健脾，温中和胃。

主治：痞证。症见心下痞满或刺痛，嗳气，或呕吐，胃脘有冷感，喜温，舌淡苔白，脉沉弦。

方解：匀有平均之意，故名曰匀气散。本方是治疗寒湿困阻中焦，脾胃气机不行，升降失调而致心下痞满，嗳气；寒湿困阻，阳气失运，温煦不足，故胃脘部冷痛，喜温；舌淡苔白，脉沉弦为寒湿困阻，阳气不足之象。本方用丁香、檀香、木香芳香行气，温中止痛；藿香叶、白蔻仁、砂仁化湿和胃，温中

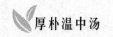

止呕;甘草益气补中并调和诸药。诸药配伍,可使寒湿得以温散,气滞得以调匀,使气的升降出入恢复正常。胃脘痛者,加元胡、高良姜;呕吐者,加法半夏、陈皮;泄泻者,加白术、茯苓;疲倦无力者,加党参、白术、黄芪。现代常用于急慢性胃炎、胃及十二指肠溃疡、慢性肝炎、胆囊炎、胰腺炎等属寒湿困阻气滞者。

鉴别:匀气散与厚朴温中汤均有木香、豆蔻仁、甘草等燥湿行气止痛药物。二者在功效及临床运用上亦有相似之处,前者化湿和胃、理气止痛,适用于湿浊伤胃、脾胃气滞之胸膈虚痞、呕吐恶心、胀满噎塞、心腹刺痛等症。[4]

三、厚朴生姜半夏甘草人参汤

出处:《伤寒论》第66条。

组成:厚朴半斤(炙,去皮),生姜半斤(切),半夏半升(洗),甘草二两(炙),人参一两。

用法:上五味,以水一斗,煮取三升,去滓,温服一升,日三服。

功效:健脾温运,宽中除满。

主治:脾气虚弱、运化失健、气机阻滞之脾虚气滞证。

方解:发汗可以去邪,若不当发汗而发汗,或发汗太过均可损伤人体正气而出现变证。发汗后脾虚,阳气外泄,或患者脾气素虚,发汗太过,脾气进一步损伤,脾司运化转输而主大腹。汗后脾虚,运化功能失调,湿浊阻滞,气机壅滞不通,则腹胀满。故本条乃汗后中虚气滞不运之腹胀满,虚实夹杂,与腹胀满之属实者不同。厚朴生姜半夏甘草人参汤证病机是脾气虚弱,运化失健,气机阻滞。尤在泾说:"发汗后,表邪虽解而腹胀满者，汗多伤阳，气窒不行也。是不可以徒补，补之虚则气愈窒。亦不可以径攻，攻之则阳气益伤。故以人参、甘草、生姜助阳气，厚朴、半夏行滞气，乃补泄兼行之法也。"故治疗上当消补兼施、补泄并行。脾气恢复，运行功能正常，则腹胀满可消。[5]《素问·脏气法时论》曰："脾欲缓，急食甘以缓之，用苦泻之。"方中君以微苦性温之厚朴，善于下气行散，除胃中滞气而燥脾，泄满消胀最宜。生姜味辛性温，宣散通阳，行胃中之滞气；半夏辛温，降逆开结涤痰，降胃中逆气；两者与厚朴为伍，辛开苦降，温阳行气，使泄满消胀之力更强。本方腹胀满因脾虚气滞而致，若只消不补，则脾气难复，邪气易于复聚。故佐以甘平之甘草补气健脾，并兼有调和诸药之用。然甘草补中之力尚弱，使以少量人参增强其作用。诸药配合，补而不滞，消而无伤，消补并行而不悖，法颇完密。正如清代医家缪遵义所说"立方大意，泄胀满之心，偏多于辅正，方中叙药之次第，即可见也。首用厚朴，苦温以泄中焦之胀满，阳微则饮聚，此用生姜、半夏，辛通开泄，浊阴自散，三味用至半斤，重其权也，继用甘草二两、人参一两，以稍助其正气，是意不在补，不过为厚朴之佐使耳"。[5]

　　组方剂量特点：在《伤寒论》原方中，厚朴半斤，生姜半斤，半夏半升，三者用量均较大，而用甘草二两，人参仅一两，行气消补之力明显大于健脾益气之功，即以消为主，以补为辅，对脾虚气滞之证，寓有治标宜急，治本宜缓之意。故本方之用，贵在药物用量的比例上。当代经方大家胡希恕论本方"厚朴半斤姜半斤，一参二草亦须分，半夏半升善除满，脾虚腹胀此方真"，是对本方较为深刻的认识。要想掌握经方之用，仲景治方之理，不可不究。[5]

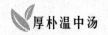

四、半夏厚朴汤

出处:《金匮要略》。

组成：半夏一升（12g），厚朴三两（9g），茯苓四两（12g），紫苏叶二两（6g），生姜五两（15g）。

用法：上五味，以水七升，煮取四升，分四服，日三夜一服。

功效：功效行气散结，降逆化痰。

主治：主治梅核气，症见咽中如有物阻，咯吐不出，吞咽不下，胸膈满闷，或咳或呕，舌苔白润或白滑，脉弦缓或滑。

方解：本方为治疗梅核气的常用方。临床应用以咽中如有物阻，但饮食吞咽无碍，苔白腻，脉弦滑为辨证要点。方中半夏、厚朴降逆止呕、燥湿化痰、健胃和中、温中下气除满、软坚散结消痞；茯苓淡渗利湿，健脾宁心安神；生姜散郁结，降逆气，又可解半夏之毒；紫苏叶行气宽中，消食化痰。若气郁较甚者，可加香附、郁金等以行气解郁；胁肋疼痛者，可加川楝子、延胡索以疏肝止痛；咽痛者，可加玄参、桔梗以利咽；痰气郁结化热，心烦失眠者，可加栀子、黄芩、连翘以清热除烦。临床报道也见于治疗功能性消化不良、慢性浅表性胃炎、卒中后抑郁、上气道咳嗽综合征、小儿咳嗽等病证。实验研究表明，该方能降低下丘脑 CRH、血浆 ACTH 及血清 CORT 的表达，抑制 HPA 轴功能亢进，有抗抑郁、镇静、抗过敏、止呕吐、增强胃肠功能之效用。[6]

第二章　临床药学基础

第一节　药证与方证

厚朴温中汤由厚朴、陈皮、炙甘草、茯苓、草豆蔻、木香、干姜七味中药组成。主药药证分述如下。

一、厚朴证

（一）各家论述

厚朴主中风伤寒，头痛。风气通于肝，肝与太阳、督脉会于颠顶，风为阳邪，伤上故也。寒热惊悸，下胃浊，清心肝。气血痹，死肌，去三虫。温湿土，清风木。《别录》：温中益气，消痰下气，疗霍乱及腹痛胀满，胃中冷逆及胸中呕不止，泄痢淋露，除惊，去留热心烦满，厚肠胃。《大明》：健脾，主反胃，霍乱转筋，冷热气，泻膀胱，泄五脏一切气，妇人产前产后腹脏不安，杀肠中虫，明耳目，调关节。《药性》：疗积年冷气，腹内雷鸣虚吼，宿食不消，去结水，破宿血，化水谷，止痛。大温胃气，呕吐酸水。主心腹满，患者虚而尿白。好古：主肺气胀满，膨而喘咳。[7]

《金匮要略·五脏风寒积聚病脉证并治》云："肺中风者，口燥喘，身运而重，冒而肿胀。""肺中寒，吐浊涕。""心中风

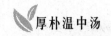

者，翕翕发热，不能起，心中饥，食即呕吐。""心中寒者，其人苦病心如啖蒜状，剧者心痛彻背，背痛彻心。"《难经》：心主营，肺主卫，风则伤卫，寒则伤营，脉见寸口。《金匮要略·惊悸吐衄下血胸满瘀血病脉证并治》曰："寸口脉动而弱，动即为惊，弱即为悸。"厚朴泻太阴、阳明之气结，通金火下降之道，故经方有厚朴麻黄汤证治。《本经》所以"主中风伤寒，头痛。"

《素问·痹论》："淫气忧思，痹聚在心。""淫气肌绝，痹聚在脾。""脉痹不已，复感于邪，内舍于心；肌痹不已，复感于邪，内舍于脾。"脉为血府，脾主肌肉。厚朴通利心脾之府，故《金匮》四物、七物治脉浮数，腹满痛闭。《本经》所以主气血痹，死肌也。

《灵枢·厥病》："肠中有虫瘕及蛟蛕，皆不可取以小针。"《灵枢·邪气脏腑病形》曰脾脉"微滑为虫毒蛕蝎腹热"。蛕、蝎、蛟以土湿木郁所生，厚朴泻寒湿以通郁结。《本经》所以主"去三虫"也。

（二）验方举要

1. 厚朴生姜半夏甘草人参汤

治太阳病，发汗后，腹胀满者（《伤寒论》第 66 条）。风寒表泄，汗伤胃液，湿著于脾，脾病故腹胀满也。姜、夏宣通胃络；参、草理中滋液；君厚朴开痹逐湿消胀也。

2. 厚朴麻黄汤

治咳而脉浮者（《金匮要略·肺痿肺痈咳嗽上气病脉证治》）。《素问·咳论》："久咳（不已）者……（此皆）聚于胃，关于肺，故脉浮。"朴、夏泻手足太阴、阳明之逆；麻、杏清肺邪；石膏清胃热；姜、细、味入太阴，除湿寒止咳；煮以麦汤者，以麦为肝谷，润风木以息内风也。

3. 厚朴大黄汤

治支饮胸满者。《金匮要略·痰饮咳嗽病脉证并治》曰："咳逆倚息，气短不得卧，其形如肿，谓之支饮。"缘肺主通调水道，水入于胃，由胃脉传于肺。胃气逆，则肺气不降，故胸满，非轻药可以导泻，此方药味与小承气汤相同，但方中重用厚朴，取其温泻而宣肺，重加大黄，开阳明之阖，导水逆之泛滥也。

4. 厚朴三物汤

治痛而闭者。此实则可下之证。胃阳之燥热，传脾阴，脾精不足滋肝，肝郁克土，故腹痛而便闭也。大黄通肠胃之结；朴、枳疏土木之滞，而止痛。此方药味亦与小承气相同，以承气重泻阳明，故君大黄；前方重泻太阴，故黄、朴并加；此方重在开闭止痛，以痛生于寒结，故加朴、枳，减大黄，而后煮之，取其通则不痛，故曰以利为度也。

5. 厚朴七物汤

治病腹满，发热十日，脉浮而数，饮食如故者（《金匮要略·腹满寒疝宿食病脉证治》）。外感风邪，十日已过，经腑俱病，故脉浮而数。热伤胃液，脾热肝燥，故腹满而痛。经曰：能食者为中风。浮数，风脉也，故饮食如故。桂、甘、姜、枣除风以解经邪；朴、枳、大黄泻腹满而解腑邪也。以腹满为兼太阴证，故重加厚朴。若利者，为肠胃有寒，热重在经，故脉虽浮数，必以生姜易大黄也。

按： 三物证治，以下胃燥加大黄；以下胸满加厚朴、大黄；专下腹满加枳、朴也。

6. 栀子厚朴汤

治下后心烦腹满，起卧不安者。以下伤胃液故不安；脾精

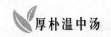

不布故腹满；液不养心，故心烦也。厚朴、栀子除烦泻满也。

7. 半夏厚朴汤

治咽中如有炙脔者。以风痰结于脾胃之络，其脉系上系咽喉，故若有结核。厚朴佐姜、夏，通脾胃之大络也。

8. 桂枝加厚朴杏仁汤

治太阳病下后微喘，而表未解者。夫喘为麻黄证，方中治喘者，功在杏仁。桂枝本不治喘，此因妄下后，表虽不解，腠理已疏，则不当用麻黄而宜桂枝矣。所以宜桂枝者，以其中有芍药也。既有芍药之敛，若但加杏仁，则喘虽微，恐不能胜任，必加厚朴之辛温，佐桂以解肌，佐杏仁以降气。故凡喘家不当用麻黄汤，而作桂枝汤者，加厚朴、杏仁为佳法矣。

9. 王不留行散

金疮失血，温气外亡，乙木寒湿，必生风燥。王不留行散，甘草补中，厚朴行滞，椒、姜，暖血而扶阳，芩、芍，清肝而息风，蒴藋细叶行瘀而化凝，桑根、王不留行，通经而止血也。

10. 诸承气汤

治胃家实。以燥金与燥土合而化热，故肠胃浊瘀。硝、黄以下燥实；朴、枳以下气结也。皆以朴力在皮，能以利胸膈而撑肠胃也。[7]

二、草豆蔻证

（一）各家论述

1. 《名医别录》

味辛，温，无毒。主温中，心腹痛，呕吐，去口臭气。

2.《开宝本草》

下气，止霍乱。

3.《医学启源》

纯阳，益脾胃去寒，面裹煨熟，去面皮，捣细用。

4.《珍珠囊补遗药性赋》

浮也，阳也。其用有二：去脾胃积滞之寒邪，止心腹新旧之疼痛。

5.《本草纲目》

豆蔻治病，取其辛热浮散，能入太阴、阳明，除寒燥湿，开郁化食之力而已。南地卑下，山岚烟瘴，饮啖酸咸，脾胃常多寒湿瘀滞之病，故食料必用，与之相宜。然过多亦能助脾热，伤肺损目。

治瘴疠寒疟，伤暑吐下泄痢，噎膈反胃，痞满吐酸，痰饮积聚，妇人恶阻带下，除寒燥湿，开郁破气，杀鱼肉毒。

6.《本草经疏》

凡疟不由于瘴气；心痛、胃脘痛由于火而不由于寒；湿热瘀滞，暑气外侵而成滞下赤白，里急后重，及泄泻暴注口渴，湿热侵脾，因作胀满，或小水不利，咸属暑气湿热，皆不当用。

7.《本草求真》

草豆蔻，辛热香散，功与肉蔻相似，但此辛热燥湿除寒，性兼有涩，不似肉蔻涩性居多，能止大肠滑脱不休也。又功与草果相同，但此止逐风寒客在胃口之上，症见当心疼痛，不似草果辛热浮散，专治瘴疠寒疟也。故凡湿郁成病，而见胃脘作疼，服之最为有效。若使郁热内成，及阴虚血燥者，服之为大忌耳。

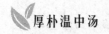

8.《罗氏会约医镜》

治胀满、吐酸。

9.《医学摘粹·本草类要·热药门》

草豆蔻……燥湿调中，运行郁浊，善磨饮食，能驱痰饮。治胃口寒湿作痛，疗腹中腐败成积，泄秽吞酸俱效，蛮烟瘴雨皆医。痎疟堪疗，霍乱可愈。反胃噎膈之佳药，呕吐泄利之良品。

10.《玉楸药解》

与砂仁相仿，而性气颇烈，内郁稍重者宜之。

11.《医方十种汇编》

止当心疼痛，凡湿郁成病而见胃脘作痛，服之有效。

12.《徐大椿医书全集》

燥湿散滞，温胃祛风，微炒用。

13.《临床应用汉方处方解说》

芳香健胃，消化，驱风。治胃肠炎，消化不良。[8]

（二）验方举要

1.《肘后备急方》

治香口辟臭。方用豆蔻、细辛，为末含之。

2.《备急千金要方》

治心腹胀满，短气。方用用草豆蔻一两，去皮为末，以木瓜生姜汤，调服半钱。

3.《圣济总录·草豆蔻汤》

治霍乱心烦渴，吐利不下食：草豆蔻（去皮）一分，黄连（去须）一两。上二味，粗捣筛。每服三钱匕，水一盏，乌豆五十粒，生姜三片，煎至七分，去滓温服，日三。

治冷痰咳逆，胸膈不利：草豆蔻（去皮）、半夏（汤洗去滑，切，焙）各半两，陈橘皮（汤浸去白，焙）三分。上三味，粗捣筛。每服三钱，水一盏，入生姜五片，煎至七分，去滓温服，不拘时候。

4.《鸡峰普济方·草豆蔻散》

治老疟久而不瘥，及山岚瘴气，远年不愈，兼治脾寒：草豆蔻、肉豆蔻各二个（并用面裹煨，一生一熟）。厚朴方圆二寸（一半姜制，一半生用），甘草中指大（一半生，一半炙），生姜枣大二块（一块用湿纸裹煨，一块生用）。上分为二大剂，于发前临晓，用水一升，煎取八合，放至来早，再温服，留滓再煎二次。

5.《济生方》

气虚瘴疟，热少寒多，或单寒不热，或虚热不寒。用草果仁，熟附子等分，水一盏，姜七片，枣一枚，煎半盏服。名果附汤。

6.《仁斋直指方》

治脾痛胀满：草果仁二个，酒煎服之。

7.《普济方》

治胃弱呕逆不食：用草豆蔻仁二枚，高良姜半两，水一盏，煮取汁，入生姜汁半合，和白面作拨刀。以羊肉腥汁煮熟，空心食之。

8.《东医宝鉴·外形篇》

主心腹冷痛：草豆蔻仁及栀子炒，为末，姜汁糊和丸服之，或单者服之亦佳。[8]

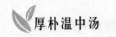

三、木香证

木香，味辛，温。主邪气，辟毒疫温鬼，强志，主淋露。久服不梦寤魇寐。主治邪气，能驱除毒疫所导致的传染病，增强记忆力，主治被湿水浸伤。长期服用可使人睡眠安神，不做噩梦。产于山中的深谷处。

（一）各家论述

1.《药学辞典》

木香基本属菊科，草类也。形似牛蒡之根，而又分歧。其质如角，长五六寸，外面色灰黄，有极细之纵皱裂，内部色灰白，有一种香气，味苦，咀嚼之则黏附齿牙。其成分主要为inuLin $C_6H_{10}O_5 \cdot 6H_2O$、helenin、辛胶、挥发油，蜡质。其效能行气导滞，止痛治利，增加胃酸之不足，促进消化之功能，并对于胃神经微有麻醉作用，故用为健胃、发汗、收敛之药。[9]

2.《一本堂药选》

按古所称木香，或是木类，今日本所产，叶甚似旋覆叶，极大而涩。又似紫菀叶，与似羊蹄而长大，如牛蒡而狭长者相近。茎高四五尺，甚则丈余，花似菊而黄，亦似旋覆花，花谢成絮而飞，或腐于茎头。根形极似木香，但味不苦耳。或是方土异，抑其下品耶？[9]

3.《和汉药考》

按木香《本草图经》《三才图会》《本草画谱》等所载，异说颇多。或云叶似羊蹄而长大，或云叶八九寸、皱软而有毛，或云叶如牛蒡但狭长，或云叶类丝瓜，莫衷一是。今有轴木香、株木香二种，而轴木香为佳。青木香乃木香也，后人又呼马兜铃根为青木香，而呼木香为南木香。但日本无马兜铃，故以似萝藦藦而有香气者为青木香，则赝而又赝矣。[9]

4.《冉雪峰医学丛书》

冉雪峰曰：木香乃木之香，非香木。后世多以香木充之，近代则义混以草根，故有土木香、南木香、青木香、广木香诸名称，草木根有香臭者多矣，各家就所见所知立言，纷纷藉藉，各是其说，逐末忘本，几以木香之为草本，而非木本也者。善夫《一本堂药选》之言曰：古所称小香，或是木类，善疑启悟，不失学者态度，其实岂但木类。并非木而为木所生之香，乃木之生理变态，与天地精气所凝结。《易》说卦离其为木也，为科上槁，倘木得烈日而萎，槁则槁矣，何科上之有，科上槁是生气未绝，反吸收全体而凝结于一部分，别具科上，化腐败为神奇。与桑寄生、没食子、五倍子、雷丸、占斯等类似，所谓木之香也。积年日久，其香愈佳，遐疗蕴郁，有千年而始发现者，故其树即名千年树。有树老枯死而自生香者，有人工斧凿，俾缺口日暄雨调，而助之成香者，方今人烟日繁，英华尽泄，野生者既穷搜无余，人造者又不俟其香成而即斧斤，佳品难得，又何怪世俗之以伪乱真乎。以其实考之，木香为木之精华凝结于一部分，日借天阳嘘植，正象重离，阴精内含，阳精外护，有是理，即有是象，有是象，即有是物，有是物，即有是物真正之性能功用。古称蜜香，谓嚼之黏齿，近科学化验，其成分含辛胶、挥发油、蜡质，凡此皆阴精之说符合。是木香辛而能润，香而不烈，既能芳香以解秽恶，又能柔润以和神经，理气而不耗气，醒气而不破气，纯是一团生机。各家所谓辛能散气，苦能降气，均影响依稀之谈。须知木香主治在香，其升其降，真正功用关键，仍在于香，香药中辛而反降，苦而能升者多矣，

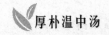

是安可拘牵常格耶？再经文强志二字，尤是特笔，盖强志乃明心之功，心体湛然，宁静致远，是非既明，主宰在我，利禄不能诱，患难不能移，生死亦不能易，而志安有不强者乎？统观《本经》主治原文，均在少阴水火神机方面着笔，木香以厥阴风木之精，钟离明纯粹之气，感召之捷，出自天然，故所主多辟邪解秽，梦魇魔寐等神经病变。有如斯灵异之树，而后乃生如斯灵异之药，有如斯灵异之药，而后乃治如斯灵异之病。庸俗无知，以寻常草木根干之香者作伪，乌有如是功能哉？尝谓药之性能，不能不研稽精透，药之真伪，亦不能不辨晰详明，观此益信。[9]

5.《名医别录》

温，无毒。治气劣，肌中偏寒，主气不足，消毒，杀鬼、精物、温疟、蛊毒，行药之精。久服轻身致神仙。一名蜜香。生永昌。

6.《本草求真》

木香味辛而苦，下气宽中，为三焦气分散药。然三焦则又以中为主，故凡脾胃虚寒凝滞，而见吐泻停食，肝虚寒入，而见气郁气逆，服此辛香味苦，则能下气而宽中矣。中宽则上下皆通，是以号为三焦宣滞要剂。至书所云能升能降，能散能补，非云升类升柴，降同降沉，不过因其气郁不升，得此气克上达耳。况此苦多辛少，言降有余，言升不足，言散则可，言补不及，一不审顾，任书混投，非其事矣。[9]

7.《冉雪峰本草讲义》

张山雷曰：木香虽以木名，实为草类，以气用事，故专治气滞诸痛，于寒冷结痛，尤其所宜。然虽曰辛苦，究与大辛大热不同，则气火郁结者，亦得用之以散郁开结，但不可太多。且味苦者必燥，阴虚不足之人，最早斟酌，过用则耗液伤阴，其气将愈以纷乱，而痛不可解矣。近人更用之于滋补药中，恐滋腻重滞窒而不灵，加此以疏通其气，则运行捷而消化健，是亦善于佐使之良法，又曰气烈之药，多升少降。惟木香大苦，则亦能降，而质本空松，气尤雄烈，究以升阳为主。《日华子本草》谓治呕逆反胃，在胃寒无火，食入反出者，颇为相宜。若胃火盛者，必不可用。海藏谓治冲脉为病，逆气里急，则肾气不摄，冲激逆上为患，必非所宜，丹溪谓调气用木香，其味辛，气能上升，气郁不达者宜之，若阴火冲上者，则反助火邪，当用黄柏、知母，而少以木香佐之。持论平允，胜于王氏多矣。[9]

（二）验方举要

1.《续名医类案》

盛用敬治一妇卒厥，昏昏若醉梦，手足筋牵。盛诊之，六脉俱脱。忽有麻衣者在侧，问其人，则病者之婿也。问其服，妻之服也。问其妻子，死仅半月，死以产后症。忽悟曰：此病必忧郁所致。以木香流气饮投之，一服而瘥。

2.《名医类案》

昌国人买得鳖十数枚，痛饮大嚼，且食红柿。至夜忽大吐，继之以血，昏不知人，病垂殆。同邸有知其故者忧之。忽一道人云：唯木香可解。但深夜无此药，偶有木香饼子一贴，试用之，病人口已噤，遂调药灌，即渐苏，吐定而愈。

四、茯苓证

（一）各家论述

1.《神农本草经》

主胸胁逆气，忧恚惊邪恐悸，心下结痛，寒热烦满咳逆，口焦舌干，利小便。久服安魂养神，不饥延年。

2.《名医别录》

止消渴，好睡，大腹，淋沥，膈中痰火，水肿淋结。开胸腑，调脏气，伐肾邪，长阴，益气力，保神守中。

3.《本草经集注》

马蔺为之使。恶白蔹。畏牡蒙、地榆、雄黄、秦艽、龟甲。

4.《药性本草》

开胃、止呕逆，善安心神。主肺痿痰壅。治惊痫，心腹胀满，妇人热淋……忌米醋。

5.《苏沈内翰良方校释·卷第四·服茯苓说》

茯苓自是仙家上药，但其中有赤筋脉，若不能去，服久不利人眼，或使人眼小。当剥去皮，切为方寸块，银石器中清水煮，以酥软解散为度。入细布袋中，以冷水揉摆，如作葛粉状。澄取粉，而筋脉留布袋中，弃去不用。其粉以蜜和如湿香状，蒸过食之尤佳。

6.《本草衍义》

茯苓、茯神，行水之功多，益心脾不可阙也。

7.《医学启源》

除湿益燥，利腰脐间血，和中益气为主。治小便不通，溺黄或赤而不利，如小便利，或数服之，则损人目。如汗多人久服之，损元气，夭人寿。医言赤泻白补，上古无此说……疗风眩、风虚。

8.《用药心法》

茯苓，淡能利窍，甘以助阳，除湿之圣药也。味甘平补阳，益脾逐水，生津导气。

9.《汤液本草》

茯苓淡，为在天之阳也。阳当上行，何谓利水而泄下？经云：气之薄者，乃阳中之阴，所以茯苓利水而泄下……伐肾邪，小便多能止之，小便涩能利之，与车前子相似，虽利小便而不走气。酒浸，与光明朱砂同用能秘真。

10.《本草衍义补遗》

茯苓，仲景利小便多用之，此治暴新病之要药也，若阴虚者，恐未为宜。

11.《丹溪手镜》

甘平，开胃府止渴，伐肾水消痰，止小便多，分小便涩。

12.《珍珠囊补遗药性赋》

白茯苓，其用有六：利窍而除湿；益气而和中；小便多而能止；大便结而能通；心惊悸而能保；津液少而能生；白者入壬癸，赤者入丙丁。

13.《景岳全书》

能利窍去湿，利窍则开心益智，导浊生津，去湿则逐水，燥脾，补中，健胃，祛惊痫，厚肠脏，治痰之本，助药之降。以其味有微甘，故曰补阳，但补少利多，故多服最能损目，久弱极不相宜，若以人乳拌晒，乳粉既多补阴亦妙。

14.《寿世保元》

白化痰涎，赤通水道。

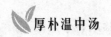

15.《永乐大典·卷一万一千六百二十》

茯苓面，东坡与程正辅书云：旧苦痔疾二十一年，今忽大作，百药不效，欲休粮以清净胜之而未能。今断酒肉与盐酪酱菜，凡有味物皆断，又断粳米饭，唯食淡面一味；其间更食胡麻、茯苓面少许，取饱。胡麻，黑脂麻是也，去皮，九蒸曝；白茯苓去皮，入少白蜜为面，杂胡麻食之，甚美。如此服食多，气力不衰而痔渐退……此长生之真诀，但易知而难行矣。

16.《普济方·卷一百二十二·伤寒门》

悸者加茯苓，饮聚则悸，茯苓味甘，淡渗伏火是所宜也。

17.《红炉点雪·卷三·六味丸方论》

雪白茯苓……丹溪曰阴虚者不宜用。

18.《本草纲目》

后人治心病必用茯神，故洁古张氏于风眩心虚，非茯神不能除，然茯苓未尝不治心病也。

19.《本草经疏》

茯苓，白者入气分，赤者入血分，补心益脾。白优于赤，通利小便易，专除湿热，赤亦胜白……病人肾虚，小水自利或不禁或虚寒精清滑，皆不得服。

20.《药品化义》

白茯苓，味独甘淡，甘则能补，淡则能渗，甘淡属土，用补脾阴，土旺生金，兼益肺气……茯苓最为利水除湿要药，书曰健脾，即水去而脾自健之谓也。

21.《本草求真》

茯苓入四君，则佐参术以渗脾家之湿，入六味，则使泽泻以行肾邪之余，最为利水除湿要药……且水既去，则小便自开，安有癃闭之虑乎，水去则内湿已消，安有小便多见之谓乎。故水去则胸膈自宽而结痛烦满不作，水去则津液自生而口苦舌干悉去。

22.《世补斋医书》

茯苓一味，为治痰主药。痰之本，水也。茯苓可以行水；痰之动，湿也，茯苓又可以行湿。

23.《成方便读·发表之剂·人参败毒散》

茯苓淡渗，以利气中之湿。

24.《罗氏会约医镜·卷十七·本草》

茯苓，假松脂之余气，得坤厚之精英，为脾家要药。益脾除湿，入肺泄热，而下通膀胱以利水。

25.《成方切用》

茯神补心以生脾土……茯苓能通心气于肾。

26.《医门法律》

茯苓淡渗而利窍，小便既利，即防阴津暗竭，不当更渗。

27.《血证论》

凡痰多者，加茯苓，呕者俱加半夏。

28.《长沙药解》

除汗下之烦躁，止水饮之燥渴，淋癃泄利之神品，崩漏遗带之妙药。气鼓与水胀皆灵，反胃共噎膈俱效，功标百病，效著千方。

29.《医方十种汇编·药性摘录》

唯水衰精滑，小便不禁及病证非由水湿所致者切忌。

30.《徐大椿医书全集·药性切用》

赤茯苓：入心、小肠经，专于渗利湿热，益脾气白胜，利湿热赤胜。茯苓皮：专走皮肤，行水气，治肤肿效。赤、白茯神：主治与茯苓略同，而入心之用多，治惊悸效，去皮及中

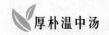

木用。

31.《医学衷中参西录》

茯苓……且以其得松根有余之气，伏藏地中不外透生苗，故又善敛心气之浮越以安魂定魄，兼能泻心下之水饮以除惊悸，又为心经要药。且其伏藏之性，又能敛抑外越之水气转而下注，不使作汗透出，兼为止汗之要药也……茯苓若入煎剂，其切作块者，终煎之不透，必须切薄片，或捣为末，方能煎透。

32.《经证证药录》

水寒土湿，内伤生冷而作泻，水谷不分证也。茯苓、苍术燥土行水，以分水谷……茯苓之治水，能气水精四布，五经并行。[8]

（二）验方举要

1.《华佗神方·卷六·治白浊方》

是为男射精后，不能摄收，即随小便而出者用，风化石灰一两，茯苓三两研末，糊丸如梧子大，空腹米饮下二三十丸。

2.《金匮要略》

心下痞，膈间有水，眩悸者：半夏一升，生姜半斤，茯苓三两（一法四两）。上三味，以水七升煮取一升五合，分温再服。

3.《补缺肘后方》

治鼾：白蜜和茯苓涂上，满七日。

4.《苏沈内翰良方校释》

治梦中遗泄。白茯苓为末，每服五钱，温水调下，空心食前临卧服，一日四五服。方书言梦泄，皆云肾虚，但补肾涩精，然未尝有验。予论之，此疾有三证：一者至虚，肾不能摄精，心不能摄念，或梦而泄，或不梦而泄，此候皆重，须大服补药。

然人病此者甚少，其余皆只是心虚或心热，因心有所感，故梦而泄。此候甚轻，人之患者多是此候，但服茯苓散自瘥。

5.《百一选方》

治飧泄洞利不止：白茯苓一两，南木香半两（纸裹，炮）。上二味，为细末，煎紫苏木瓜汤调下二钱匕。

6.《和剂局方·威喜丸》

治丈夫元阳虚惫，精气不固，余沥常流，小便白浊，梦寐频泄，及妇人血海久冷，白带、白漏、白淫，下部常湿，小便如米泔，或无子息：黄蜡四两，白茯苓四两（去皮、作块，用猪苓一分，同于瓷器内煮二十余沸，出，日干，不用猪苓）。上以茯苓为末，熔黄蜡为丸，如弹子大。空心细嚼，满口生津，徐徐咽服，以小便清为度。

7.《仁斋直指方》

治心虚梦泄，或白浊：白茯苓末二钱。米汤调下，日二服。

8.《三因极一病证方论》

治小便不禁（茯苓丸）治心肾俱虚，神志不守：用白茯苓、赤茯苓等分，为末。以新汲水挼洗去筋，控干，以酒煮地黄汁捣膏搜和，丸弹子大。每嚼一丸，空心盐酒下。

9.《岳美中医案集》

治发秃症：头顶上如胡桃大圆圈，连结成片，渐成光秃。见者多说此症难愈，心情懊恼，忧郁得很。切其脉濡，舌稍白，无其他痛苦。为处一味茯苓饮。茯苓 500～1000g，为细末，每服 6g，白开水冲服，一日两次，要坚持服一个比较长的时期，以发根生出为度。约两月余，发已丛生基本痊愈……发秃的形成，多因水气上泛颠顶，侵蚀发根使发腐而枯落。茯苓能上行渗水湿，而导饮下降，湿去则发生，虽不是直接生发，但

亦合乎"先其所因，伏其所主"的治疗法则。

10.《儒门事亲》

治小便多、滑数不禁：白茯苓（去黑皮）、干山药（去皮，白矾水内湛过，慢火焙干）。上二味，各等分，为细末。稀米饮调服之。

11.《本草纲目·茯苓酒》

治头风虚眩，暖腰膝，主五劳七伤：茯苓粉同曲米酿酒饮。

12.《本草述钩元》

消渴，由于上盛下虚，心火炎烁，肾水枯涸，不能交济而成：白茯苓、黄连各一斤，为末，熬天花粉做糊，丸梧子大，每温汤下五十丸。

13.《医学纲目·卷之十五·咽喉》

治骨哽：白茯苓一味，临时细切为末，以所哽骨煎汤调下。

14.《普济方》

治虚滑遗精：白茯苓二两，缩砂仁一两，为末，入盐二钱。精羊肉批片，掺药炙食，以酒送下。

治卒然耳聋：黄蜡不拘多少，和茯苓末细嚼，茶汤下。

15.《徐大椿医书全集·下·杂病证治卷之二·痰饮》

治水泛为痰：脉沉者，桂苓丸：茯苓八两，肉桂四两，去皮为末，米糊为丸，每服三钱，米饮下。[8]

五、陈皮证

（一）各家论述

1.《神农本草经》

主胸中瘕热、逆气，利水谷，久服去臭，下气。

2.《名医别录》

止呕咳，除膀胱留热，停水，五淋，利小便，主脾不能消谷，气冲胸中，吐逆霍乱，止泄，去寸白。

3.《药性本草》

治胸膈间气，开胃，主气痢，消痰涎，治上气咳嗽。

4.《本草拾遗》

去气，调中。

5.《日华子本草》

消痰止嗽，破癥瘕痃癖。

6.《医学启源·卷之下·用药备旨》

去胸中窒邪，破滞气，益脾胃……加青皮钱半，去滞气，推陈致新。若补脾胃，不去白；若理胸中滞气，去白……少用同白术则益脾胃，其多及独用则损人……有甘草则补肺，无则泻肺。

7.《珍珠囊补遗药性赋·主治指掌》

陈皮……可升可降，阳中之阴也。其用有二：留白补胃和中；去白消痰泄气。

8.《景岳全书》

散气实痰滞，必用留白者微甘而性缓，去白者用辛而性速，泻脾胃痰浊、肺中滞气，消食开胃，利水通便、吞酸嗳腐、反胃嘈杂、呃逆胀满，堪除呕吐恶心皆效，通达上下，解酒除虫，表里俱宜，痈疽亦用，尤消妇女乳痈。并解鱼肉诸毒。

9.《普济方·卷一百五十八·咳嗽门》

凡人患嗽而有痰者，当以辛甘药理肺，唯陈皮最佳。用时须当去白……陈皮味辛，理上气，去痰理滞气。青皮味苦，理下气，二味俱用，散三焦之气也。

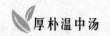

10.《万病回春》

陈皮甘温，顺气宽膈，留白和脾，消痰去白。

11.《本草纲目》

疗呕哕反胃，杂，时吐清水，痰痞，疟疾，大肠闭塞，妇人乳痈……橘皮，苦能泄能燥，辛能散，温能和。其治百病，总是取其理气燥湿之功，同补药则补，同泻药则泻，同升药则升，同降药则降。脾乃元气之母，肺乃摄气之籥。故橘皮为二经气分之药，但随所配而补升降也。洁古张氏云，陈皮、枳壳，利其气而痰自下……同杏仁治大肠气闭，同桃仁治大肠血闭……他药贵新，唯此贵陈。

12.《本草经疏》

橘皮，主胸中瘕热逆气，气冲胸中呕咳者，以肺主气，气常则顺，气变则逆，逆则热聚于胸中而成瘕。瘕者假也，如痞满郁闷之类也。

13.《胎产秘书》

产后误用顺气耗气药，反增饱闷，虽陈皮亦不可多用。

14.《徐大椿医书全集·药性切用》

新会皮，即新会县橘皮……橘白：即新会白，功专和胃进食。橘红：即新会红，又名杜橘红，力能利气化痰。陈久者良，化州者胜，勿为榴皮。会皮：古名陈皮。一种广皮，单取外面薄皮，即名广橘红，功专入肺，理嗽散寒。连白功同陈皮，而性稍烈，阴虚肺胃燥热均忌。

15.《医方十种汇编·药性摘录》

陈皮，宣肺气，燥脾湿……广产陈久者良。治火痰童便制，寒痰姜汁炙，治下焦盐水炒。

16.《医方集解·和解之剂·痛泻要方》

陈皮，炒香尤能燥湿醒脾，使气行则痛止。

17.《长沙药解》

橘皮，长于降浊止呕，行滞消痰，而和平条达，不至破气而损正，行郁理气之佳药也。其诸主治，疗吹奶，调奶痛……下鱼骨鲠。

18.《罗氏会约医镜》

陈皮，统治百病，由于理气燥湿之功……核治疝气，叶散乳痈。

19.《得配本草》

痘疹灌浆时禁用。

20.《本草述钩元》

陈橘皮，能耗散真气，中气虚、气不归元者，忌与耗气药同用；胃气有火呕吐，不宜与温热香燥药同用；阴虚咳嗽生痰，不宜与半夏、南星等同用；疟非寒甚者，亦勿施……橘核，气味苦平，入足厥阴经。治肾疼腰痛，膀胱气痛，小肠疝气及阴核肿痛……橘叶，气味苦平，入足厥阴经。主导胸膈逆气，行肝气，消肿散毒，乳痈胁痛，用之行经。散阳明厥阴经滞气，妇人妒乳，内外吹，乳岩乳痈，用之皆效。

21.《经证证药录》

橘皮辛苦甘温，疏泄通畅，能开肺窍，而通胃络，散脾精而行肝郁。唯开太阴之寒，故下气通神；唯通虚里之络，故利水去臭。和平条达，诚理气之圣药，法须重用方效。

22.《东医宝鉴》

陈皮，用于呃逆，胃内停水，胃弛缓。（《临床应用汉方处方解说》）；橘皮，有白术则补脾胃。无白术则泻脾胃。有甘草

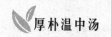

则补肺，无甘草则泻肺……肺燥者，童尿浸，晒用。[8]

（二）验方举要

1.《金匮要略》

（1）治干呕哕，手足厥者：橘皮四两，生姜半斤。上二味，以水七升，煮取一升。温服一升。

（2）治胸痹，胸中气塞短气：橘皮一斤，枳实三两，生姜半斤。上三味，以水五升，煮取二升，分温再服。

2.《食疗本草》

取陈皮一斤，杏仁五两，去皮尖熬，如少蜜为丸，每日食前饮下三十丸，下腹脏间虚冷气。脚气冲心，心下结硬，悉主之。

3.《食医心镜》

（1）治化食消痰，胸中热气：用橘皮半两微熬，为末。水煎代茶，细呷。

（2）治卒食噎：橘皮一两（汤浸，去瓤）。焙为末，以水一大盏，煎取半盏，热服。

4.《本草衍义》

治酒渣风，鼻上赤：橘子核（微炒）为末，每用一钱匕，研，胡桃肉一个，同以温酒调服，以知为度。

5.《妇人大全良方·卷之二十三·产后诸淋方论第五》

疗产后小便不通。张不愚方：陈皮一两，去白。为末，空心，温酒调二钱，一服便适。

6.《千金宝要·卷之一·饮食中毒第四》

食中鱼毒，煮橘皮汤，停极冷饮之，其效甚大。

7.《鸡峰普济方·宽中丸》

治脾胃不调，冷气暴折，客乘于中，寒则气收聚，聚则壅遏不通，是以胀满，其脉弦迟：黄橘皮四两，白术二两。上为细末，酒糊为丸如桐子大，煎木香汤下三十丸，食前。

8.《仁斋直指方》

治反胃吐食：真橘皮，以壁土炒香为末，每服二钱，生姜三片，枣肉一枚，水二盏，煎一盏，温服。

9.《小儿药证直诀·橘连丸》

治疳瘦：陈橘皮一两，黄连一两五钱（去须，米泔浸一日）。上为细末，研入麝香五分，用猪胆七个，分药入在胆内，浆水煮，候临熟，以针微扎破，以熟为度，取出以粟米粥和丸绿豆大，每服十丸至二三十丸，米饮下，量儿大小与之，无时。久服消食和气，长肌肉。

10.《圣惠方》

治鱼骨鲠在喉中：常含橘皮即下。

11.《本草纲目》

治产后吹奶：陈皮一两，甘草一钱，水煎服，即散。

12.《普济方》

治大便秘结：陈皮（不去白，酒浸）煮至软，焙干为末，复以温酒调服二钱。

13.《名医类案·卷三·喘》

治喘疾：天台李翰林，有莫生患喘疾求医，李云：莫生病日久，我当治之。乃取青橘皮一片，展开入江子（即巴豆）一个。以麻线系定，火上烧烟尽，存性为末，生姜汁，酒一盏呷服之，到口便定，实神方也。

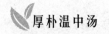

14.《众妙仙方·卷三·心气门》

治卒心痛，用橘皮去白，炙，少许，煎饮之。

15.《医学纲目·卷之三十三·劳复门》

因女色病阴证伤寒者：用陈皮等热锅内炒焦，以酒烹下，滤酒饮之。

16.《当归草堂医学丛书·传信适用方》

治脓耳：青橘皮，烧灰，研为末。用棉裹如鸡头大，置耳中，日三四易。

17.《疡医大全》

（1）治脓耳：陈皮，煅火一钱，加麝香少许，吹。

（2）治乳痛未成即散，已成即溃，立刻止痛：陈皮（去白尽）五钱，麝香一分。研细，酒调服二钱。

18.《济阴纲目·卷之十三·浮肿》

橘皮酒：治产后肌浮，以此行气。橘皮为末，每服二钱，酒调服。

19.《良朋汇集》

治老人脾胃虚弱，饥饱不食。陈皮二两、仓米半斤（用黄土拌，炒熟去土）。共为细末，姜汁和丸桐子大。每服五十丸，食米汤送下。

20.《东医宝鉴·杂病篇》

（1）解酒毒及酒渴，若要易醒，柑子皮焙为末，入盐少许，沸汤点一钱服，名曰独醒汤。

（2）治呃逆，橘皮一两，浓煎，乘热顿服。

（3）治卒失声。声不出，橘皮浓煎取汁频服。[8]

六、干姜证

（一）各家论述

1.《本经》

干姜，味辛，温，无毒，治胸满，咳逆上气，温中止血，出汗，逐风湿痹，肠澼下利。生者尤良，味辛，微温，久服去臭气，通神明。生川谷。

2.《别录》

干姜，大热，无毒。主治寒冷腹痛，中恶，霍乱，胀满，风邪诸毒，皮肤间结气，止唾血。

3.《本草经疏》

解析《本经》说："炮姜，辛可散邪理结，温可除寒通气，敝主胸满咳逆上气，温中止汗，逐风湿痹，下痢因于寒冷，止腹痛，其言止血者，盖血虚则发热，热则血妄行，干姜炒黑，能引诸补血药入阴分，血得补则阴生而热退，血不妄行矣。治肠澼，亦其义也。"

（二）验方举要

1.《伤寒论》

治少阴病，下利清谷，里寒外热，手足厥逆，脉微欲绝，身反不恶寒，其人面色赤，或腹痛，或干呕，或咽痛，或利止脉不出者：甘草二两（炙），附子大者一枚（生用，去皮，破八片），干姜三两（强人可四两）。上三味，以水三升，煮取一升二合，去滓，分温再服，其脉即出者愈。（通脉四逆汤）

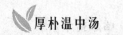

2.《补缺肘后方》

（1）治卒心痛：干姜末，温酒服方寸匕，须臾，六、七服，瘥。

（2）治寒痢青色：干姜切豆大，海米饮服六、七枚，日三夜一。

3.《备急千金要方》

治中寒水泻：干姜（炮）研末，饮服二钱。

4.《观聚方要补》

治吐、下血：当归、阿胶各八分，川芎五分，蒲黄一钱，柏叶一钱五分，炒姜炭七分。上水煎，百草霜末点服。

5.《十便良方》

治脾胃虚弱，饮食减少，易伤难化，无力、肌瘦：干姜（频研）四两，以白饧切块，水浴过，入铁铫溶化，和丸梧子大。每空心米饮下三十丸。

6.《普济方》

治暴赤眼：白姜末，水调，贴脚心。

7.《诸症辨疑》

治痈疽初起：干姜一两。炒紫，研末，醋调敷周围，留头。

8.《补阙肘后方》

治卒心痛：干姜末，温酒服方寸匕，须臾，六七服，瘥。（卒心痛可能是指心绞痛发作，用温酒送服之，这与现今常用的速效救心丸之辛香通窍法相合）。

9.《备急千金要方》

中寒水泻：干姜（炮）研末，饮服二钱。

10.《传信适用方》

治头目眩晕吐逆：川干姜二两（炮），甘草一两（炙赤色）。

上二味，为粗末，每服四五钱。用水二盏，煎至八分，食前热服。（《金匮》治"卒呕吐……眩悸者，小半夏加茯苓汤主之"，此痰饮病证治方法。若中焦虚寒证，以上述方法为宜）。

11.《外台秘要》

治脾寒疟疾：①干姜、高良姜等分，为末，每服一钱，水一盏，煎至七分服。②干姜炒黑为末，临发时以温酒服三钱匕。

12.《普济方》

治暴赤眼：白姜末，水调，贴脚心。（《本草纲目》称干姜为白姜。上述方法巧引火下行法，贴脚心常用吴茱萸）。

13.《诸症辨疑》

痈疽初起：干姜一两。炒紫，研末。醋调敷周围，留头。痈肿病因火热毒邪结聚而生，上述方法，用干姜之辛为"火郁发之"之法，用醋调则取其"散瘀血"（《本草纲目》）而"消痈肿"（《别录》）之功。[11]

14.《高辉远应用干姜的临床经验》

（1）阴黄（急性黄疸型肝炎）：治以温阳健脾，抑肝除黄。曾治疗一男性急性黄疸型肝炎患者，症见全身皮肤及巩膜深度黄染，尿如浓茶，大便溏，嗜睡，极度乏力，发热，头痛，食欲不振，腹部胀满，恶心欲吐，舌质暗、苔白腻而厚，脉细濡。从脉症看，此非阳黄，乃阴黄也，患者曾用大量中、西药利胆退黄，效果不佳。可能由于服苦寒药物过多，损伤中阳，肝木乘脾土。治以温阳健脾、抑肝除黄，理中汤加减主之，调治两个月，患者出院，回家调养。干姜如取其温中阳之功能，则应加大用量，可用至15g。

（2）血证（血小板无力症）：治以温中健脾止血。曾治疗一血小板无力症女性患者，38岁，主诉20年来常九窍出血，皮

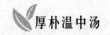

肤有散在大小不等的瘀块，月经量也较多，体质虚弱，面色㿠白，气短懒言，纳差。舌质淡，苔薄，脉细数无力。据其脉症属中医血证门的大衄，乃劳伤为病，脾失统摄所致。治宜温中健脾统血以治本，佐止血养荣以治标，理中汤加味主之。历时半年，出血倾向得到完全控制，温中健脾止血应用干姜炭，剂量可稍加大用至12g。

（3）胁痛（胆石症）：治以温经化瘀。胆石症多以湿浊不分，肝胆湿热蕴结为主要病机。高教授认为在治疗此类疾病中应用一点温药，可助气化，散寒凝，鼓舞推动药力直达病所。干姜能温经化瘀，可担当此任，此用法干姜用量宜小，根据临床经验，干姜8g为妥，多则辛燥生热。〔吴登山.高辉远应用干姜的临床经验［J］.中医杂志，1993，34（1）：58.〕

附　张仲景用干姜经验

干姜是仲景非常喜用的药物，凡虚寒所致的咳喘、痰饮、痹证、呕吐、下利、虚劳、吐血、便血、金疮、瘀血、中风等诸多病证，皆可以干姜为主药，或为辅助药治之，涉及的方剂达43首。这些方剂有汤剂、丸剂、散剂，其内容之丰富，配伍之巧妙，令人称绝。

1. 温肺化饮治咳逆上气

由于饮伏于肺，肺不肃降，气逆于上，故咳嗽喘息及胸满等，此即《本经》所云"治胸满咳逆上气"也。仲景用干姜治疗寒饮咳喘常与细辛、五味子相合。干姜、细辛温肺化饮，再配五味子之酸收，散中有收。既可防止肺气耗散太过，亦可恢复肺之宣发肃降之功。具有此种结构的方剂有7首。

（1）寒饮较重又兼感外寒者，多与麻黄、桂枝等配伍，这就是一般咳喘患者的救命仙方小青龙汤。由于寒饮内伏，又夹风寒外束，故咳喘尤为严重，可见"咳逆倚息不得卧"。小青龙汤用干姜配细辛、半夏温阳化饮，五味子收敛肺气，麻黄、桂枝、芍药调和营卫而解表寒，甘草调和诸药。

（2）若饮郁化热出现烦躁者，可再加石膏清热除烦，方名小青龙加石膏汤。

（3）若气滞胸满喘息较甚，且外寒束表者，可用小青龙加石膏汤的变方即厚朴麻黄汤，此方以厚朴、杏仁、小麦易桂枝、芍药、甘草。

（4）若属单纯内有寒饮，则单用干姜、细辛、五味子配茯苓、甘草，即为苓甘五味姜辛汤，适用于痰饮病服过小青龙汤后，痰饮已轻，但尚未尽化，仍见咳喘胸满者。

上证若兼呕吐者，加半夏降逆止呕，即桂苓五味甘草去桂加干姜细辛半夏汤。

上证再兼水肿者，加杏仁宣肺利水，即苓甘五味加姜辛半夏杏仁汤。

上证再见胃热上冲熏面，面色如醉者，加大黄泄胃热，方名苓甘五味加姜辛半杏大黄汤。其次，小柴胡汤方后云："若咳者，去人参、大枣、生姜，加五味子半升，干姜二两。"四逆散云："咳者加五味子、干姜各五分。"真武汤方后云："若咳者。加五味字半升，细辛、干姜各一两。"

以上可见，干姜是仲景治疗痰饮咳喘不可缺少的药物，多与细辛相配，共奏温化水饮之功，或再加半夏燥湿化痰以助其功。为此，防止辛散太过，并与五味子相伍，这是仲景治寒饮咳喘的独到之处，值得认真研究并加以继承。另外，痰饮水湿之邪停于胁下，三焦气化不行，见胸胁满藏结，小便不利，渴

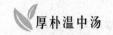

而不呕，但头汗出，往来寒热，心烦等症，仲景用柴胡桂枝干姜汤治疗，其干姜是配合桂枝宣通气机，温化水饮，正合"病痰饮者，当以温药和之"之旨。此虽非咳逆之证，但因病机一致，异病同治，故亦可干姜治疗。

2. 温中散寒治中焦虚寒证

（1）治中寒呕吐、吐涎沫：经方中用干姜治疗中焦虚寒呕吐的方剂，除后面要论述的适用于寒霍乱的理中丸（汤），以及火不生土之四逆汤、通脉四逆汤、白通加猪胆汁汤以外，尚有如下4方：

①甘草干姜汤。《金匮要略》云："肺痿吐涎沫而不咳者，其人不渴，必遗尿，小便数，所以然者，以上虚不能制下故也，此为肺中冷，必眩，多涎唾，甘草干姜汤主之。"此为上焦阳虚，肺中虚冷而痿，阳虚不能化气摄津而致频频吐涎沫之证，方用炮干姜温而不燥，配甘草温肺复气，此方是理中之半。《伤寒论》中则用本方治疗中阳虚引起的"烦躁吐逆者"。本方虽云温肺，实亦温脾，脾为肺母，脾为生痰之源，肺为贮痰之器，温脾亦即温肺，此乃补土生金法之源头。仲景此思想在《伤寒论》中亦有反映，《伤寒论》云："大病瘥后，喜唾，久不了了，胸上有寒，当以丸药温之，宜理中丸。"便是直接用温补中气的理中丸治疗"胸上有寒"。

②半夏干姜散。《金匮要略》云："干呕，吐逆，吐涎沫，半夏干姜散主之。"此为中阳不足，寒饮内盛而致呕吐等，方以干姜配半夏温中散寒，降逆止呕。

③干姜人参半夏丸，治疗妊娠呕吐。《金匮要略》云："妊娠呕吐不止，干姜人参半夏丸主之。"妊娠恶阻的原因颇多，本条所述乃胃虚寒饮而致。方用干姜一方面配合人参温中益气散

寒，一方面协助半夏及生姜汁涤饮降逆，共奏温中益气、降逆止呕之功。

④干姜黄芩黄连人参汤。若兼寒格呕吐者可用干姜黄芩黄连人参汤，方以干姜配人参益气温脾，为理中丸之半，结合黄芩、黄连清胃热，共成并寒清降、辛温通阳之功。

总之，干姜为治疗中寒呕吐之良药，夹虚者可与甘草、人参相配；虚寒甚者，可与附子等辛热之品相伍；有格拒现象者，可配合猪胆汁等；寒热错杂者，可与芩、连配合；湿痰盛者，可配合白术、生姜汁或半夏。

（2）治中寒下利：除理中丸（汤）外，还有如下几方。

①中寒下利兼膈热可用栀子干姜汤。《伤寒论》云："伤寒，医以丸药下之，身热不去，微烦者，栀子干姜汤主之。"柯韵伯云："以丸药下之，心中微烦，外热不去，是知寒气留中而上焦留热。"是故以干姜温中散寒，栀子清泄膈热，寒热并用，共奏清上温中之功。

②若兼肺中郁热唾脓血，咽喉不利者，可用麻黄升麻汤。方中干姜与白术、茯苓、桂枝、甘草等并用以温中健脾，而麻黄、升麻、石膏、知母、天冬等则为发越清泄肺部之郁热而设。

③若兼肝胃有热之蛔厥，可用乌梅丸。蛔厥是由于胃热脾寒，蛔虫扰动，气血逆乱而致，治疗此证除需安蛔外，必须解决胃热脾寒这个内在的病理改变，从本而治。方中用干姜，与附子、细辛、蜀椒、桂枝相配，以增强温脾散寒安蛔的功效。

④若属少阴阳虚火不生土之下利，除四逆汤类方外，还有桃花汤，适用于中寒下焦滑脱不禁证。《伤寒论》云："少阴病，下利，便脓血者，桃花汤主之。"此可用干姜与赤石脂、粳米相配，温中涩肠固脱，既能止其下利，亦可止其便血。此外，真

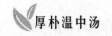

武汤方后云："若下利者，去芍药，加干姜二两。"亦是用干姜温中止利的例子。

总之，干姜是治疗虚寒性下利的首选药物之一，多与人参、甘草、白术相配；寒甚者，加附子等辛热之品；夹热者，可与芩、连为伍；若属滑脱不禁者，可配伍收敛固涩之品，如乌梅、赤石脂等。《本草》说："下元虚冷，而为腹痛泻痢，专宜温补者，当以干姜炒黄连用之。"可资临床参考。

（3）治中寒腹痛：在经方中，明确提出腹痛而用干姜治疗的方剂为大建中汤。如《金匮要略》云："心胸中大寒痛，呕不能饮食，腹中寒，上冲皮起，出见有头足，上下痛而不可触近，大建中汤主之。"此乃脾胃虚寒而致，阳虚生内寒，寒气攻冲，故见证多端。方用干姜与蜀椒、人参、饴糖组成。方中之干姜，一是协助蜀椒温中散寒降逆，一是协助人参、饴糖温建中气，共奏温中补虚、缓急止痛之功。

（4）治脾寒与寒热互结，心下痞：经方中使用干姜治疗心下痞的方剂有4首，其中用于脾寒胃热互结心下痞者有3方，另一首用于脾胃虚寒而致痞。适用于寒热互结心下痞的3方是半夏泻心汤、生姜泻心汤和甘草泻心汤。3方均适用于心下痞兼呕吐下利等症，其组成基本相同，其主要结构均是用干姜配半夏、黄芩、黄连辛苦通降以泻痞。尤在泾说："半夏、干姜之辛能散其结，黄连、黄芩之苦能泄其满。"这是治疗寒热互结心下痞及呕吐下利的主要药物。另外，脾虚气滞者，还赖脾胃的运化，故方均用人参、甘草、大枣益气健脾，以恢复脾胃升降功能。还有一方是桂枝人参汤，《伤寒论》云："太阳病，外证未除，而数下之，遂协热而利，利下不止，心下痞硬，表里不解者，桂枝人参汤主之。"桂枝人参汤实际是理中丸加桂枝，为素体脾胃虚寒又感受外邪的证候，其使用干姜的目的与理中丸相同，即温中散寒消痞。

（5）治寒性霍乱病：汉代所谓的霍乱，实际是指剧烈的吐利证，因来势急暴，挥霍缭乱，故名霍乱。如此病证是中焦受邪，升降悖逆而致。干姜所治的霍乱证是寒湿中阻者，这样的方剂共有 4 首。

①《伤寒论》云："霍乱，头痛，发热，身疼痛……寒多不用水者，理中丸主之。"理中丸是颇受历代医家青睐的治疗脾家虚寒、寒湿内盛的著名方剂，由干姜、白术、人参、甘草组成，其中干姜温中散寒，正与《本经》言其"温中"相合；与人参、甘草相配，温中健脾；与白术相合，能温中燥湿。本方温补中焦的疗效可靠，因此，它不仅可用于霍乱吐利证，其他各种病，只要属于中焦虚寒者均可使用。

②若中焦阳虚波及下焦之阳，则需用四逆汤来温补脾肾之阳，《伤寒论》云："吐利，汗出，发热，恶寒，四肢拘急，手足厥冷者，四逆汤主之。"此时用干姜与附子相配，脾肾并补，益火生土，方能切合病情。

③若失于治疗，或病势凶险，吐泻无度，出现阳亡液竭时，可依据证情轻重选用四逆加人参汤或通脉四逆加猪胆汁汤。《伤寒论》云："恶寒脉微而复利，利止亡血也，四逆加人参汤主之。"又云："吐已下断，汗出而厥，四肢拘急不解，脉微欲绝者，通脉四逆加猪胆汁汤主之。"通脉四逆汤较四逆加人参汤回阳救逆之力强，猪胆汁不仅能补已经丧失的阴津，而且还能借其苦寒之性引姜、附入阴，防止盛阴与辛热之药格拒。

以上四方均适用于霍乱证，但理中丸证较轻，阳虚仅限于中焦，故单用干姜温中散寒；若阳虚涉及下焦，则必须配附子；

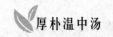

若阳虚而兼液脱者，须与人参相配；若出现格拒之时，则又当与猪胆汁为伍。

3. 回阳救逆治少阴阳虚证

干姜治疗少阴阳虚证，是仲景的一个发明，并且不断得到后世临床实践的验证。《本草求真》说："干姜大热无毒，守而不走，凡胃中虚冷，元阳欲脱，合以附子同投，则能回阳立效，故书有'附子无干姜不热'之句，仲景四逆、白通、姜附汤皆用之。"其干姜与附子相须为用，即干姜附子汤，为单捷小剂，可立回暴脱之阳而止烦躁。再加甘草即同回阳救逆主方四逆汤。若加重姜附之量，就变成了通脉四逆汤，能力挽狂澜，拯欲脱之亡阳。若上方去甘草加葱白，就是白通汤，可适用于戴阳证。若戴阳证服药不受，可加猪胆汁、人尿反佐，即是白通加猪胆汁汤。若阴阳两虚而以烦躁为主症者，可用四逆汤加人参、茯苓，即茯苓四逆汤。现代医学发现，干姜虽主要作用于肠胃，但能反射性地兴奋血管运动中枢，通过交感神经兴奋使血压上升，这就是所谓的回阳救逆的作用。干姜与附子相配，既能减轻附子的毒性，又能使附子的作用增强，时间延长。这就是"附子无干姜不热"的真实含义。

4. 温阳散寒治胸痹心痛病

仲景认为胸痹心痛的产生是"阳微阴弦"，即阳气不足，阴寒邪盛，干姜具有温中散寒之功，故胸痹病仲景有时亦用到干姜。这样的方剂有2首：

（1）乌头赤石脂丸：《金匮要略》云："心痛彻背，背痛彻心，乌头赤石脂丸主之。"此为阴寒痼结之心痛。方用干姜温阳散寒之功，以协助乌头、附子、蜀椒峻逐阴寒之气，而通心脉。

（2）人参汤：《金匮要略》云："胸痹，心中痞，留气结在胸，胸满，胁下逆抢心……人参汤亦主之。"人参汤即理中汤。

二方证均属虚寒证，但上证以寒为主，故所用皆为温中散寒之品，为防其辛散太过，还加用了温里固涩之赤石脂为反佐；本证则以虚为主，故以干姜配人参、甘草、白术，重在温补心脾之阳气以祛寒，诚如尤在泾所说："养阳之虚，即以逐阴。"二方虽均有干姜，但因所治病证病机侧重点不同，故用药配伍有别。

5. 温阳治血证

《本经》说干姜能"止血"，由于干姜性温而入中焦，故重点用于中焦阳虚不能摄血而致的吐血便血证。另外，因其辛温能兴奋血流，使离经之血，迅速消散，故干姜亦可用于瘀血证。经方中用干姜治疗血证的方剂，除治疗下利、便脓血的桃花汤外，还有 3 方。《金匮要略》云："吐血不止者，柏叶汤主之。"柏叶汤适用于阳虚不能摄血之证，由于吐血不止，既用干姜、艾叶温阳摄血，又配柏叶凉降止血，共成止血之功。其次，治疗金疮的王不留散方，取干姜温阳行瘀，促进离经之血的消散，达到止血的目的，同时有利于瘀肿的消除。仲景据此还将干姜用于瘀血痰浊阻滞形成的癥瘕疟母之证，方如鳖甲煎丸，即用干姜配伍大量破血软坚之品。

6. 其他

（1）用于肾着病:《本经》曰干姜能"逐风湿痹"。干姜辛热，主要适用于寒湿痹证，经方治肾着病的甘草干姜茯苓白术汤可以为证，尤在泾说肾着"病不在肾之中脏，而在肾之外府。故其治法，不在温肾以散寒，而在燠土以胜水，甘、姜、苓、术辛温甘淡，本非肾药，名肾着者，原其病也"。可见本病使用干姜在于温阳散寒，通痹止痛。

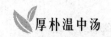

（2）用于虚劳病:《金匮要略》云:"虚劳诸不足，风气百疾，薯蓣丸主之。"本方证主要是由脾虚而致，进一步发展为气血诸不足，故方中用大队的气血两补之品，其用干姜亦是协助参、术温中健脾，脾气健运，饮食增加，气血有源，虚劳自愈。

（3）用于中风病:《金匮要略》云:"侯氏黑散：治大风四肢烦重，心中恶寒不足者……"此证乃脾虚肝旺，外风引动内风之证，方中用干姜的目的是配合人参白术茯苓温补脾气。

（4）用于反佐药物:仲景制方遣药，往往在主攻方中，加一些反佐之品，使方剂成为有制之师：干姜也被用于反佐，方如风引汤。风引汤是治疗热盛惊痫的方剂，本应使用寒凉重镇之品，但为了不过于寒降，仲景少佐干姜与桂枝加入众多寒降之品中，既能防止寒降过度，起到温中护胃的作用，又能起到"火郁发之"的作用，令郁火得散而易于清泄，如此用药技巧，是我们应当认真学习并加以继承发扬的。

七、炙甘草证

性味：味甘，性平。归经：入心、肺、脾、胃经。

炙甘草有补脾益气，清热解毒，祛痰止咳，缓急止痛，调和诸药之效，为补虚药中的补气药。

（一）各家论述

1.《医方考》

心动悸者，动而不自安也，亦由真气内虚所致。补虚可以去弱，故用人参、甘草、大枣；温可以生阳，故用生姜、桂枝；润可以滋阴，故用阿胶、麻仁；而生地、麦冬者，又所以清心而宁悸也。[12]

2.《名医别录》

温中下气，烦满短气，伤脏咳嗽，止渴，通经脉，利血气，解百药毒。

3.《本经》

主五脏六腑寒热邪气。坚筋骨。长肌肉，倍力，金疮肿。解毒。

4.《本草汇言》

和中益气，补虚解毒之药。

5.《本草正》

甘草，味至甘，得中和之性，有调补之功，故毒药得之解其毒。刚药得之和其性……随气药入气，随血药入血。无往不可，故称国老。[11]

（二）验方举要

1.《伤寒论》

治伤寒脉结代，心动悸：甘草（炙）四两，生姜（切）三两，人参二两，生地黄一斤，桂枝（去皮）三两，阿胶二两，麦门冬（去心）半斤，麻仁半升，大枣（擘）三十枚。上九味，以清酒七升，水八升，先煮八味，取三升，去滓，内胶烊消尽，温服一升，日三服。（炙甘草汤，一名复脉汤）

2.《和剂局方》

治荣卫气虚，脏腑怯弱，心腹胀满，全不思食，肠鸣泄泻，呕哕吐逆：人参（去芦）、茯苓（去皮）、甘草（炙）、白术各等分。上为细末，每服二钱，水一盏，煎至七分，通口服，不拘时。入盐少许，白汤点亦得。（四君子汤）

3.《圣济总录》

治热嗽：甘草二两，猪胆汁浸五宿，漉出炙香，捣，罗为

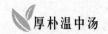

末，炼蜜和丸，如绿豆大，食后薄荷汤下十五丸。（凉膈丸）

4.《仁斋直指方》

治痘疮烦渴：粉甘草（炙）、栝楼根等分。水煎服之。

5.《幼幼新书》

治婴儿目涩，月内目闭不开，或肿，羞明，甚至出血者，名慢肝风：甘草一截，以猪胆汁（炙），为末，每用米泔调和少许灌之。

6.《怪证奇方》

治汤火灼疮：甘草煎蜜涂。

第二节　功效与主治

一、功效

行气除满，温中燥湿。

二、主治

主治脾胃寒湿气滞。临床应用以胀痛、舌苔白腻等为特征。

原书主治：脾胃虚寒，心腹胀满，及秋冬客寒犯胃，时作疼痛。

方后云：戊火已衰，不能运化，又加客寒，聚为满痛，散以辛热，佐以苦甘，以淡泄之，气温胃和，痛自止矣。

三、用法

粗散，每服五钱，水二盏，生姜三片，煎至一盏，去渣温服。食前忌一切冷物。

第三章　源流与方论

　　李东垣于《内外伤辨惑论》中立此厚朴温中汤一方，原书云治脾胃虚寒，但叙其症状却为"心腹胀满，及秋冬客寒犯胃，时作疼痛"，可见其主症为，心腹胀满、时作疼痛。心腹胀满而痛，当责气滞与客寒无疑。其所言"脾胃虚"及原方后云"戊火已衰，不能运化"则从上症状上不得其见。从治法上看，东垣亦于方后明言："散以辛热，佐以苦甘，以淡泄之。"此中无一补虚之法。再从方剂组成，以方测证来看，该方药共七味，除甘草外，余六味皆以祛邪为功，毫无补益之力，其中理气之药最多（四味），用量又重（占全方 3/4），且另有茯苓淡渗、干姜散寒，共成理气温中、散满除湿之效。方中甘草虽有补益作用，但用量只占全方之 1/8，且其补益作用平缓而弱（甘草在本方中主要是用以调药和中、顾护脾胃之气）。可见该方非以补虚为任，力在祛邪，以此反证所治之胀满疼痛症，当是邪气之实为患，非为脾胃之虚所致也。

　　综上，从主治症状、治疗法则、以方测证三个方面分析，证明厚朴温中汤所治之证非脾胃虚寒，当是气滞为主，并见寒凝湿郁之实证。

　　东垣所言之"脾胃虚寒"及"戊火已衰，不能运化"，是他的杂病以脾胃之虚立论的学术思想的一个反映。即：厚朴温中汤证之本是"脾胃虚寒"，而其标为滞气与客寒聚为满痛。用厚朴温中汤意在行气消胀、散寒除湿，以能标急诸症，邪去胀消

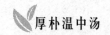

痛止之后，自宜调补脾胃、扶正以御邪矣。[14]

厚朴温中汤由七味药组成，除茯苓性近于平，余药皆为温性，更有干姜 3.5g，其温中之效自不特言。但仔细分析该方之组成药味及所用药量，就会发现其行气的力量远远超过温中之数倍。方中七味药中理气之品占四味，而这四味药之用量皆大于干姜数倍，合之则是干姜的 42.8 倍（300∶7）。方中厚朴用量虽大（50g），但用姜制。厚朴姜制能增其温中之效，但同时也增强其辛散力，故其功效仍不失以行气为主、温中为辅。原方主治有"秋冬客寒犯胃、时作疼痛"等语，但原书在此语之前先言其症为"心腹胀满"，可见该方治症当以"心腹胀满"为主，而此症的发生可能与客寒为诱因有关，故其治，必以行气散满为主，又以其与客寒有关，故全方皆用温药，少佐干姜以祛客寒。[14]

综上所述，厚朴温中汤，虽有温中之功，但其主要功效重在理气，其主治当以脘腹胀满或满痛为要点，若无此症，当不为厚朴温中汤证。至若临床应用时，有遇中焦寒盛兼见气滞者，以本方重用干姜为主，辅以厚朴、木香等行气之品，亦为正治，属厚朴温中汤之变法。[14]

临证新论

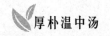

第四章 现代临证概述

一、单方妙用

案例1

1.陈氏老妇，60余岁，为我院某医生之祖母，素来身体虽瘦但却十分健康，并勤于家务，一日忽然胃部疼痛，食入即呕，饮水亦呕，大便秘结不通数日，不能进食，在我院诊为幽门梗阻，西医治疗无效；中医用附子理中汤处以大承气汤、小承气汤亦无尺寸功效，家人十分着急，求诊于杨老。杨老经问诊得知患者曾食入凉粽子后发此病，杨老即处以厚朴温中汤2剂，老妇服后腹中雷鸣，大便通畅，遂病全解。[15]

按： 杨老认为，其病在腹而不在胃，是寒湿结聚所致，因故服理中汤、承气汤不效。

2.后笔者又见杨老诊一患者，男性，李某，52岁。因2个月来腹脘胀满，时有胃疼发生，一日食用冷饭后加重，舌淡苔腻，前医处以平胃散、附子理中汤、香砂养胃丸等均无效，杨老处以厚朴温中汤加减。厚朴12g，陈皮12g，草豆蔻10g，干姜10g，茯苓15g，香附12g，甘草10g，生姜10g。4剂诸症消失。

杨老认为，厚朴温中汤与平胃散、六君子汤等治脾胃病的方子有很大区别。平胃散主治脾胃寒气滞证，与本方似乎一致，厚朴温中汤亦很像平胃散去大枣，以草豆蔻易苍术加茯苓、木香、干姜加成而来。李东垣亦时常以平胃散治疗脾胃病，但从李东垣用药组方法来分析，我们即可理解两方的区别。李东垣认为："四时者，是春升、夏浮、秋降、冬沉……是为四时之宜也。但宜补之以辛甘温热之剂，及味之薄者，诸风药是也，此助春夏之升浮者也，此便是泻秋收冬藏之药也，在人之身乃肝心也；但言泻之以酸苦寒凉之剂，并淡味渗泄之药，此助秋冬之降沉者也，在人之身是肺肾也。用药者，宜用此法度，慎毋忽焉！"从药法来分析，平胃散方中苍术、陈皮、甘草属于"湿在成类"，厚朴属于"热浮长"类；厚朴温中汤中厚朴、草豆蔻、干姜、木香属于"热浮长类"，陈皮、甘草属"湿化成"类，茯苓属于"燥降收"类。平胃散方以"湿化成"类药为主，重在运脾治胃；厚朴温中汤以"热浮长"类药为主，重在治疗"客寒"。厚朴温中汤中李东垣认为，方中只治邪盛而正气未虚，并非标本同治。厚朴温中汤所治之邪为"客寒"，即证以外感为主，即客寒为木，因此组方重在祛邪；治疗寒湿之邪，东垣最常用的方法是用风药胜湿，即"寒湿之胜，助风以平之"。而厚朴温中汤中为何不用风药胜湿呢？李东垣认为："夫治病服药，必知时禁、经禁、病禁、药禁。"其中"时禁者，必本四时升降之理，汗下吐利之宜。大法：春宜吐，象万物之发生，耕、耨、科、斫，使阳气之郁者易达也"。在厚朴温中汤中，所治病为"客寒"，故不宜风药以升浮，反宜"以淡泄之"。

案例 2

李某，后食冷饭即感腹部疼痛，剧烈呕吐，吐出物黄绿色，遂腹胀如鼓，上腹尤著。经诊治无效，故来我所就诊。有胃十二指肠溃疡史十余年。X 线钡餐造影诊断为胃扭转。患者要求中药治疗。初诊（1983 年 6 月 18 日）：症见呕逆，脘腹胀满

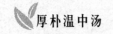

疼痛，不欲食，烦躁不安，大便秘结，小便深黄，舌红苔黄略腻，脉弦滑有力。停食留饮互结，故上腹部胀满疼痛，不欲食；热郁于里，心烦不安，便结溲黄；浊气上逆则呕吐恶心。舌脉均现实热内结气滞不行之证，治宜行气导滞通腑泄热。处方：川朴30g，枳实15g，大黄10g，党参10g。4剂，水煎服。二诊：服4剂后排便3次，先是粪块，后为稀便，自觉腹胀稍缓，但仍恶心呕吐，舌淡苔腻，脉弦滑。前方减大黄加木香、砂仁温中和胃降浊，继服4剂。三诊：恶心呕吐明显好转，腹胀时减，得温稍舒，但午后及入夜胀甚，不能进食，便溏，舌质淡，脉弦缓。患者素体虚弱，今虽便通热去，但胀仍未减，且午后及入夜胀甚，舌脉均示病已转为阴寒内盛湿阻中焦之证，故治当温中行气化湿为要。处方：厚朴25g，陈皮15g，甘草10g，茯苓20g，干姜5g，草豆蔻15g，木香10g，滑石15g，砂仁10g，枳壳15g。水煎服。四诊：患者连服10剂，肠鸣辘辘，矢气转多，腹胀明显好转，进食不呕，活动自如，唯乏力汗出、胃中不适，后以香砂六君子汤4剂，诸症告愈。钡餐造影示：胃体恢复正常位置。

按：中医学虽无"胃扭转"的记载，但此病确与脾胃功能失调有关，本案病初呈现一派"痛而闭"症象，即腹部胀满疼痛而大便不通，热郁于里，气滞重于积滞之证，首选《金匮》厚朴三物汤通腑泄热行气导滞，仅服4剂，热去便通；继之该患者腹胀疼痛每于午后及入夜尤著，且腹胀时轻时重。夜为阴时，下午为阳中之阴，阴得阴助故也。《金匮要略》云："腹满，时减，复如故，此为寒，当与温药。"故改投厚朴温中汤加味，疗效满意。

二、多方运用

案例 1

吉某，女，46 岁，工人，1987 年 2 月 12 日初诊。患者既往素无胃痛史，五日前因出差在外，薄衣受寒，复进生冷油腻食物，遂致脘腹胀满，翌晨胃脘阵发性绞痛，随赴某医院急诊室留观。查三大常规、肝肾功能均无异常，经 X 线胃肠钡透及胃镜窥视，未发现器质性疾病，拟诊为胃痉挛，屡用 654-2、阿托品等解痉镇痛之品，仅暂获缓解，尔后如故，乃转我科诊治。刻诊：痛苦面容，胃痛频作，日发 4～5 次，痛甚则呕逆清水痰涎。检查：上腹部压痛明显，固定不移，腹部喜暖，四肢不温，舌淡、苔白腻，脉沉弦而紧。证属寒气客于胃腑，胃体挛缩，气血瘀滞，和降失司。治拟温中散寒、理气降逆，佐参活血化瘀之剂，方选厚朴温中汤合丹参饮加减。处方：制厚朴、紫苏梗、制香附、姜半夏各 10g，紫丹参 30g，炙甘草、煨木香、高良姜各 6g，淡吴茱萸、砂仁（杵，后下）各 3g，茯苓、白芍各 15g，檀香 2g，水煎，每日 1 剂，分二次温服。服药二剂后，胃脘痛已递减六七，发作次数亦减至每日 1～2 次，但仍不思饮食，胃部悠悠隐痛。此属病势初减，阴寒尚未消散，脾胃之气尚未疏通。上方加焦三仙各 15g，炙鸡内金 10g，实脾助运、强胃消食。继服三剂后，诸症遂消，遂停服汤药，继以香砂六君丸，调理巩固，以复阴阳气血之机，并嘱其节饮食，避寒凉，起居有时，劳作适度，愈后病趋稳定，随访一年，未复发。[17]

按：《素问·举痛论》谓："寒气客于肠胃，厥逆上出，故痛而呕也。"结合本案，其理甚是，患者因外受寒凉，内伤生冷，

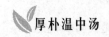

寒邪客胃，气血瘀滞，和降失司。乃予厚朴温中汤温阳散寒、宽胃畅中，伍丹参饮、香附、苏梗，增其理气活血、散寒定痛之功，配吴茱萸、姜半夏，温中降逆，顺降胃气，入白芍与甘草相合，酸甘化阴，补阴以配阳、缓急而解痉，一平胃体挛急，二制诸药温热香燥之弊，方药切中病机，故奏效迅捷。[17]

案例 2

黄某，女，28 岁，1986 年 12 月 14 日初诊。半月前因食冷饭凉菜后，初感脘腹不适，继则脐周阵痛频作，某乡医认为肠道感染所致，予黄连素、庆大霉素、阿托品等解痉镇痛之品，疼痛虽缓，但停药后腹痛依然，继改从肠道寄生虫论治，而腹痛仍作，乃来我院门诊。经西医全面检查均无异常，拟诊为小肠痉挛。刻诊：脐周阵痛频频，痛甚腹部可触及包块，肠鸣音增强，腹部发冷，得温则缓。平素形寒怯冷，四肢不温，纳呆脘痞，大便稀烂，日解一次，无明显腹泻现象，多次化验大便常规，皆属正常，舌淡、苔白腻，脉沉细而弦。证属脾胃阳气内匮，兼加饮食生冷，寒湿乘之，蕴结中焦，累及小肠，导致气机郁闭，而腹痛频作矣。拟厚朴温中汤加减治之。处方：制厚朴、炒枳壳、五灵脂、延胡索各 10g，陈皮、煨木香、干姜、制附子各 6g，炙甘草、白豆蔻（杵，后下）各 5g，炒白芍、茯苓各 15g，水煎，日一剂，分二次温服。服三剂后，腹痛明显减轻，胃纳增加，大便成形。守方续服三剂，腹痛停止，症消而愈。遂停汤药，改用附子理中丸调理巩固，迄今未发。[17]

按：《素问·举痛论》谓："寒气客于肠胃之间，膜原之下，血不得散，小络急引故痛。"方选厚朴温中汤，温中散寒，通达肠胃，伍枳壳合厚朴，增其理气宽肠之功，配附子合干姜，通阳散寒，直达中下二焦，增五灵脂、延胡索活血祛止痛，参以白芍配甘草，酸甘化阴，缓急解痉，诸药汇于一方，温中散寒，燥不伤阴，兼有理气宽肠，活血定痛之功，药后脾胃阳气来复，阴寒从消，气机调畅，腹痛乃止矣。[17]

案例 3

陈某，男，42 岁，1986 年 10 月 16 日初诊。10 日前患者突发左下腹阵发性肠绞痛，经某乡医院检查，未发现异常，前日午后因进冷饮后，其病复发，急赴某医院诊治，以腹痛待查收入急诊室留观。检查体温 36.8℃，左下腹轻度压痛，血、尿、粪三大常规、肝肾功能检查未见异常，乙状结肠镜检查未见器质性病变，西医诊为结肠痉挛，并作对症治疗，仅暂得缓解。继予针灸施治，收效亦微，乃延余往诊。症见左侧少腹绞痛阵作，疼痛剧烈时可扪及痉挛的肠曲，发作持续时间半至一小时不等，得热痛缓，大便干结，四日未行，腹部胀满，纳呆神疲，形寒肢冷，口不渴，舌苔白腻，脉沉弦。此中阳不振、运化失司、寒湿积滞内停，大肠传导受阻，不通故痛矣。寒者温之，结者散之，留者攻之，故选厚朴温中汤温中散寒、理气宽肠，加通腑达邪之剂。处方：制厚朴、炒枳实、生大黄（后下）、桃仁各 10g，陈皮、煨木香、干姜、熟附子各 6g，炙甘草、白蔻仁（杵，后下）各 5g，炒白芍、莱菔子各 15g，炒苍术 8g。水煎，每日一剂，分二次温服。服药一剂，药后当晚 7 时左右，脘腹阵痛频作，肠鸣挽翻有声，矢气频传，大便自解一次，深夜 12 时，又相继排便二次、质稀量较多，至此腑气已通，左下腹痛随即大减，第二日守上方去生大黄、枳实，加苏梗、枳壳理气散寒宽肠之剂，继服三剂，腹痛悉平，诸恙告安，遂停药观察，并嘱其避寒保暖，多食新鲜蔬菜，保持大便通畅，追访半年无复发。

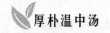

按：本案患者乃中阳素虚，复进冷饮，脾失运化，寒湿凝聚，浊阴结于大肠，传导失常，气机郁闭，故腹痛、腹胀诸症蜂起。方选厚朴温中汤，能温散寒湿、理气宽肠，配白芍合甘草，缓急解痉，以平结肠痉挛，参入苍术苦温燥湿，以复中焦运化枢机，配枳实、大黄、桃仁、莱菔子通腑消积、活血散结以复大肠传导之职。由于辨证及其方药合度，故效如桴鼓。

第五章　临床各论

第一节　功能性消化不良

一、功能性消化不良的诊断

功能性消化不良（functional dyspepsia，FD）是以一系列消化不良症状群为临床表现而没有生化或影像学异常的疾病。由于病因不明、疗效不佳，患者常反复就医，耗费了大量人力和财力。相关学者 1976 年首次提出功能性胃肠病的 Manning 标准，2006 年又推出最新的罗马Ⅲ标准，前后已有近 5 个标准，主要目的在于希望能通过严格精确的症状定义来达到疾病诊断的目的，避免过多的检查。

1. 诊断标准

（1）依据症状对功能性和器质性消化不良的鉴别诊断：美国胃肠病学会 2005 年功能性消化不良诊治指南提出不能通过症状区分功能性消化不良与器质性消化不良。Thomson 等对社区首诊的 1040 例消化不良患者进行研究，这些患者中约 2.8% 存在报警症状，而根据加拿大消化不良标准诊断，45% 患者为溃疡型消化不良，38% 患者为反流型消化不良，18% 患者为胃动力障碍型消化不良。对这些患者进行胃镜检查，结果表明约 58% 患者存在胃镜结果异常，其中包括食管炎（43%）和消化

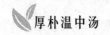

性溃疡（5.3%）。Bytzer 总结了 1027 例经胃镜检查证实的功能性消化不良患者的症状特点，再对 207 例与这些症状特点完全相同的消化不良患者进行胃镜检查，结果发现这些患者胃镜检查异常的发生率高达 50%。这些结果均提示功能性消化不良与器质性消化不良及其他消化道功能性疾病在症状上是难以区分的。尤其应该注意，欧美国家是胃癌低发生率地区，幽门螺杆菌感染率相对较低，因此一些来自这些区域的研究认为对首诊的消化不良患者可以在排除了报警症状后给予抑酸治疗或抗幽门螺杆菌治疗，其效果与先进行胃镜检查再给予治疗相似。但中国是一个胃癌发生率和幽门螺杆菌感染率均较高的地区，与我国情况类似的日本，其功能性消化不良诊治指南中明确提出，对消化不良患者，应在作出功能性消化不良诊断之前，做胃镜和幽门螺杆菌检查以排除器质性疾病，值得我们借鉴。因此，对于拟诊功能性消化不良者，除了症状诊断外，罗马Ⅲ标准建议首选胃镜检查，并进行常规幽门螺杆菌活检，对于年龄在 45 岁以上的患者在诊断功能性消化不良前尤其应该先做胃镜检查以排除器质性疾病。[18]

（2）报警症状对功能性消化不良和器质性消化不良的鉴别诊断作用：为防止仅根据症状诊断功能性疾病可能会漏诊严重的器质性疾病，罗马Ⅲ标准提出年龄、消瘦、黑便、黄疸、贫血等一系列报警症状，当排除报警症状后，可以考虑功能性消化不良诊断。有报道表明年龄是器质性消化不良的独立性危险因素，55 岁以下新发消化不良症状患者胃癌发生率约为百万分之二，但 Breslin 对 3634 例 45 岁以下没有报警症状的患者胃镜结果进行分析，结果发现患者中胃癌的发生率为 1.05‰，此外还有约 4‰患者存在中度不典型增生、Barrett 食管等癌前病变。

而 Hammer 等对消化不良患者所有报警症状进行分析，结果表明报警症状对器质性病变的预测值仅为 17%。这些结果均提示许多器质性消化不良患者并未表现出任何报警症状，根据报警症状鉴别器质性消化不良与功能性消化不良作用有限，极易漏诊恶性病变。

2.诊断标准的临床意义

（1）为功能性消化不良与其他胃肠功能性疾病的鉴别诊断提供了依据，为功能性消化不良的研究提供了诊断标准。消化道功能性疾病发病上存在重叠，功能性消化不良患者还可同时存在肠易激综合征症状和胃食管反流症状。罗马Ⅲ标准定义了功能性消化不良的症状发生区域（上腹部）、症状发生的相关因素（与进食相关）、主要症状的解释（腹痛、腹部烧灼感、腹胀、早饱）及发生频率特点（间断发生，每周至少 1 次），与肠易激综合征（腹痛位于下腹部，与排便有关）和胃食管反流病（烧灼感位于胸骨后）的症状特点差别显著。而与其他功能性疾病，如功能性腹痛（腹痛呈持续性，位于全腹部），Oddis 括约肌功能障碍（腹痛发生频率低，位于右上腹）也极易从症状上进行鉴别。

（2）有利于病理生理的研究。虽然功能性消化不良的病理生理机制不明，但通过诊断标准，可对患者进行分类研究。有报道表明，在罗马Ⅲ标准中，消化不良的主要症状，如餐后腹痛、腹胀、早饱等与病理生理异常的相关性较高。餐后不适综合征患者精神症状发生率显著高于上腹痛综合征患者；早饱症状主要与胃底容纳舒张功能障碍有关；上腹胀患者胃排空延迟发生率显著增加等。虽然存在争论，但已为今后的研究提供了依据。

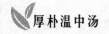

（3）可指导临床经验性治疗。有学者提出，可以根据功能性消化不良患者的症状类型进行经验性治疗。有证据表明，对功能性消化不良，罗马标准分类的各亚组对治疗的反应不同。对上腹痛综合征患者可以首选抑酸治疗，而对于餐后不适综合征患者，则可以给予促动力药物治疗。但这方面还需要更多循证医学依据来证明。

总之，现有的依据表明，仅根据功能性消化不良的症状标准不能独立作出功能性消化不良的诊断，没有报警症状也不能作为排除器质性消化不良的依据。但功能性消化不良的症状标准可以作为与其他功能性疾病鉴别的依据，并可能对该疾病的研究和治疗有利。

二、中西医学对功能性消化不良的研究

1. 中医学对功能性消化不良的研究

功能性消化不良中医尚无系统而完整的记载，根据其主要临床表现，此病应归胃脘痛、痞证、嘈杂、呃逆、反胃、呕吐等范畴，中医学早在2000多年前就已对功能性消化不良有了相关记载和研究。

（1）病因

饮食不节：日久损伤脾胃，内生食滞，阻滞气机，脾胃失和，发而为脘闷疼痛。《素问·本病论》提出"饮食劳倦即伤脾"的学术思想；陈无择在病因学专著《三因方》中指出"饮食劳逸，触忤非类，使脏气不平，痞隔于中"；李东垣《兰室秘藏·中满腹胀论》中指出："多食寒凉及脾胃久虚之人，胃中寒则胀满或脏寒生满病。"

七情内伤：气机逆乱，升降失和，发而为脘腹痞痛，其中

尤以肝气克犯脾胃，肝脾不和最为常见。《素问·宝命全形论》说："土得木而达。"明代医家张景岳在其《景岳全书》中也曾指出："怒气暴伤，肝气未平而痞皆有呕证。"

脾胃虚弱：素体脾胃虚弱、劳倦过度，或久病脾胃受损后脾肾阳虚，失于温煦而致脾胃虚弱，健运失司，致使上腹胀闷疼痛。《伤寒论》第122条指出："人脉数，数为热，当消谷引食，而反吐者，此以发汗令阳气微、膈气虚，脉乃数也。数为客热，不能消谷，以胃中虚冷，故吐也。"李东垣在《兰室秘藏·中满腹胀论》中指出："多食寒凉及脾胃久虚之人，胃中寒则生胀满，或脏寒生满病。"

外感六淫及感邪后失治、误治：邪气入里，客于脾胃，即作痞满疼痛。以汉代医家张仲景为代表认为该病之发病，与风、寒、暑、湿、燥、火外感六淫及外感误治，邪气内传均有关，其中尤与寒邪关系最为密切。《素问·举痛论》云："寒气客于肠胃间故痛而呕。"巢元方《诸病源候论·虚劳心腹痞满候》指出："为寒邪所乘，脏腑之气不宣发于外，停积在里，故令心腹痞满也。"

纵观该病发病之过程，往往为多因素共同作用的结果，先天脾胃虚弱与后天调养失当、外感诸邪与内伤七情，常常相兼为病。正如李杲在《脾胃论》中说："皆先由喜怒悲忧恐，为五贼所伤，而后胃气不行，劳役、饮食不节继之，则元气乃伤。"

（2）病机：关于功能性消化不良诸证之发病机理，中医学认为该病的病位在肝、脾、胃，涉及肾，基本病机可概括为肝郁犯土、胃失和降、脾运无权三大类型，其中脾虚是发病的基础，肝郁是发病的条件，胃气不降是引发诸症的原因。

肝气犯脾，或木不疏土：叶天士谓："肝为起病之源，胃为

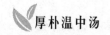

传病之所。"可见肝脏在该病发病机制中起着重要作用。肝为刚脏，主疏泄，畅情志，调气机，脾胃运化升降功能的正常，有赖于肝木的疏泄条达。若情志异常，郁怒伤肝，肝气怫郁，则致肝气横逆犯脾胃，引起脾胃升降失常。功能性消化不良的主要病位在脾胃，情志异常是其常见的诱发因素，肝气郁结是其常见的病理类型。陈文莉等以疏肝解郁、和胃降逆之柴枳朴槟汤治疗功能性消化不良胃气壅滞型患者 30 例，研究发现患者小肠炭末推进率明显高于正常对照组，均有显著性差异（$P < 0.05$），表明柴枳朴槟汤具有促进胃肠运动的作用。

脾胃升降失常，健运失司：脾居中州，主司运化，为后天之本，与胃共主升清降浊，是人体升降运动之枢机。先天脾胃虚弱，或饮食不当，或感受外邪，均可损伤脾胃，以致脾失健运，胃失和降，清阳不升，浊阴不降，纳运失常，气机阻滞而发病。因此，脾升胃降，脾胃健运，则胃肠气机调畅，消化吸收功能正常。邹燕琴等研究发现：行气消痞、健脾和胃之枳实消痞丸能促进正常小鼠胃排空；能抑制大鼠胃酸、胃蛋白酶的分泌。

肾阳虚衰：久病肾阳虚衰，脾失温煦，痰湿内生。肾阳为人身阳气之根本，为人体生命活动之原动力，脾之运化升清，亦有赖于肾阳之温煦气化作用。久病肾阳虚衰，温煦无力，脾失健运，升清无能，无以运化水湿，致津液敷布障碍，水泛为湿，谷停为滞，聚湿生痰，痰阻气滞，壅塞中焦，则脾胃升降失司。张永艳以益气健脾之参苓白术散治疗功能性消化不良 76 例发现：参苓白术散能有效地改善功能性消化不良的临床症状，且疗效显著。

2. 西医学对功能性消化不良的认识

FD 的病因及发病机制至今尚未明确，可能与胃肠动力障碍、胃酸、内脏感觉异常、胃肠激素分泌异常、幽门螺杆菌感染、脑 – 肠轴功能障碍、精神心理障碍等因素有关。

（1）胃肠动力障碍：健康人在餐后进入消化期，近端胃容受性舒张以容纳食物，远端胃收缩、蠕动以消化食物。FD 患者会出现胃、幽门及十二指肠运动障碍。研究表明，约 50% 的 FD 患者有胃肠运动障碍，如胃窦运动低下、胃顺应性下降、胃肌电活动异常、胃排空延缓、胃轻瘫、小肠运动低下或异常的十二指肠胃反流。方盛泉等研究发现，63.75% 的 FD 患者胃排空延迟。

（2）FD 与胃酸：FD 的发生与胃酸的相关性大致归结为两个方面，即胃酸高分泌和胃肠道黏膜酸负荷敏感程度增加。有研究发现，幽门螺杆菌感染伴有胃窦炎的消化不良患者，基础及最大胃酸分泌量增加，与幽门螺杆菌阴性患者相比差异显著。溃疡型 FD 患者症状可能与十二指肠黏膜酸负荷的敏感程度增加有关，这类患者胃排空（包括酸排空）比正常人快，致使十二指肠黏膜表现胃酸浓度升高。约 36% 功能性消化不良患者十二指肠对胃酸的敏感性增加，十二指肠酸灌注可诱发临床症状，与健康对照组相比，差异显著。

（3）内脏感觉异常：内脏高敏感（visceral hypersensitivity）是指引起内脏疼痛或不适刺激的阈值降低、内脏对生理性刺激产生不适感或对伤害性刺激反应强烈的现象。FD 患者胃对机械扩张刺激的感觉阈值明显下降，患者胃感觉过敏，以致不被正常人感知的生理性刺激就可引起患者的临床症状，张晓光等研究 22 例 FD 患者，胃敏感性增高的发生率为 68.2%。内脏感觉

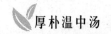

过敏的机制可能与肠神经系统的异常（乙酰胆碱、血管活性肠肽、5-羟色胺、一氧化氮能神经纤维的异常）、胃酸的刺激、自主神经功能状态、中枢的感觉整合功能有关。

（4）胃肠激素分泌失调：胃肠激素分泌失调引起消化间期胃肠动力障碍可能是 FD 的病因之一。胃肠激素分为促进和抑制胃肠运动两类。胃动素、胃泌素、P 物质等能促进胃收缩和加快胃排空；血管活性肽、一氧化氮、神经降压素、生长抑素等能明显抑制胃运动，延长胃排空。刘松林等研究结果证实，模型组血浆中 MTL 显著降低，与空白对照组比较差异有统计学意义（$P < 0.01$）。经治疗后，疏肝和胃汤各剂量组及对照组均显著升高，与模型组比较差异有统计学意义。杨胜兰等研究显示，FD 模型大鼠胃窦组织中 SP 的表达下降，给药治疗后 SP 的表达上升。董艳平等研究表明 FD 模型大鼠胃窦 NO 含量明显增高，经过药物治疗 1 周后，造模大鼠胃窦 NO 含量明显降低。

（5）幽门螺杆菌感染：幽门螺杆菌感染可能是功能性消化不良的发病因素。张文霞通过临床观察及对照治疗发现，急性 Hp 感染可以引起短时间的消化不良症状。实验显示 FD 患者 Hp 感染高于正常对照组，提示 Hp 感染可能在 FD 症状发展中起重要作用。FD 感染者根除 Hp 治疗后在一定程度上症状缓解，与安慰剂组相比有显著性差异。

（6）脑-肠轴功能障碍：自主神经系统功能异常对部分 FD 患者具有非常重要的意义，尤其是迷走传出神经功能障碍被认为是胃容受功能受损和胃窦动力低下的可能机制之一。Hveem 等对 19 名 FD 患者及 10 名健康志愿者进行试验，结果发现：试验前后 FD 组迷走张力明显低于健康组（$P < 0.001$），

交感张力则高于健康组（$P < 0.003$）。

（7）精神与应激：多项流行病学调查显示，功能性消化不良患者有焦虑、抑郁等心理障碍。范修云对临床102例功能性消化不良并抑郁的患者进行心理干预对照治疗观察发现，心理干预能明显改善功能性消化不良伴抑郁患者的抑郁症状及提高胃动力，说明心理因素及应激与功能性消化不良发病有关。

三、厚朴温中汤的临床研究及应用

（一）厚朴温中汤加味对功能性消化不良患者血浆胃肠激素的影响

功能性消化不良是临床上最为常见的功能性肠胃病，是由于生物、心理、社会等多种因素综合作用下造成的胃肠感知动力障碍性疾病。FD是一组临床综合征，是非器质性疾病引起的，表现为不低于6个月的上腹部持续或反复发作的疼痛、灼热感，或餐后饱胀、早饱感。目前尚未明确FD的发病原因和机制，一般认为，胃肠运动功能障碍、胃酸、幽门螺杆菌感染、精神心理因素、内脏感觉障碍等在FD发病过程中发挥了重要作用，当前临床上尚无特效治疗方法，通常是缓解症状、改善生活质量为目标，常见疗法包括给予促进胃肠动力、助消化、抑制胃酸以及抗抑郁等药物。中医在治疗FD方面具有独特优势，也积累了丰富的经验。

吴军等观察了厚朴温中汤加味＋口服吗丁啉治疗功能性消化不良的疗效及对血浆胃肠激素的影响。方法：将124例确诊为FD的患者随机分为2组，对照组62例，观察组62例，对照组给予吗丁啉（通用名：多潘立酮片，西安杨森制药有限公

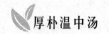

司，国药准字 H10910003，规格：每片 10mg）每次 10mg，3
次/日，餐前 0.5 小时口服，治疗 4 周；观察组给予吗丁啉（用
法用量与对照组相同）基础上加服厚朴温中汤加味治疗，组成：
厚朴 12g，陈皮 10g，茯苓 12g，木香 12g，草豆蔻 6g，干姜
6g，炙甘草 5g。根据患者实际病情辨证加味：伴里急后重者，
加苦参 12g，苍术 12g；伴头身困重者，加藿香 9g；伴恶心者，
加制半夏 9g；伴泛酸者，加煅瓦楞子 15g；伴腹胀者，加槟榔
9g；伴上腹疼痛较甚者，加炒蒲黄 12g；伴脾气虚者，加白术
12g。每日 1 剂，水煎早晚分服，连服 4 周。在用药期间均注意
调整饮食，忌食生冷、辛辣、过烫及油腻刺激食物，两组均治
疗 4 周。观察比较两组的临床效果以及治疗前后主要症状评分
和血浆胃肠激素（胃动素、生长抑素）的变化情况。结果：观
察组的临床总有效率明显高于对照组（$P < 0.05$）；2 组患者治
疗后腹胀感、早饱感、上腹痛、上腹烧灼感症状评分均较治疗
前显著降低（$P < 0.05$），且观察组治疗后上述 4 项症状评分均
明显低于对照组（$P < 0.05$）；2 组治疗后血浆胃动素水平明显
升高而生长抑素水平明显降低（$P < 0.05$），且观察组改善情况
优于对照组（$P < 0.05$）；2 组患者均未见严重不良反应。结论：
厚朴温中汤加味联合吗丁啉治疗 FD 的临床效果显著，能够明
显改善临床症状，且用药安全性较好，调节胃动素、生长抑素
水平可能是厚朴温中汤加味治疗 FD 的作用机制。

　　FD 的临床发病率较高，且容易复发，缠绵难愈，加之多
数患者伴有幽门及十二指肠运动协调紊乱、胃排空延迟、胃窦
活动异常等多种胃肠功能障碍，患者常有腹胀感、早饱感、上
腹痛、上腹烧灼感，给患者带来了极大的困扰。西医学认为，
胃肠道动力障碍是 FD 的重要病理生理学基础。因此，西医治

疗 FD 虽然取得了一定的治疗效果，但临床疗效难以令人满意。同时，长期服用西药有一定不良反应，患者耐受性和依从性差。中医学认为，FD 属于"胃痛""痞满"的范畴，认为其发病机制多是外感湿寒、饮食失调、劳倦内伤、情志所伤或素体虚弱等，致中焦气机阻滞，脾胃升降失常。因此，中医治疗 FD 主张"温中行气、燥湿除满"。寒湿为阴邪，得温则化，故治脾须用温药。

厚朴温中汤源自《内外伤辨惑论》，具有温中燥湿健脾、行气除满消胀之功效。方中厚朴下气除满消胀；陈皮开胃助厚朴以消胀；茯苓渗湿健脾，以助其运；木香行气止痛，疏肝解郁，和胃健脾；草豆蔻化湿浊，醒脾气，开瘀滞；干姜温脾暖胃；炙甘草补脾益气和中，防止行气药耗伤正气。现代药理学研究证实，厚朴温中汤能够双向调节胃肠运动，促进消化液分泌、增强胃肠蠕动，排除肠道积气，恢复胃肠功能。中药药理学研究证实，厚朴、陈皮、干姜、草豆蔻能够调节胃肠道平滑肌张力，增强胃肠功能，干姜还能够扩张血管，改善胃肠道血流动力；茯苓、甘草有促进消化吸收、保护胃黏膜的作用；木香提取液可明显增强肠道蠕动幅度和肠肌张力。本研究结果表明，观察组临床总有效率高于对照组，治疗后的腹胀感、早饱感、上腹痛、上腹烧灼感症状评分优于对照组，表明厚朴温中汤加味治疗 FD 不仅能够提高临床效果，还可以明显改善患者的临床症状。另外，2 组患者均未见严重不良反应，表明厚朴温中汤的用药安全性较高。有研究证实，胃动素、生长抑素等胃肠激素在 FD 发病过程中发挥了重要作用。其中胃动素是一种消化道激素，主要由十二指肠和空肠分泌，一旦胃肠功能紊乱，其分泌水平便会降低，导致胃肠道蠕动功能异常；生长抑

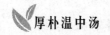

素可以负反馈调节胃酸分泌水平，还能够通过中枢神经系统的调节加速胃排空，具有调节胃动力的积极作用。本研究结果证实，观察组治疗后的血浆胃动素水平高于对照组，生长抑素水平低于对照组，提示厚朴温中汤能够明显改善 FD 患者的胃动素、生长抑素水平。

综上所述，厚朴温中汤加味 + 吗丁啉治疗 FD 临床效果显著，能够明显改善临床症状且用药安全性较好。调节胃动素、生长抑素水平可能是厚朴温中汤加味治疗 FD 的作用机制。

（二）临床应用

1. 张习东观察厚朴温中汤治疗功能性消化不良临床疗效

方法：门诊随机选取 66 例患者分为两组，治疗组：以厚朴温中汤为基本方：厚朴 15g，陈皮 10g，茯苓 15g，草豆蔻 15g，干姜 10g，木香 10g，炙甘草 5g。加减：腹胀甚加槟榔 15g，乌药 10g，枳实 15g；气虚加党参 15g，白术 15g；肝郁加香附 15g，郁金 15g；恶心呕吐加半夏 10g，生姜 10g，竹茹 10g；胃阴虚去草豆蔻、干姜，加乌梅 10g，石斛 15g，麦冬 15g。每日 1 剂，水煎服。对照组：口服吗丁啉 10mg，日 3 次，饭前 15 ~ 30 分钟，口服。调护：服药期间忌食辛辣、生冷油腻等食物，调情志，节饮食。两组均以 28 天为 1 个疗程，对比疗效。结果：治疗组 36 例中，治愈 18 例，好转 17 例，无效 1 例，总有效率 97.2%；对照组 30 例中，治愈 7 例，好转 14 例，无效 9 例，有效率 70.0%。二组有效率比较有显著性差异（$P < 0.05$），说明治疗组明显优于对照组。结论：厚朴温中汤治疗功能性消化不良有良效。

按：功能性消化不良主要表现为上腹部胀满、疼痛，纳呆食少，恶心呕吐，嗳气等症状，其发病机理至今尚不明确。目前认为与胃肠动力障碍或胃肠感觉异常、胃黏膜轻度炎症以及精神因素有关。根据其症状，属中医学痞满、胃痛等范畴。其病因病机多为情志失调，外邪内侵、劳倦伤脾、饮食伤胃等因素导致脾失健运、寒湿内生、壅滞中焦、阻滞气机、升降失调而发为本病。正如《素问·异法方异论》所说："脏寒生满病。"脾为阴，喜燥恶湿；脾属土，得阳则运；寒湿为阴邪，得温则化，故治脾须用温药。厚朴温中汤源自《内外伤辨惑论》，其功能温中燥湿健脾，行气除满消胀，与此病机相合。厚朴辛温燥湿，下气除满消胀；草蔻仁辛温芳香，能化湿浊，醒脾气，开瘀滞；陈皮燥湿理气，开胃助厚朴以消胀。《本草备要》谓其"辛能散，苦能燥能泻，温能补能和……调中快膈，导滞消痰……宣通五脏"；木香行气止痛，疏肝解郁，和胃健脾；干姜温脾暖胃；茯苓渗湿健脾，以助其运；炙甘草补脾益气和中，防止行气药耗伤正气。诸药合用，共成温中燥湿、行气除满之剂，使寒湿除，气机畅，脾胃健，胀满自消。现代药理研究表明，温里药和行气药都有促进消化液分泌，增强胃肠蠕动，排除肠道积气的作用，行气药还具有双向调节胃肠运动，通过兴奋与抑制作用，使失调的胃肠功能恢复正常。本方既符合中医传统理论，又体现出现代药理学基础。因此用于治疗功能性消化不良，能够取得满意疗效。[21]

2. 周起蛟探讨厚朴温中汤治疗功能性消化不良的临床效果

方法：选取 2009 年 10 月 ~ 2010 年 10 月门诊与住院患者126 例，将患者随机平均分为两组，两组患者经统计学分析，在年龄、性别、病情与体温方面无显著性差异（$P > 0.05$），具有可比性。两组在治疗期间均进行饮食调节，忌服生冷油腻的

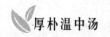

食品。观察组患者服用厚朴温中汤：厚朴 12g，陈皮 12g，生姜 3g，草豆蔻 6g，茯苓 10g，甘草 3g，木香 6g，生姜 6g。如恶心加半夏 10g，如患者腹胀加槟榔 10g，头重身困加藿香 10g，脾气虚加白术 10g。制成颗粒剂，以开水溶化为 150mL 溶液，1 剂 / 日，早晚两次服用。对照组选用多潘立酮 5 ~ 10mg，每日 3 次，餐前半小时服用。患者均服药 2 周为 1 个疗程，1 个疗程结束后随访 2 个月。结果：观察组 67 例患者中痊愈 41 例（61.19%）、有效 22 例（32.84%）、无效 4 例（5.97%）。总有效率为 94.03%，与观察组相比较，总有效率、痊愈率明显提高（$P < 0.05$）。结论：本次临床研究中，对症中药治疗在治愈率和总有效率方面较西药常规治疗显著提高，证明厚朴温中汤对于功能消化不良具有良好的临床效果，有较高的推广价值。

按：FD 是指反复或持续性的上腹疼痛或不适，早饱、餐后腹胀、反酸嗳气、恶心呕吐等一组消化系统症状，且经过各种检查缺乏器质性疾病的证据，FD 是临床上最常见的一种功能性胃肠病。国内某市某医院一份调查报道，FD 占该院胃肠病专科门诊患者的 50%；欧美国家的流行病学调查显示，普通人群中有消化不良症状者占 19% ~ 41%。本病属中医学痞满、胃痛等范畴。中医病因主要有以下几个方面：感受外邪，如暑、湿、寒、热等外界不正常的气候；饮食所伤，如暴饮暴食、过食肥甘、温凉失宜、饮食不洁之物等；情志失调，如烦恼郁怒、忧郁思虑、精神紧张；脏腑虚弱，多见于脾胃虚弱或脾肾阳虚。本病多因长期饮食不节，饥饱失调，或劳倦内伤，或久病之后，或素体不足，或年老体弱所致。功能性消化不良的病位主要在胃，与肝脾有关。中医学认为本病是在脾胃虚弱或脾胃失健的基础上，又有邪犯脾胃痰湿中阻、食伤脾胃、肝气犯胃、肝脾失和等，遂发生一系列证候。在临床见到的证候，往往不是单独出现，而是虚实夹杂，几种证型混合出现。其病机为木郁土虚，木郁则疏泄功能失常，不能助其脾胃运化；土虚则本脏功能失调，升降失司，以致出现一系列功能性消化不良的症状。厚朴温中汤方中重用苦辛而温之厚朴，行气消胀为君。《本草汇言》曰："凡气滞于中，郁而不散，食积于胃，羁而不行，或湿郁积而不去，湿痰聚而不消，用厚朴之温可以燥湿，辛可以消痰，苦可以下气也。"草豆蔻辛温而燥，能燥湿行气，温中散寒；橘皮、木香行气宽中散寒，共助厚朴行气燥湿，共为臣药。干姜、生姜并用以温中散寒；茯苓健脾渗湿和中，均为佐药。炙甘草调和诸药，为使药。全方共奏行气除满，温中燥湿之功。本方温中药与行气药相配，治寒气瘀滞；温热药与治湿药相配，使湿得温而化。本次临床研究中，对症中药治疗在治愈率和总有效率方面较西药常规治疗显著提高，证明厚朴温中汤对于功能消化不良具有良好的临床效果，有较高的推广价值。

3. 刘汪平观察厚朴温中汤加味对功能性消化不良的疗效

方法：对 88 例患者，明确诊断，厚朴温中汤加味组成：厚朴 14g，干姜 8g，陈皮 10g，炙甘草 6g，茯苓 12g，白蔻仁 6g，木香 12g，炒莱菔子 14g，日 1 剂，水煎温服，1 周为 1 个疗程。根据病情酌情加减，有烧心、泛酸者，加煅瓦楞子 18g；有进食后上腹疼痛者，加炒蒲黄 15g，三七 10g；有脐周疼痛，大便稀，大数次数较多者加黄连 3g，黄柏 8g；有里急后重者，加苍术 14g，苦参 12g，黄柏 10g；伴有精神症状者加香附 10g。服用 1 个疗程后观察疗效。结果：厚朴温中汤加味治疗功能性消化不良，治愈 78 例，好转 7 例，无效 2 例，有效率 97.7%。随访 3 个月，疗效稳定。结论：厚朴温中汤加味治疗功能性消化

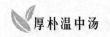

不良疗效显著。

按： 消化道的运动、分泌功能受自主神经系统——肠神经系统的支配，而下丘脑是自主神经的皮层下中枢，也是联络中枢神经系统与低位神经系统的重要中间环节。另外，内分泌系统分泌进血液的化学物质也对消化系统有调节作用。再者，精神因素与消化道的关系也十分密切，精神状态的变化能影响胃肠道黏膜和肝脏等的血流动力学和分泌，从而引起胃肠道运动功能的变化。故中医辨证有多个证型，如湿热蕴胃型、寒热错杂型、饮食内停型、痰湿中阻型、肝胃郁热型、脾胃虚弱型、胃阴不足型，但都可以厚朴温中汤为主方，随症加减变化以治疗。

4. 董素云等观察厚朴温中汤治疗功能性消化不良疗效

方法： 治疗组 98 例用厚朴温中汤治疗，对照组 60 例。治疗组用厚朴温中汤：厚朴 12g，干姜 3g，陈皮 12g，茯苓 10g，草豆蔻 6g，木香 6g，甘草 3g，生姜 6g。腹胀甚加槟榔 10g，恶心重加半夏 10g，脾气虚加白术 10g，头身困重明显加藿香 10g，颗粒剂，每日 1 剂，开水溶化至 150mL，分 2 次早晚饭前口服。对照组用多潘立酮（西安杨森制药有限公司生产）10mg，每日 3 次，饭前 15 ~ 30 分钟口服。两组服药期间均注意饮食有节，忌服生冷油腻之品。服药 2 周为 1 个疗程，1 个疗程结束后随访 2 个月。结果：总有效率治疗组 92.9%，对照组 80.0%。结论：厚朴温中汤治疗功能性消化不良疗效良好。

按： 功能性消化不良属中医学胃痛等范畴。病机为寒湿困阻脾胃，运动无力，升降失常。治宜温中燥湿，行气除满。厚朴温中汤出自李东垣《内外伤辨惑论》，具有温中行气、燥温除满之功，主治寒湿困脾所致的脘腹胀满或胃脘作痛、不思饮食、四肢倦怠。方中厚朴行气消胀、燥湿除满，草豆蔻温中散寒、燥湿开胃，陈皮、木香行气宽中，干姜、生姜温中散寒，茯苓健脾渗湿，甘草和中。研究表明，厚朴低浓度煎液对胃肠道蠕动有兴奋作用，木香提取液明显增强肠道蠕动幅度和肠肌张力，陈皮、甘草对肠平滑肌有双向调整作用，茯苓、干姜、草豆蔻能调整胃液分泌。全方温中行气、燥湿除满、开胃和中，故治疗寒湿型功能性消化不良有显著效果。

四、典型案例

案例 1

王某，女，52 岁，2007 年 10 月 8 日就诊。自诉上腹部胀满，纳呆食少，时有嗳气半年余，加重 60 天。曾服西药效果欠佳，症状时轻时重。胃镜检查未发现器质性病变。现症见上腹胀满尤甚，纳差，嗳气，喜热饮，舌质淡红，苔薄白腻，脉弦滑。西医诊断：功能性消化不良。中医诊断：痞满，辨证为寒湿阻滞，气机不利。治疗温中健脾祛湿，行气除满消胀，方用厚朴温中汤加减：厚朴 15g，陈皮 10g，茯苓 15g，草豆蔻 15g，木香 10g，干姜 10g，槟榔 10g，枳实 15g，乌药 10g，炙甘草 5g。每日 1 剂，水煎服。7 天后复诊，症状明显减轻。继以上方加减，调理 14 天，诸症消失。[21]

案例 2

王某，男，44 岁。患者上腹部饱胀，纳食量少，早饱，嗳气，反复发作 1 年，曾口服吗丁啉等效果不显著，腹部 B 超检查：肝、胆、胰、脾未见明显异常；胃镜检查：胃、十二指肠未见明显溃疡、糜烂及肿瘤；实验室检查，肝功能正常，血糖正常。初诊症状：上腹部饱胀，嗳气，纳食量少，早饱，大便

2日1次，偏干，小便正常，舌淡苔白微腻，脉弦。辨证：中焦气机壅滞，升降失司。治法：温中行气，燥湿除满。处方：厚朴温中汤加味。方药：厚朴15g，干姜8g，陈皮12g，炙甘草6g，茯苓10g，白蔻仁6g，木香12g，炒莱菔子15g，火麻仁15g，焦神曲14g，黄连3g。水煎服，每日1剂，7剂后腹部无饱胀感，纳食正常，不嗳气，大便1日1次，不干燥。随访3个月未复发。

按： 功能性消化不良的主要病理生理学基础是胃肠道动力障碍。研究发现，多数患者有胃排空延缓、近端胃及胃窦运动异常、幽门及十二指肠运动协调失常、消化间期Ⅲ相胃肠运动异常等胃肠动力障碍的表现；还发现胃肠动力障碍与胃电活动异常并存。消化道的运动功能使摄入的大块食物变成细小的食糜，并与消化液充分混合，将食糜不断向前推进并使之与肠道的吸收部位充分接触，以及完成排便。任何影响消化道运动功能的因素都可产生相应的临床表现，造成胃肠道动力障碍性疾病。单从胃肠道动力障碍来说，中医学认为是中焦气机壅滞，脾胃升降失司。病因为寒湿侵犯，治疗以温中行气，燥湿除满为主，从而调节胃肠道运动功能，所以选用厚朴温中汤为主方，厚朴行气消胀，燥湿除满；白蔻仁温中散寒，燥湿除痰；陈皮、木香行气宽中；干姜，生姜温脾暖胃以散寒；茯苓，甘草渗湿健脾以和中。现代药理研究证实，厚朴、木香、干姜、白蔻仁、香附都有调整胃肠运动、增强胃肠道动力的作用。干姜还有扩张血管、强心的作用，可改善胃肠道的血流动力。陈皮可抑制胃肠平滑肌。诸药合用可双向调节胃肠道运动功能。

第二节　慢性胃炎

一、中华中医药学会对慢性胃炎的推荐说明

慢性胃炎（chronic gastritis，CG）是消化系统的常见疾病，西医学对其发展演变模式已形成共识，即慢性胃炎多沿着慢性非萎缩性胃炎、慢性萎缩性胃炎、慢性萎缩性胃炎伴肠上皮化生和（或）不典型增生、胃癌的方向发展。然而，由于慢性胃炎的发生发展机制尚未被完全阐明，西医学在其治疗方案上仅以针对病因的个体化治疗为原则，以缓解症状及改善胃黏膜炎性反应为目标，对于已出现萎缩、肠上皮化生、不典型增生的患者，则以定期随访及适当补充维生素等为诊治手段。中华医学会消化病学分会对慢性胃炎的流行病学、病因及其分类、临床表现、内镜诊断及治疗进行了推荐说明。[26]

（一）慢性胃炎的流行病学

由于多数慢性胃炎患者无任何症状，因此难以获得确切的患病率。估计的慢性胃炎患病率高于当地人群中幽门螺杆菌（Helicobacter pylori，Hp）感染率。Hp 现症感染者几乎均存在慢性活动性胃炎（chronic active gastritis），即 HF、胃炎，绝大多数血清学检测（现症感染或既往感染）阳性者存在慢性胃炎。除 Hp 感染外，胆汁反流、药物、自身免疫等因素也可引起慢性胃炎。因此，人群中慢性胃炎的患病率高于或略高于 Hp 感染率。目前我国基于内镜诊断的慢性胃炎患病率接近 90%；慢

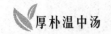

性胃炎尤其是慢性萎缩性胃炎的发生与 Hp 感染密切相关,《京都共识》指出,Hp 胃炎无论有无症状、伴或不伴有消化性溃疡和胃癌,均应定义为一种感染性疾病。根据病因分类,Hp 胃炎是一种特殊类型的胃炎。Hp 感染与地域、人口、种族和经济条件有关。在儿童时期感染 Hp 可导致以胃体胃炎为主的慢性胃炎,而在成人则以胃窦胃炎为主。我国慢性胃炎的发病率呈上升趋势,而 Hp 感染率呈下降趋势。我国 Hp 感染率已由 2000 年的 60.5% 降至目前的 52.2% 左右。除 Hp 感染外,自身免疫性胃炎也可导致胃黏膜萎缩,约 20% 的 50 ~ 74 岁人群中抗壁细胞抗体阳性,慢性胃炎特别是慢性萎缩性胃炎的患病率一般随年龄增加而上升。无论慢性萎缩性胃炎还是慢性非萎缩性胃炎,患病率均随年龄的增长而升高,这主要与 Hp 感染率随年龄增加而上升有关,萎缩、肠化生与"年龄老化"亦有一定关系。慢性萎缩性胃炎与 Hp 感染有关,年龄越大者发病率越高,但其与性别的关系不明显,这也反映了 Hp 感染产生的免疫反应导致胃黏膜损伤所需的演变过程。慢性胃炎人群中,慢性萎缩性胃炎的比例在不同国家和地区之间存在较大差异,一般与胃癌的发病率呈正相关。慢性萎缩性胃炎的发生是 Hp 感染、环境因素和遗传因素共同作用的结果。在不同国家或地区的人群中,慢性萎缩性胃炎的患病率大不相同,此差异不但与各地区 Hp 感染率差异有关,而且与感染的 Hp 毒力基因差异、环境因素不同和遗传背景差异有关。胃癌高发区慢性萎缩性胃炎的患病率高于胃癌低发区,Hp 感染后免疫反应介导慢性胃炎的发生、发展,外周血 Runx3 甲基化水平可作为判断慢性萎缩性胃炎预后的指标。慢性胃炎患者的胃癌、结直肠肿瘤、胰腺癌患病率较正常者增高。我国慢性萎缩性胃炎的患病率较高,内镜诊断萎缩性胃炎的敏感性较低，需结合病理检查结果。2014年，由中华医学会消化内镜学分会牵头开展了一项调查，纳入包括10个城市、30个中心，共计8892例有上消化道症状且经胃镜检查证实的慢性胃炎患者。结果显示，在各型慢性胃炎中，内镜诊断慢性非萎缩性胃炎最常见（49.4%），其次是慢性非萎缩性胃炎伴糜烂（42.3%），慢性萎缩性胃炎比例为17.7%；病理诊断萎缩占25.8%，肠化生占23.6%，上皮内瘤变占7.3%。以病理诊断为"金标准"，则内镜诊断萎缩的敏感性仅为42%，特异性为91%。说明我国目前慢性萎缩性胃炎的患病率较高，内镜和病理诊断的符合率有待进一步提高。

（二）慢性胃炎的病因及其分类

Hp感染是慢性胃炎最主要的病因。70% ~ 90%的慢性胃炎患者有Hp感染；慢性胃炎活动性的存在高度提示Hp感染；Hp胃炎是一种感染性疾病。所有Hp感染者几乎均存在慢性活动性胃炎，即Hp胃炎。Hp感染与慢性活动性胃炎之间的因果关系符合Koch原则，Hp感染可在人群之间传播。因此Hp胃炎不管有无症状和 / 或并发症，均是一种感染性疾病；胆汁反流、长期服用非甾体消炎药（NSAIDs）（包括阿司匹林）等药物和乙醇摄入是慢性胃炎相对常见的病因。胆汁、NSAIDs（包括阿司匹林）等药物和乙醇可通过不同机制损伤胃黏膜，这些因素是Hp阴性胃炎的相对常见的病因；自身免疫性胃炎在我国相对少见。自身免疫性胃炎是一种自身免疫功能异常所致的胃炎，主要表现为以胃体为主的萎缩性胃炎，伴有血和 / 或胃液壁细胞抗体和 / 或内因子抗体阳性，严重者因维生素 B_{12} 缺乏而有恶性贫血表现。其确切的诊断标准有待统

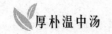

一。此病在北欧国家报道较多，我国少见报道，确切患病率尚不清楚；其他感染性、嗜酸粒细胞性、淋巴细胞性、肉芽肿性胃炎相对少见。除 Hp 感染外，同属螺杆菌的海尔曼螺杆菌可单独（＜1%）或与 Hp 共同感染引起慢性胃炎。其他感染性胃炎（包括其他细菌、病毒、寄生虫、霉菌）更少见。嗜酸粒细胞性、淋巴细胞性、肉芽肿性胃炎和 Ménétrier 病相对少见。随着我国克罗恩病（CD）发病率的上升，肉芽肿性胃炎的诊断率可能会有所增加。慢性胃炎的分类尚未统一，一般基于病因、内镜所见、胃黏膜病理变化和胃炎分布范围等相关指标进行分类。目前一般基于悉尼系统（Sydney system）和新悉尼系统（updated Sydney system）进行慢性胃炎分类，WHO 国际疾病分类（internationalc；lassific；ation of diseases ICD）第 10 版（1989 年推出）已过时，以病因分类为主的 ICD-11 版仍在征询意见中。基于病因可将慢性胃炎分成 Hp 胃炎和非 Hp 胃炎两大类。病因分类有助于治疗。Hp 感染是慢性胃炎的主要病因，将慢性胃炎分成 Hp 胃炎和非 Hp 胃炎有助于慢性胃炎处理中重视对 Hp 的检测和治疗；基于内镜和病理诊断可将慢性胃炎分萎缩性和非萎缩性两大类。这是慢性胃炎新悉尼系统分类方法。胃黏膜萎缩可分成单纯性萎缩和化生性萎缩，胃黏膜腺体有肠化生者属于化生性萎缩；基于胃炎分布可将慢性胃炎分为胃窦为主胃炎、胃体为主胃炎和全胃炎三大类。这是慢性胃炎悉尼系统分类方法。胃体为主胃炎尤其是伴有胃黏膜萎缩者，胃酸分泌多减少，胃癌的发生风险增加；胃窦为主者胃酸分泌多增加，十二指肠溃疡的发生风险增加。这一胃炎分类法对预测胃炎并发症有一定作用。

（三）慢性胃炎的临床表现

1. 慢性胃炎无特异性临床表现

有无消化不良症状及其严重程度与慢性胃炎的分类、内镜下表现、胃黏膜组织病理学分级均无明显相关性。在前述的纳入 8892 例慢性胃炎患者的全国多中心研究显示，13.1% 的患者无任何症状，有症状者常见表现依次为上腹痛（52.9%）、腹胀（48.7%）、餐后饱胀（14.3%）和早饱感（12.7%），近 1/3 的患者有上述 2 个以上症状共存，与消化不良症状相似。日本一项纳入 9125 例慢性胃炎的临床研究中，40% 的患者有消化不良表现，慢性胃炎与功能性消化不良在临床表现和精神心理状态上无明显差异。国内对符合罗马Ⅲ功能性消化不良诊断标准的 233 例患者进行胃镜活检，发现 Hp 胃炎占 37.7%，症状以上腹痛综合征（epigastric pain syndrome，EPS）为主，但缺乏大样本研究进一步证实。CarahOttl 等比较了胃窦局灶性胃炎与全胃炎患者的消化不良症状，结果显示两者之间无明显差异。Redeen 等发现不同内镜表现和组织病理学结果的慢性胃炎患者症状的严重程度与内镜所见和组织病理学分级无明显相关性。

2. 自身免疫性胃炎缺乏典型临床表现

自身免疫性胃炎可长时间缺乏典型临床症状，胃体萎缩后首诊症状以贫血和维生素 B_{12} 缺乏引起的神经系统症状为主。传统观点认为自身免疫性胃炎好发于老年北欧女性，但最新流行病学调查显示以壁细胞抗体阳性为诊断标准，该病在人群中的总发病率为 2%，老年女性的发病率可达 4% ~ 5%，且无种族、地域特异性。患者在胃体萎缩前无典型临床表现，进展至胃体萎缩后多以贫血和维生素 B_{12} 缺乏引起的神经系统症

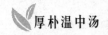

状就诊。有研究表明，因胃体萎缩、胃酸减少引起的缺铁性小细胞性贫血可先于大细胞性贫血出现。自身免疫性胃炎恶性贫血合并原发性甲状旁腺亢进与 I 型糖尿病的发病率较健康人群增高 3 ～ 5 倍。一项国外最新的横断面研究 Casl 纳入了 379 例临床诊断为自身免疫性胃炎的患者，其中餐后不适综合征（postprandial distress syndrome，PDS）占有消化道症状者的60.2%，国内尚无自身免疫性胃炎的大样本研究。

3. 其他感染性、嗜酸粒细胞性、淋巴细胞性、肉芽肿性胃炎临床表现多样

淋巴细胞性胃炎（lymphocytic gastritis）：内镜下表现为绒毛状、疣状胃炎伴糜烂，病理特征为胃黏膜上皮内淋巴细胞＞25/100 上皮细胞。临床表现多样，1/3 ～ 1/2 的患者表现为食欲下降、腹胀、恶心、呕吐，1/5 的患者合并低蛋白血症和乳糜泻。肉芽肿性胃炎：其为 CD 累及上消化道的表现之一，Horjus Talahur Horje 等在 108 例新诊断的 CD 患者中发现，55% 的病例伴有胃黏膜损伤，病理表现为局灶性胃炎（focally enhanced gastritis）、肉芽肿性胃炎。

（四）内镜诊断

慢性胃炎的内镜诊断，系指肉眼或特殊成像方法所见的黏膜炎性变化，需与病理检查结果结合作出最终判断。慢性萎缩性胃炎的诊断包括内镜诊断和病理诊断，而普通白光内镜下判断的萎缩与病理诊断的符合率较低，确诊应以病理诊断为依据。

1. 内镜结合组织病理学检查可以区分慢性非萎缩性胃炎和慢性萎缩性胃炎

慢性胃炎分为慢性非萎缩性胃炎和慢性萎缩性胃炎两大基

本类型。多数慢性胃炎的基础病变均为炎性反应（充血渗出）或萎缩，因此将慢性胃炎分为慢性非萎缩性胃炎和慢性萎缩性胃炎，有利于与病理诊断的统一。慢性非萎缩性胃炎内镜下可见黏膜红斑、黏膜出血点或斑块、黏膜粗糙伴或不伴水肿、充血渗出等基本表现。慢性萎缩性胃炎内镜下可见黏膜红白相间，以白相为主，皱襞变平甚至消失，部分黏膜血管显露；可伴有黏膜颗粒或结节状等表现。慢性胃炎可同时存在糜烂、出血或胆汁反流等征象，这些在内镜检查中可获得可靠的证据。其中糜烂可分为两种类型，即平坦型和隆起型，前者表现为胃黏膜有单个或多个糜烂灶，大小从针尖样到直径数厘米不等；后者可见单个或多个疣状、膨大皱襞状或丘疹样隆起，直径5～10mm，顶端可见黏膜缺损或脐样凹陷，中央有糜烂的发生，可与 Hp 感染和服用黏膜损伤药物等有关。因此，在诊断时应予以描述，如慢性非萎缩性胃炎或慢性萎缩性胃炎伴糜烂、胆汁反流等。

2. 特殊类型胃炎的内镜诊断

特殊类型胃炎的内镜诊断必须结合病因和病理检查结果。特殊类型胃炎的分类与病因和病理有关，包括化学性、放射性、淋巴细胞性、肉芽肿性、嗜酸粒细胞性以及其他感染性疾病所致者等。

3. 放大内镜结合染色对慢性胃炎的病理分类

放大内镜结合染色对内镜下慢性胃炎病理分类有一定帮助。放大内镜结合染色能清楚显示胃黏膜微小结构，可指导活检，对胃炎的诊断和鉴别诊断以及早期发现上皮内瘤变和肠化生具有参考价值。目前亚甲蓝染色结合放大内镜对肠化生和上皮内瘤变仍保持了较高的准确率。苏木精、靛胭脂、乙酸染色也显

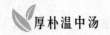

示了对上皮内瘤变的诊断作用。

4. 电子染色放大内镜和共聚焦激光显微内镜对慢性胃炎的诊断和鉴别诊断

电子染色放大内镜和共聚焦激光显微内镜对慢性胃炎的诊断和鉴别诊断有一定价值。电子染色放大内镜对慢性胃炎和胃癌前病变具有较高的敏感性和特异性，但其具体表现特征和分型尚无完全统一的标准。共聚焦激光显微内镜光学活检技术对胃黏膜的观察可达到细胞水平，能实时辨别胃小凹、上皮细胞、杯状细胞等细微结构变化，对慢性胃炎的诊断和组织学变化分级（慢性炎性反应、活动性、萎缩和肠化生）具有一定的参考价值。同时，光学活检可选择性对可疑部位进行靶向活检，有助于提高活检取材的准确性。

5. 规范的慢性胃炎内镜检查报告

规范的慢性胃炎内镜检查报告，描述内容至少应包括胃黏膜病变部位和特征，还可以包括病变性质、胃镜活检部位和活检块数、快速尿素酶检测 Hp 的结果等。

6. 慢性胃炎的活检组织病理学诊断

活检组织病理学对慢性胃炎的诊断至关重要，应根据病变情况和需要进行活检。用于临床诊断时建议取 2 ~ 3 块组织，分别在胃窦、胃角和胃体部位取活检；可疑病灶处另取活检。有条件时，活检可在色素或电子染色放大内镜和共聚焦激光显微内镜引导下进行。对慢性胃炎内镜活检的块数，历届共识意见研讨会争议较多，不利于规范我国慢性胃炎的内镜活检和病理资料库的积累，建议有条件的单位根据新悉尼系统的要求取 5 块标本，即在胃窦和胃体各取 2 块、胃角 1 块，有利于我国慢性胃炎病理资料库的建立；仅用于临床诊断时可取 2 ~ 3 块标本。

（五）慢性胃炎的治疗

1. 慢性胃炎的治疗应尽可能针对病因，遵循个体化原则。慢性胃炎的治疗目的是去除病因、缓解症状和改善胃黏膜组织学。慢性胃炎的消化不良症状的处理与功能性消化不良相同。无症状、Hp 阴性的慢性非萎缩性胃炎无须特殊治疗；但对慢性萎缩性胃炎，特别是严重的慢性萎缩性胃炎或伴有上皮内瘤变者应注意预防其恶变。

2. 饮食和生活方式的个体化调整可能是合理的建议。虽然尚无明确的证据显示某些饮食摄入与慢性胃炎症状的发生存在因果关系，且亦缺乏饮食干预疗效的大型临床研究，但饮食习惯的改变和生活方式的调整是慢性胃炎治疗的一部分。目前，临床医师也常建议患者尽量避免长期大量服用引起胃黏膜损伤的药物（如 NSAIDs），改善饮食和生活习惯，如避免过多饮用咖啡、大量饮酒和长期大量吸烟。

3. 证实 Hp 阳性的慢性胃炎，无论有无症状和并发症，均应行 Hp 根除治疗，除非有抗衡因素存在。如前所述，Hp 胃炎不管有无症状和（或）并发症，均属感染性疾病，应行 Hp 根除治疗，除非有抗衡因素存在（抗衡因素包括患者伴有某些疾病、社区再感染率高、卫生资源优先度安排等）。

4. Hp 胃炎治疗采用我国第五次 Hp 感染处理共识推荐的铋剂四联 Hp 根除方案。我国第 5 次 Hp 感染处理共识推荐 Hp 根除方案为铋剂四联方案，即质子泵抑制剂（PPI）+铋剂+两种抗菌药物，疗程为 10 天或 14 天。

5. Hp 根除治疗后所有患者均应常规行 Hp 复查，评估根除治疗的效果；最佳的非侵入性评估方法是尿素呼气试验

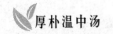

（ $^{13}C/^{14}C$ ）；评估应在治疗完成后不少于 4 周进行。

6. 伴胆汁反流的慢性胃炎可应用促动力药和 / 或有结合胆酸作用的胃黏膜保护剂。胆汁反流是慢性胃炎的病因之一。幽门括约肌功能不全导致胆汁反流入胃，后者削弱或破坏胃黏膜屏障功能，使胃黏膜遭到消化液作用，产生炎性反应、糜烂、出血和上皮化生等病变。促动力药如盐酸伊托必利、莫沙必利和多潘立酮等可防止或减少胆汁反流。而有结合胆酸作用的铝碳酸镁制剂可增强胃黏膜屏障并可结合胆酸，从而减轻或消除胆汁反流所致的胃黏膜损伤。有条件时，可酌情短期应用熊去氧胆酸制剂。

7. 服用引起胃黏膜损伤的药物如 NSAIDs（包括阿司匹林）后出现慢性胃炎症状者，建议加强抑酸和胃黏膜保护治疗；根据原发病进行充分评估，必要时停用损伤胃黏膜的药物。临床上常见的能引起胃黏膜损伤的药物主要有抗血小板药物、NSAIDs（包括阿司匹林）等。当出现药物相关胃黏膜损伤时，首先根据患者使用药物的治疗目的评估患者是否可停用该药物；对于须长期服用上述药物者，应筛查 Hp 并进行根除，根据病情或症状严重程度选用 PPI，H_2 受体拮抗剂或胃黏膜保护剂。多项病例对照研究以及随机对照试验显示，PPI 是预防和治疗NSAIDs 相关消化道损伤的首选药物，优于 H_2RA 和胃黏膜保护剂。

8. 有胃黏膜糜烂和 / 或以上腹痛和上腹烧灼感等症状为主者，可根据病情或症状严重程度选用胃黏膜保护剂、抗酸剂、H_2RA 或 PPI。以上腹饱胀、恶心或呕吐等为主要症状者可选用促动力药。具有明显进食相关的腹胀、纳差等消化功能低下症状者，可考虑应用消化酶制剂。胃酸 / 胃蛋白酶在胃黏膜糜烂

（尤其是平坦糜烂）和上腹痛或上腹烧灼感等症状的发生中起重要作用，抗酸或抑酸治疗对愈合糜烂和消除上述症状有效。胃黏膜保护剂如替普瑞酮、铝碳酸镁制剂、瑞巴派特、硫糖铝、依卡倍特、聚普瑞锌等可改善胃黏膜屏障，促进胃黏膜糜烂愈合，但对症状的改善作用尚有争议。抗酸剂起效迅速但作用相对短暂；包括奥美拉唑、艾司奥美拉唑、雷贝拉唑、兰索拉唑、泮托拉唑和艾普拉唑等在内的 PPI 抑酸作用强而持久，可根据病情或症状严重程度选用。PPI 主要在肝脏经细胞色素 P450 系统中的 CYP2C19，CYP3A4 代谢，可能与其他药物发生相互作用。其中奥美拉唑发生率最高，艾司奥美拉唑是奥美拉唑的纯左旋结构，既保证了强而持久的抑酸作用，又明显降低了对 CYP2C19 的依赖。泮托拉唑和艾普拉唑与 CYP2C19 的亲和力低，雷贝拉唑主要经非酶代谢途径；这三者受 CYP2C19 基因多态性的影响较小。在慢性胃炎的治疗中，建议 PPI 的应用需遵从个体化原则，对于长期服用者应掌握适应证、有效性和患者的依从性，并全面评估获益和风险。对于非溃疡性消化不良症状，H_2RA 的疗效较安慰剂高出 22%，PPI 的疗效较安慰剂高出 14%，说明两者在治疗消化不良症状中的疗效相当。在一项多中心前瞻性单臂开放标签研究中，纳入 10311 例临床诊断为慢性胃炎且有症状的患者，给予法莫替丁 20mg/d 治疗共 4 周。结果显示法莫替丁可明显缓解患者上腹痛、上腹饱胀和烧心的症状。另有研究通过对东西方十二指肠球部溃疡患者进行比较发现，亚洲患者的壁细胞总量和酸分泌能力明显低于高加索人。因此，某些患者选择抗酸剂 H_2RA 适度抑酸治疗可能更经济，且不良反应较少。

上腹饱胀或恶心、呕吐的发生可能与胃排空迟缓相关，胃

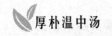

动力异常是慢性胃炎不可忽视的因素。促动力药可改善上述症状。多潘立酮是选择性外周多巴胺 D_2 受体拮抗剂，能增加胃和十二指肠动力，促进胃排空。需注意的是，报道发现，在多潘立酮剂量超过 30mg/ 日和 / 或伴有心脏病患者、接受化疗的肿瘤患者、电解质紊乱等严重器质性疾病的患者、年龄＞60 岁的患者中，发生严重室性心律失常甚至心源性猝死的风险可能升高。因此，2016 年 9 月国家食品药品监督管理总局（CFDA）就多潘立酮说明书中有关药物安全性方面方面进行了修订，建议上述患者应用时应慎重，或在医师指导下使用。莫沙必利是选择性 5- 羟色胺受体激动剂，能促进食管动力、胃排空和小肠传输，莫沙必利的应用经验主要是在包括我国在内的多个亚洲国家临床上治疗剂量未见心律失常活性，对 QT 间期亦无临床有意义的影响。伊托必利为多巴胺 D_2 受体拮抗剂和乙酰胆碱酶抑制剂，前瞻性、多中心、随机对照双盲研究显示，盐酸伊托必利可显著改善消化不良症状。

此外，可针对进食相关的中上腹饱胀、纳差等消化不良症状应用消化酶制剂，推荐患者餐中服用，效果优于餐前和餐后服用，目的在于在进食的同时提供充足消化酶，以帮助营养物质的消化、缓解相应症状。消化酶制剂种类较多，我国常用的消化酶制剂包括米曲菌胰酶片、复方阿嗪米特肠溶片、胰酶肠溶胶囊、复方消化酶胶囊等。

附 幽门螺杆菌（Hp）

幽门螺杆菌（helicobacter pylori，Hp）是十分常见的一类致病菌，也是导致胃炎发病的重要因素。Hp 感染和许多胃肠道疾病有密切联系。同时，研究证实，Hp 感染会造成胃黏膜

上淋巴细胞以及相关细胞因子水平上升，包括白细胞介素 -8
（interlenkin-8，IL-8）、白细胞介素 -10（interleukin-10，IL-
10），C- 反应蛋白（C reactive protein，CRP）等，进而趋化并
激活机体中的中性粒细胞，发生非特异性质炎症反应，导致胃
黏膜受损，Hp 感染甚至和胃癌发病关系密切，其在胃部的分布
情况可对患者胃酸分泌功能产生较大影响。近期有报道指出，
Hp 感染还会引发多种胃肠道之外的疾病，例如 Hp 感染和动脉
粥样硬化（atherosclerosis，AS）具有一定联系，提示 Hp 感染
和心血管类疾病存在一定相关性。因此，Hp 感染对人体危害较
大，了解 Hp 感染和慢性胃炎患者各项炎症指标以及血脂指标
等之间关系十分有必要，因此探索高效抗 Hp 治疗方法成为当
前临床研究的重点。

1. 代金玉等[27] 研究幽门螺杆菌（Hp）感染与慢性胃炎患
者白细胞介素 -8（IL-8）、白细胞介素 -10（IL-10），C- 反应
蛋白（CRP）水平以及血脂指标的关系。旨在为临床治疗慢性
胃炎患者提供数据支持。方法：选择从 2015 年 6 月到 2017 年
6 月在医院接受治疗的慢性胃炎患者 150 例作为观察组，根据
^{13}C 尿素呼吸实验的结果将观察组患者分成 Hp 阳性组 71 例和
Hp 阴性组 79 例，另选同期在我院进行健康体检的志愿者 150
例作为对照组，对比观察组以及对照组的炎症因子 IL-8、IL-
10、CRP 及血脂指标［低密度脂蛋白（CLDL-C）、高密度脂蛋
白（HDL-C）、甘油三酯（TG）、总胆固醇（TC）］水平，并对
比观察组不同 Hp 感染情况的炎症因子及血脂指标水平，分析
Hp 感染与患者炎症因子及血脂指标水平的相关性。结果：观
察组的 IL-8、IL-10、CRP、LDL-C 及 TG 水平均分别高于对
照组，差异均有统计学意义（$P < 0.05$）。Hp 阳性组患者治疗

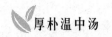

前的 IL-8、IL-10、CRP、LDL-C 及 TG 水平均分别高于 HP 阴性组，但 Hp 阳性组患者治疗后的上述指标水平均分别低于 HP 阴性组，差异均有统计学意义（$P < 0.05$）。两组治疗后的 IL-10、CRP 水平均分别低于治疗前，且 Hp 阳性组患者的 IL-8、LDL-C 及 TG 水平也低于治疗前，差异均有统计学意义（$P < 0.05$），Spearman 相关性分析结果显示，Hp 感染与患者 IL-8、IL-10、CRP、LDL-C 及 TG 水平均呈正相关（$P < 0.05$），但 Hp 感染与 HDL-C 和 TG 并无明显的相关性（$P > 0.05$）。结论：Hp 感染与慢性胃炎患者的炎症指标及血脂指标关系紧密，临床上可考虑将此类指标作为存在 Hp 感染的慢性胃炎患者的监测指标，从而更好地辅助临床诊治。[27]

2. 目前根除 Hp 的治疗方案主要有三联疗法、四联疗法、序贯疗法和伴同疗法等四种，常用的抗生素包括甲硝唑、克拉霉素、阿莫西林、左氧氟沙星等，随着抗生素的广泛应用，Hp 对这些抗生素耐药率正逐年上升，成为根除 Hp 失败的主要原因，同时以上根除方案还存在副作用大、治疗费用高等诸多缺点。中药在临床治疗 Hp 感染中的作用突出，不仅可以直接抑杀 Hp，还能通过对机体的整体调节创造不利于 Hp 生长或繁殖的内环境，两者相辅相成，从而达到治疗 Hp 感染的目的。

汪楠等评价抗幽合剂联合四联疗法对慢性胃炎合并幽门螺杆菌（Hp）阳性患者 Hp 根除率的影响。方法：将 75 例慢性胃炎合并 Hp 阳性患者随机分为对照组、辨证组、抗幽组各 25 例。对照组给予西药四联疗法（奥美拉唑肠溶胶囊每次 20mg，阿莫西林胶囊每次 1g 或克拉霉素胶囊每次 500mg，左氧氟沙星片每次 200mg，枸橼酸铋钾冲剂每次 220mg 口服，均每日 2 次）；辨证组给予西药四联疗法加中医辨证论治汤剂口服，每日 1 剂，每日 2 次；抗幽组给予西药四联疗法加抗幽合剂口服，每日 1 剂，每日 2 次。各组均治疗 14 天。分别于治疗前后评价各组患者主要症状评分、中医脾胃疾病患者报告临床结局（PRO）量表评分，以及血、尿、便常规和肝功能、肾功能等安全性指标，并于停药 30 天后检测各组患者 Hp 转阴情况。结果：对照组 Hp 转阴 17 例，Hp 根除率为 68%；抗幽组 Hp 转阴 23 例，根除率为 92%；辨证组 Hp 转阴 19 例，根除率为 76%。抗幽组与辨证组 Hp 根除率均高于对照组（$P < 0.01$）。治疗后各组患者主要症状积分与 PRO 量表各症状、维度、总分均较治疗前显著明显降低（$P < 0.05$ 或 $P < 0.04$），治疗后各组间比较差异无统计学意义（$P > 0.05$）。治疗前后各组安全性指标比较差异无统计学意义（$P > 0.05$）。结论：抗幽合剂联合西药四联疗法能够提高慢性胃炎合并 Hp 阳性患者的 Hp 根除率，并能安全有效地改善患者临床症状。Hp 感染是目前世界上最常见的致病菌感染，四联疗法作为一线治疗已逐渐被临床认可，铋剂可以提高 Hp 对抗生素的敏感性，从而提高其根除率。然而，单纯西药根除 Hp 的方法仍存在副作用大、治疗费用高等诸多缺点。中药复方抗 Hp 主要有三大特点：一是能直接抑制 Hp，二是能削弱 Hp 的毒性，三是能提高远期疗效减少复发。本研究结果显示，抗幽合剂联合四联疗法对 Hp 根除率明显高于单纯应用西药四联疗法。抗幽合剂方中黄芪、蒲公英为君药，蒲公英清热解毒、散结消肿；黄芪甘温，具有补益脾气、托毒排脓、敛疮生肌之效。黄连、苦参为臣药，黄连苦寒，清热燥湿、泻火解毒，为胃肠湿热之要药；苦参善降泄，有清热燥湿之功。黄芩为佐使之药，清热燥湿、泻火解毒，尤善清中上焦之湿热。五药相合，共奏清热解毒、护脾和胃之效。中药复方抗幽合剂

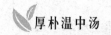

相对于中药辨证汤剂具有药物种类少的特点，抗幽组患者 Hp 转阴率明显高于对照组，在 PRO 量表及症状积分比较中与辨证组组间比较未见差异，此结果可能与病例数量较少有一定关系，应进一步采用多中心研究以增加研究病例数量。本研究结果表明，抗幽合剂联合四联疗法对 Hp 根除率明显高于单纯应用西药四联疗法，但复查时没有胃镜及病理的相关检查，无法得知胃黏膜的改善情况，对于慢性胃炎的疗效评价方面尚有欠缺。此外，受试者均为北方人，地域差异对本试验的影响尚无法得出确切结论。目前 Hp 治疗的难点主要是耐药性，而中医药在治疗耐药性 Hp 方面具有优势，值得进一步研究。

3. 江胜菊观察瑞巴派特联合四联疗法治疗幽门螺杆菌（Hp）阳性慢性胃炎患者的临床疗效。方法：将 Hp 阳性慢性胃炎患者 140 例随机分为 2 组，每组 70 例。对照组给予奥美拉唑 20mg + 阿莫西林 1000mg + 克拉霉素 500mg + 枸橼酸铋钾颗粒 220mg 治疗。治疗组在对照组治疗的基础上给予瑞巴派特 1.0g 治疗。比较 2 组治疗 2 周后 Hp 根除率、临床疗效和不良反应。结果：治疗后治疗组 Hp 根除率为 92.86% 高于对照组的 84.29%，差异有统计学意义（$P < 0.05$）。治疗前 2 组消化道症状评分比较差异无统计学意义（$P > 0.05$）；治疗后 2 组消化道症状评分均降低（$P < 0.05$），且治疗组低于对照组（$P < 0.05$）。治疗组不良反应发生率为 7.14%，对照组不良反应发生率为 8.57%，2 组比较差异无统计学意义（$P > 0.05$）。结论：瑞巴派特联合四联疗法治疗 Hp 阳性慢性胃炎临床疗效显著，且安全性高，值得临床推广。

4. 目前四联疗法根除 Hp 感染是临床应用最为广泛的策略之一，其中 PPI 制剂通过降低壁细胞中 H^+–K^+–ATP 酶的活性，

阻断壁细胞内 H^+ 与小管内 K^+ 交换，从而阻断胃酸的最后分泌通路，成为四联疗法中首选的抑酸药。阿莫西林和克拉霉素在酸性环境中稳定，生物利用度好，价格低廉成为四联疗法首选的抗生素之一。枸橼酸铋钾颗粒是一种胃黏膜保护剂，可降低胃酶活性，增加黏蛋白分泌，起到保护胃黏膜和杀灭 Hp 的作用，是四联疗法中必不可少的药物。瑞巴派特为新型多靶点胃黏膜保护剂，研究发现瑞巴派特不仅可作用于胃黏膜表皮生长因子促进其表达，还能激活丝裂原蛋白激酶途径增加胃黏膜上皮细胞内源性前列腺素合成，从而促进胃黏膜损伤的愈合。Hahm 等研究发现兰索拉唑联合瑞巴派特治疗慢性胃炎，2 周后患者胃黏膜的髓过氧化物酶活性、IL-1、IL-6、TNF-α 较单独使用兰索拉唑的患者均明显减低，证实其具有降低局部炎性反应的作用。此外瑞巴派特还有清除氧自由基、加快胃上皮细胞增殖速率等作用。临床研究也证实瑞巴派特可促进消化性溃疡的愈合，提高溃疡愈合的质量。本研究未使用患消化性溃疡的患者作为研究对象，而是使用 Hp 阳性的慢性胃炎患者作为研究对象，主要考虑慢性胃炎临床患病率更多，伴随 Hp 感染是以后患消化性溃疡的高危人群，亦可视为消化性溃疡的上游治疗。研究结果显示：在传统四联疗法的基础上加用瑞巴派特，Hp 的根除率明显增加；2 组治疗后消化道症状较治疗前均明显改善，但瑞巴派特治疗组改善更为显著；而 2 组治疗后药物相关的不良反应无明显差异。综上所述，瑞巴派特联合传统四联疗法根除 Hp 感染效果良好，不良反应少，值得临床推广。

5. 徐延恩等[30] 探索采用吗丁啉联合瑞巴派特治疗慢性胃炎的效果。吗丁啉又称为多潘立酮，为外周多巴胺受体阻滞剂，能够增强胃肠壁括约肌张力，提高胃蠕动，促进胃排

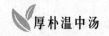

空，减少食物对胃黏膜的刺激。瑞巴派特是胃黏膜保护剂，能够减轻食物、胆汁、胃酸等对胃黏膜的刺激，从而起到保护胃黏膜，促进溃疡愈合的作用。相关研究显示，瑞巴派特能够促进实验性溃疡的愈合，抑制胃黏膜炎症反应，促进胃液中前列腺素 E2、前列腺素 I2 的水平，能够对乙醇负荷造成的溃疡产生抑制作用。方法：选取 120 例 2014 年 6 月 ~ 2016 年 6 月期间于某院门诊治疗的慢性胃炎患者，按就诊治疗时间随机分为观察组（60 例）和对照组（60 例），两组患者均进行抑酸、抗幽门螺杆菌治疗，其中对照组患者在基础治疗基础上采用吗丁啉治疗，观察组患者在基础治疗基础上采用吗丁啉联合瑞巴派特治疗。结果：比较两组治疗后临床效果，观察组总有效率（76.67%）明显优于对照组（61.67%），对比差异具有统计学意义（$P < 0.05$）；比较两组幽门螺杆菌清除情况，观察组清除率高达 81.67%，对照组仅为 63.33%，组间比较差异具有统计学意义（$P < 0.05$）；观察组治疗满意度高于对照组（$P < 0.05$）。结论：采用吗丁啉联合瑞巴派特治疗效果优于单用吗丁啉，能够有效提高幽门螺杆菌清除率，提高治疗效果，值得在临床中推广应用。

二、中医学对慢性胃炎的研究

由于慢性胃炎的发生发展机制尚未被完全阐明，西医学在其治疗方案上仅以针对病因的个体化治疗为原则，以缓解症状及改善胃黏膜炎性反应为目标，对于已出现萎缩、肠上皮化生、不典型增生的患者，则以定期随访及适当补充维生素等为诊治手段。中医药在缓解慢性胃炎患者临床症状及改善胃黏膜病理形态方面均具有显著优势。

有学者通过联合应用主成分分析及因子分析，对慢性胃炎不同阶段，即慢性非萎缩性胃炎，慢性萎缩性胃炎，慢性萎缩性胃炎伴中、重度肠上皮化生和（或）不典型增生三者证候分布进行统计分析，同时应用卡方检验比较三者证候要素之间的差异性，探索了慢性胃炎由炎症向癌症转化过程中的证候演变规律，不仅为临床诊治本病提供了理论指导，同时也为中医证候的客观化及规范化研究奠定了基础。

苏泽琦等[31]对慢性胃炎的中医证候演变规律进行了研究，收集 2013 年 9 月～2014 年 2 月就诊于北京中医药大学东直门医院、东方医院、第三附属医院、中国中医科学院望京医院，接受胃镜检查并通过病理组织活检确诊为慢性胃炎患者共 592 例。其中，慢性非萎缩性胃炎（chronic nontrophic gastritis，CNAG）338 例；慢性萎缩性胃炎（chronic atrophic gastritis，CAG）134 例；慢性萎缩性胃炎伴中、重度肠上皮化生和（或）不典型增生（precancerous lesions of gastric carcinoma，PLGC）120 例。结果：慢性胃炎不同阶段证候分布主成分分析及因子分析，本研究共涉及慢性胃炎患者四诊信息 107 个，分别对 CNAG、CAG、PLGC 各症状出现频率进行频数统计，结合医学知识并咨询有关专家，最终保留出现频率达 20% 及以上的四诊信息，对部分频率 >10% 且对辨证分型意义较大的四诊信息也予以保留，以尽可能地保证信息的完整性。经描述性统计，最终 CNAG 保留四诊信息 46 个，其中症状信息 31 个，舌脉信息 15 个；CAG 保留四诊信息 45 个，其中症状信息 30 个，舌脉信息 15 个；PLGC 保留四诊信息 41 个，其中症状信息 24 个，舌脉信息 17 个。综合考虑累计贡献率及特征值，并以特征值为最终依据，分别提取 CNAG、CAG、PLGC 特征值 >1 的

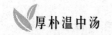

主成分数目，分别对数据进行 KMO 和 Bartlett 球形检验，以判断 3 组数据在因子分析方法中的适用性。CNAG 资料 KMO 统计量为 0.579 > 0.5，Bartlett 提示 P=0.000 < 0.05；CAG 资料 KMO 统计量 0.536 > 0.5，Bartlett 提示 P=0.000 < 0.05；PLGC 资料 KMO 统计量 0.544 > 0.5，Bartlett 提示 P=0.000 < 0.05，三者因子分析结果均可以被接受，适合进行因子分析。在通过主成分提取法筛选因子之后，经过平均正交旋转，CNAG 在迭代 17 次、CAG 在迭代 33 次、PLGC 在迭代 23 次之后旋转收敛，获得因子载荷矩阵。根据统计学原理，载荷系数数值越大，则关联越密切。选取载荷系数 0.3 作为因子构成界值，同时兼顾载荷系数 > 0.1 但 < 0.3 的症状对证候判定的意义，最终得到 CNAG、CAG、PLGC 的因子构成。

本研究通过联合应用主成分分析及探索性因子分析，在事先不考虑中医先验理论的前提下，根据变量载荷系数获得慢性胃炎不同阶段的因子构成，经统计分析我们可以看出：慢性胃炎 3 个阶段均存在的证候类型有：肝胃郁热证、肝郁脾虚证、脾胃不和证、脾胃虚寒证；在 CNAG 与 CAG 阶段同时兼有的证候类型有：肝胃不和证、肝郁化火证、脾虚湿困证；在 CAG 与 PLGC 阶段同时兼有的证候类型有：胃阴不足证、瘀阻胃络证、脾胃湿热证；同时，仅见于 CNAG 阶段的证候类型有：肝郁气滞证、湿困脾胃证；仅见于 PLGC 阶段的证候类型有：脾气虚弱证、脾阳亏虚证、胃阳亏虚证。通过证候类型分布，我们可知：慢性胃炎证候类型离散性较大，不同患者可存在虚、实、寒、热各异的证候类型。但从 CNAG、CAG、PLGC 3 个阶段的证候差异及其变化来看，CNAG 患者以实证（脾胃不和证、肝胃郁热证、肝胃不和证、肝郁气滞证、湿困脾胃证、肝郁化火证）居多，累计频率 78.92%，同时亦见虚实夹杂证及虚证（肝郁脾虚证、脾虚湿困证、脾胃虚寒证），累计频率23.08%；PLGC 患者以虚证（胃阴不足证、胃阳亏虚证、脾阳亏虚证、脾胃虚寒证、脾气虚弱证）居多，累计频率 65.00%，同时亦见虚实夹杂证及实证（肝郁脾虚证、瘀阻胃络证、脾胃湿热证、脾胃不和证、肝胃郁热证），累计频率 35.00%；而CAG 患者证候类型虚实比例介于两者之间，说明胃炎在由CNAG 向 PLGC 转化过程中，存在"虚实夹杂、由实至虚"的证候演变趋势。单一的证候名称往往难以全面阐释因子构成中所有的证候内涵，直接对因子构成蕴含的证候要素进行规范提取，再进行统计分析，可以更加准确、客观的反映疾病的证候实质。在对 592 例患者的病位证素及病性证素进行提取之后，我们可以清晰地看出：慢性胃炎病位在胃，与肝、脾相关。在CNAG 与 CAG 阶段，慢性胃炎病位主要在"胃、肝"，二者没有显著差异，但随着疾病进展，到达 PLGC 阶段时，其主要病位由"胃、肝"转向"胃、脾"；累计病位数百分比的变化也显示出：随着病情不断加重，罹患慢性胃炎患者逐渐由单一脏腑受损向多脏腑受累进展，且存在显著差异。[31]

　　分析其病性证素可知，"气滞""湿""热""气虚""阳虚"为慢性胃炎较为多见的病性特征，贯穿疾病发生始终，但在疾病不同阶段分布比例存在较大差异。在 CNAG 阶段"气滞"比例明显高于其他病性证素，同时亦见"湿""热"等实性证素，"气虚""阳虚"等虚性证素相对较少。当疾病进展至 CAG 阶段时，虽然"气滞"仍为主要病性证素，但较 CNAG 阶段有所减少；"湿""热"比例略有上升；"阳虚"比例明显增加，"气虚"比例相对减少；同时出现"阴虚"及"血瘀"。PLGC 阶

段"阳虚""阴虚"比例明显高于前2个阶段"血瘀"与 CAG
阶段无明显差异,"气虚""气滞""湿"比例明显减少,病性证
素"热"的比例大大高于前两阶段。六腑"以通为用,以降为
顺",胃亦如此,CNAG 为慢性胃炎的初起阶段,无论外感、内
伤,最易影响胃的和降功能,胃失和降,以"气滞"为患,同
时受饮食、情志、劳逸、体质等不同因素影响,CNAG 阶段又
有兼见"湿""热""气虚""阳虚"的不同,但总体实证多于虚
证。CAG 为 CNAG 的渐进阶段,经过从 CNAG 向 CAG 转化
的漫长病程,疾病发展至 CAG 时,往往出现"气滞日久,逐
渐化瘀""脾失健运,中焦湿浊内生"或"湿邪困脾,脾运失
司""气虚日久,机体失于温煦,渐致阳虚"等不同的病机转
变,同时随着阳气不足,阴液难以化生,而始见"阴虚"久病
入络,出现胃络受损"血瘀"之象。待疾病发展至 PLGC 时,
正气不足更甚,虚证明显增多,实证明显减少,同时兼见"阴
阳两虚""寒热错杂"的证候类型,亦可见"血瘀""湿""热"
等实性证素,但多为"本虚标实"之证。此阶段病性"热"的
比例大大高于 CNAG 及 CAG 阶段,通过对患者因子得分进
行回顾发现,此时的"热"多由阴虚而致,临床表现以"口
干""口渴""舌瘦薄""脉数""腹胀"为主,与 CNAG 病
性"热"多为实热证,临床表现以"急躁易怒""口干""口
苦""口臭""烧心"等不同。同时,在 CNAG 阶段,67.16% 的
患者仅存在一种病性证素,而随着疾病进展,至 PLGC 阶段,
65% 的患者存在同时兼夹 2 种或 2 种以上的病性证素,与累计
病位数随疾病进展不断增多共同提示了在慢性胃炎向胃癌转化
过程中,证候类型趋于繁杂,寒、热、虚、实相兼存在,这也
是单一证候类型难以全面阐释患者证候内涵、临床难以准确辨

证的原因所在。慢性胃炎病程较长，其临床症状呈现非特异性，容易合并消化性溃疡、反流性食管炎等消化系统疾病。本研究在病例纳入时进行严格筛选，在排除心、脑、肝、肾和造血系统等重大疾病的前提下，同时排除了其他消化系统疾病，以保证纳入病例基线的稳定性。然而，在研究中我们发现，由于慢性胃炎现行病理诊断标准尚未达成一致，对于慢性萎缩性胃炎伴肠上皮化生和（或）不典型增生的分级、分期，以及肠上皮化生、不典型增生与胃癌的相关性问题均没有明确定论。考虑到疾病进展模式、病例样本量均衡等多个因素，参考相关文献，此次研究中将仅有腺体减少的慢性萎缩性胃炎以及慢性萎缩性胃炎伴轻度肠上皮化生共同纳入 CAG 组，将慢性萎缩性胃炎伴中、重度度肠上皮化生和（或）不典型增生纳入 PLGC 组，在慢性胃炎中医证候演变规律做初步探索。证候是疾病发生和演变过程中特定阶段病理本质的反映，它以相关症状和体征为依据，揭示患者当前阶段的病机。通过对慢性胃炎不同阶段证候分布及演变规律的探索，为我们认识慢性胃炎的发生、发展、转归、预后提供了依据，同时通过对证候要素的提取，执简驭繁，为进一步把握该病核心病机、建立核心治法、提高临床疗效提供了有效途径。

三、厚朴温中汤的临床应用

1. 张锋民[32]观察厚朴温中汤加减治疗慢性胃炎患者的临床疗效

方法：采用厚朴温中汤加减治疗。基本方：厚朴 30g，陈皮 10g，茯苓 15g，木香 10g，草豆蔻 10g，干姜 5g，甘草 5g，川楝子 15g，元胡 10g。伴气虚甚者，加党参 20g，黄芪 30g；

伴烧心，反酸者，加煅瓦楞子 15g，乌贼骨 20g，白及 10g；伴热邪甚者，加黄芩 10g，黄连 5g；伴瘀血征象甚者，加丹参 30g，蒲黄 10g。1 剂 / 日，水煎取汁 150mL，早晚各服 1 次。连服 10 天为 1 个疗程，共治疗 3 个疗程，疗程结束后进行疗效评估，服药期间忌食生冷、油腻，忌烟酒。结果：60 例患者，临床治愈 19 例，占 31.67%；有效 37 例，占 61.67%；无效 4 例，占 6.67%，总有效率为 93.33%。结论：通过中医的辨证分析，采用厚朴温中汤加减治疗慢性胃炎患者具有较好的疗效和安全性。

按： 脾胃为"气血生化之源"，将饮食水谷转化为人体气血，故又称脾胃是"后天之本"。所以脾胃功能对每个人都非常重要。慢性胃炎属于中医学胃痛范畴，最早见于《内经》，如《灵枢·邪气脏腑病形》指出："胃病者，腹䐜胀，胃脘当心而痛。"通过中医辨证，服用中药治疗慢性胃炎有着独特的疗效优势。厚朴温中汤首见于《内外伤辨惑论·卷中·肺之脾胃虚方》，指出："治脾胃虚寒，心腹胀满及秋冬客寒犯胃，时作疼痛。"方中厚朴温中除满，为君；木香、草豆蔻芳香辛烈，行气除满；干姜、陈皮燥湿行气；茯苓淡渗利湿；甘草缓中止痛；配合金铃子散，以行气止痛。诸药配伍，既能温中行气，又能暖胃止痛。通过化湿、行气、温中，使脾湿而解，胃气得行，寒湿去，则胃痛减。现代药理研究表明，厚朴、木香、干姜、草豆蔻都有调整胃肠运动，增强胃肠道动力的作用；干姜还有扩张血管、强心的作用，可改善胃肠道的血流动力；陈皮可抑制胃肠平滑肌，合起来可双向调节胃肠道运动功能。因为当前社会生活、饮食不规律，从而增加了本病的发生和发展。《中医内科学》虽然没有寒湿性胃痛的阐述，但是不顺应时节穿衣、饮食，感受寒邪；嗜食肥甘厚味，生湿化痰，都会增加临床中寒湿性胃痛的发生。笔者在临床中发现，厚朴温中汤加减能够有效缓解胃脘部胀痛，消除恶心和呕吐，改善食欲。胃病需要"三分治疗，七分养"，嘱患者平时注意饮食及生活调摄，配合心理调节，不但有助于治疗，而且可预防本病的复发。[32]

2.段世锋等观察厚朴温中汤化裁治疗脾胃虚寒型慢性胃炎的临床疗效

方法：将85例患者随机分为观察组43例、对照组42例。治疗方法对照组服用奥美拉唑肠溶片每次20mg，2次/日；阿莫西林胶囊每次0.5g，2次/日；甲硝唑片每次0.4g，2次/日；观察组给予厚朴温中汤：厚朴20g，橘皮20g，草豆蔻15g，木香10g，干姜10g，甘草6g，白术10g，砂仁10g，延胡索10g，肉桂10g，黄芪15g。随症加减：上腹胀满不适者加藿香、枳壳；嗳气、咽部有异物感者加丁香、香附、柴胡；泛吐酸水者加海螵蛸、牡蛎、浙贝母、灶心土（煎汤代水）；纳差、乏力者，加党参、神曲、焦山楂、鸡内金；胃痛剧烈者加川楝子、焦蒲黄、五灵脂；伴便溏腹泻者加山药、扁豆、栀子；痛引两肋者加郁金、柴胡。水煎分服，1剂/日。2组均连续治疗21天，观察2组临床疗效及幽门螺杆菌（Hp）转阴率。结果：观察组痊愈率为44.18%，总有效率为88.37%；对照组痊愈率为21.42%，总有效率为61.91%，2组临床疗效比较，差异有统计学意义（$P < 0.05$）。幽门螺杆菌（Hp）转阴率观察组为79.07%，对照组为66.67%，2组比较差异有统计学意义（$P < 0.05$）。结论：厚朴温中汤化裁治疗脾胃虚寒型慢性胃炎，能提高临床疗效及幽门螺杆菌转阴率。

按：慢性胃炎临床发病率较高，病情因素较为复杂，迁延

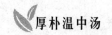

反复。慢性胃炎归属中医学胃脘痛范畴。本病多因长期饮食不节，或劳倦内伤，或久病之后，或素体不足，或年老体弱所致。李杲云："阳精所降，谓脾胃不和，谷气下流，收藏令行，故其人夭。"初起实证多，迁久实转虚，久则脾肾阳虚，使清阳不能升，浊阴不能降，故出现痞满便溏，时腹痛，不欲饮食反嗳气，阳虚不温则肢冷。厚朴温中汤行气温中，燥湿除满，加黄芪以健中，加砂仁燥湿温中，醋制延胡索行气止痛，肉桂助脾阳且能温中止痛，加白术、山药健脾燥湿止泻，加白豆蔻、灶心土温中化饮，加海螵蛸除湿制酸。全方共奏健脾温中、燥湿止痛之功。此方可使中焦之寒得辛热而去，使清阳升、浊阴降，运化健而中焦治。现代药理研究表明，厚朴有较强的抗菌作用，并对乙酰胆碱所致的十二指肠平滑肌收缩有明显拮抗作用；木香有抗炎、抗腹泻的作用；陈皮有抗过敏、抗炎的作用，陈皮水提取物能抑制动物离体胃肠平滑肌活动；厚朴、干姜、黄连、茯苓可抑制金黄色葡萄球菌、痢疾杆菌等多种致泻菌。鉴于上述药理作用，加味厚朴温中汤具有止痛、止泻和调节肠道菌群作用。综上所述，厚朴温中汤化裁治疗脾胃虚寒型慢性胃炎，能提高临床疗效及幽门螺杆菌转阴率。

3. 宋贵荣等采用厚朴温中汤中药内服配合穴位埋线疗法治疗慢性胃炎的临床疗效

慢性胃炎是一种常见的多发病，其发病率居各种胃病之首，年龄越大，发病率越高，特别是50岁以上的更为多见。其临床特征是胃痛，上腹部胀满。其症状轻重与多种因素有关。近年来中医药对本病的研究进展较快，慢性胃炎在发生发展过程中往往易受多种因素的影响，往往表现为上腹部饱胀不适，上腹部隐痛反复发生，可以归属到中医学胃痛、痞满范畴。胃痛、痞满是中医药研究最多、最为成熟的病证。目前人多数集中在研究中药内服治疗上，对内服加外治的治疗研究，鲜见到报道。宋贵荣等采用厚朴温中汤中药内服配合穴位埋线疗法治疗慢性胃炎，并进行临床对照研究。方法：厚朴温中汤选取厚朴 30g，茯苓 12g，陈皮 6g，木香 15g，草豆蔻仁 15g，干姜 10g，炙甘草 6g。治疗组患者每天中药 1 剂，水煎分早晚温服。在选定的中脘穴位上用 0.5% 盐酸普鲁卡因行浸润麻醉，用刀尖刺开皮肤（0.5 ~ 1.0cm），先将血管钳探到穴位深处，经过浅筋膜达肌层探找敏感点按摩数秒，休息 1 ~ 2 分钟。然后用 0.5 ~ 1.0cm 长的羊肠线 4 ~ 5 根埋于肌层内。羊肠线不能埋在脂肪层或过浅，以防止不易吸收或感染。切口处用丝线缝合，盖上消毒纱布，5 ~ 7d 后拆去丝线。对照组只早晚温服中药。两组均治疗 30d 为 1 个疗程。结果：治愈 13 例，显效 21 例，有效 14 例，无效 5 例，总有效率为 90.5%。结论：厚朴温中汤配合穴位埋线治疗慢性胃炎方法简单，疗效满意。

按：慢性胃炎系胃黏膜的慢性炎症性病变，是一种非常多见的疾病。发病原因多与幽门螺杆菌感染、自身免疫、十二指肠液反流及年龄有关。慢性胃炎属于中医学胃痛、痞满的范畴，胃痛又称胃脘痛，最早记录于《内经》，如《灵枢·邪气脏腑病形》指出："胃病者，腹膜胀，胃脘当心而痛。"《证治准绳·心痛胃脘痛》曰："或问丹溪言心痛即胃脘痛，然乎？"《医学正传·胃脘痛》说："古方九种心痛……详其所由，皆在胃脘，而实不在于心也。""浊气在上者涌之，清气在下者提之，寒者温之，热者寒之，虚者培之，实者泻之，结者散之，留者行之。"《成方便读》曰："夫寒邪之伤人也，为无形之邪，若无有形之痰、血、食、积互结，则亦不过为痞满、为呕吐，即疼痛亦不致拒按也。故以厚朴温中散满者为君。凡人之气，得寒则凝而行迟，故以木香、草蔻之芳香辛烈，入脾脏以行诸气。脾恶湿，故用干姜、陈皮以燥之，茯苓以渗之。脾欲缓，故以甘草缓之。加生姜者，取其温中散逆，除呕也。以上诸药，皆入脾胃，不特可以温中，且能散表，用之贵得其宜耳。"本研究采用的疗法，是以中医基本理论为出发点，应用厚朴温中汤加减结合埋线疗法于临床。厚朴温中汤是由厚朴、陈皮、甘草、茯苓、草豆蔻、木香、干姜组成。方中厚朴辛苦温燥，辛散行气以消胀，苦温燥湿以除满；草豆蔻辛温芳香，温中散寒，燥湿运脾；陈皮，木香助厚朴行气宽中以消胀除满；干姜、生姜助草豆蔻温胃暖脾以散寒止痛；茯苓、甘草渗湿健脾而和中。再根据具体病证，灵活加减，适用于各型胃痛病证。

根据经络学说，中脘为胃之募穴，腑之所会；脾俞乃脾经背腧穴，温运中焦；胃俞和胃健脾。穴位埋线疗法是传统中医针灸学中常用的一种方法，它是融合多种疗法（针刺疗法、埋针疗法、组织疗法等）、多种效应（穴位封闭效应、针刺效应、刺血效应、埋针效应、割治效应、后作用效应、组织疗法效应等）于一体的复合型的治疗方法。该法是以线代针，将可被人体吸收的一种蛋白肠线植入相应的穴位，通过线体对穴位产生持续有效的刺激作用（线在体内15天自然被溶解吸收），来达到治疗疾病的目的。穴位埋线的作用：①协调脏腑，平衡阴阳。埋线的各种效应及刺激过程，形成一种复杂的刺激信息，通过经络的输入，作用于机体，导致功能亢进者受到抑制，衰弱者产生兴奋，起到调整人体脏腑功能、纠正阴阳的偏盛或偏衰的作用，使机体恢复相对平衡。②疏通经络，调和气血。疼痛与经络闭塞、气血失调有关，有"痛则不通，通则不痛"之说，埋线疗法"制其神，令气易行"，它能转移或抑制与疼痛有关的"神"的活动，使"经气"通畅而达镇静止痛的效果，故可疏通经络中壅滞的气血，使气滞血瘀的病理变化得以恢复正常。③补虚泻实，扶正祛邪。埋药线的多种效应，一般具有兴奋的作用，对身体功能减退、免疫力低下者有一定效果，即具有提高免疫功能、补虚扶正的作用。埋线疗法的三大作用相互关联，其作用方式是双向的功能调整，调整的结果是提高了机体抗病力，消除了病理因素，从而促使人体恢复正常功能。穴位埋线后，肠线在体内软化、分解、液化和吸收时，对穴位产生的生理、物理及化学刺激长达 15 天，从而对穴位产生一种缓慢、柔和、持久、良性的"长效针感效应"，长期发挥疏通经络的作用，达到"深纳而久留之，以治顽疾"的效果。穴位埋线，每 15 天治疗 1 次，避免较长时间、每日针灸之麻烦和痛苦，减少就诊次数。故而，穴位埋线是一种长效、低创痛的针灸疗法，它特别适用于各种慢性、顽固性疾病以及时间紧和害怕针灸痛苦的人。本人多年来经过临床运用，疗效满意，便于在各级医疗单位，特别是社区基层医疗单位推广应用。

四、典型病例

患者，女，43 岁，于 2014 年 3 月 9 日初诊。主诉：胃脘疼痛反复发作 3 年，加重半个月。腹部 B 超检查：肝、胆、胰、脾未见明显异常；胃镜检查：胃黏膜充血，胃小弯溃疡。曾服西咪替丁、吗丁啉等药，病情缓解不明显。半个月前，因服用冷饮，胃脘疼痛加重，伴嗳气，纳呆乏力，恶心吐酸，口服雷尼替丁、吗丁啉等疗效不佳。现症同前，伴大便稀软，白带多，舌质淡，苔白厚腻，脉细弱。中医诊断：胃痛，证属虚

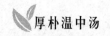

寒夹湿。治法：温中散寒，理气化湿。处方：厚朴温中汤加减。方药：厚朴 30g，陈皮 10g，茯苓 25g，木香 10g，草豆蔻 10g，干姜 5g，甘草 5g，川楝子 15g，元胡 10g，焦神曲 20g，黄芩 10g。共 10 剂，1 剂/日，水煎服。2014 年 3 月 19 日二诊，诉服药 3 剂后胃脘胀痛、恶心吐酸减轻，进食较前增加。上方去木香，加白及 15g，10 剂，服法同上。2014 年 3 月 29 日三诊，患者胃脘部疼痛明显减轻，纳食正常，不嗳气，大便每日 1 次，不干燥。效不更方，继进 10 剂，嘱患者注意腹部保暖，忌食生冷、刺激食品，随访 3 个月未复发。[35]

第三节　胃　痛

一、概论

胃痛，相当于中医学的胃脘痛，是以胃脘部近心窝时常疼痛为主要表现的临床疾病。

胃位于膈下，上于贲门处和食道相结，下于幽门处和小肠相接。胃之上口贲门部为上脘，胃之中部为中脘，胃之下口幽门部为下脘。脘，指胃腔。《正字通·肉部》云："胃之受水谷者曰脘。"历代对胃脘痛称谓常有不同，多与心下痛、心胃痛、心痛等并称或混称。

先秦两汉至魏晋南北朝时期胃脘痛与心下痛并称，在马王堆出土的《阴阳十一脉灸经》中已经有"脘痛"的记载。《黄帝内经》中已载有"胃脘痛"之名。如《灵枢·经脉》："脾足太阴之脉，起于大指之端，循指内侧白肉际，过核骨后，上内踝前廉，上踹内，循胫骨后，交出厥阴之前，上膝股内前廉，入腹，属脾络胃，上膈，挟咽，连舌本，散舌下；其支者，复从胃别上膈，注心中。是动则病舌本强，食则呕，胃脘痛，腹胀善噫，得后与气则快然如衰，身体皆重。"书中不仅指出了胃脘痛的症状，还指出因于脾足太阴经而作。此外，《素问·六元正纪大论》记载有："木郁之发，太虚埃昏，云物以扰，大风乃至，屋发折木，木有变。故民病胃脘当心而痛，上支两胁，膈咽不通，食饮不下，甚则耳鸣眩转，目不识人，善暴僵仆。"此处，胃脘当心而痛即为胃脘痛。《伤寒论》中较少论及胃脘痛，多以"心下"代指胃。书中涉及有心下急、心下痛、心下满微痛等称谓。并依据疼痛的轻重不同，各处以方药，充分体现了辨证论治思想。如：《伤寒论》第 138 条："小结胸病，正在心下，按之则痛，脉浮滑者，小陷胸汤主之。"第 149 条"伤寒五六日，呕而发热者，柴胡汤证具，而以他药下之，柴胡证仍在者，复与柴胡汤。此虽已下之，不为逆，必蒸蒸而振，却发热汗出而解。若心下满而硬痛者，此为结胸也，大陷胸汤主之。"第 138 条中，小陷胸汤证较轻，为痰热互结于心下，按之则痛，不按则不痛，处以小陷胸汤化痰清热散结；而 149 条之大陷胸汤证为水热互结于心下重症，心下满而硬痛，处以泻热逐水破结。《针灸甲乙经》承袭于《黄帝内经》，书中有胃脘痛和胃脘当心而痛等称谓。如：《针灸甲乙经·五脏六腑胀第三》："愿闻胀舍……胃胀者，腹满胃脘痛，鼻闻焦臭，妨于食，大便难。"《针灸甲乙经·脾胃大肠受病发腹胀满肠中鸣短气第七》："饮食不下，膈塞不通，邪在胃脘……胃病者，腹䐜胀。胃脘当心而痛，上支两胁，膈咽不通，食饮不下，取三里。"《小品方》以胃管称胃脘，胃脘痛则以心下痛、心腹痛代称。如《小品方·灸法要穴》："若烦闷凑满者，灸心厌下三寸七壮，名胃管。"心厌下即剑突下。《小品方·治霍乱诸方》："理中汤，治霍乱吐下，胀满，食不消，心腹痛方。"其心腹痛，即包含有胃脘痛的症状；隋唐时期多称心腹痛，《诸病源候论》中以心腹痛论胃脘痛。如：《诸病源候论·心腹痛候》："心腹痛者，由腑脏虚弱，风寒客于其间故也。邪气发作，与正气相击，上冲于心则心痛，下攻于腹则腹痛，上下相攻，故心腹绞痛，气不得息。"又如《诸病源候论·心腹相引痛》："心腹相引痛者，足太阴之经与络俱虚，为寒冷邪气所乘故也。足太阴是脾之脉，起于足大指之端，上循属脾，络胃；其支脉，复从胃别上注心。经入于胃，络注于心。此二脉俱虚，为邪所乘，正气与邪气交争，在于经则胃脘急痛，在于络则心下急痛。经络之气往来，邪正相击，在于其间，所以心腹相引痛也。"论中认为风寒之邪侵袭人体，循经作祟。而胃之别络，注于心。邪气交争于经脉，则胃脘痛；交争于络脉，则心痛（即：心前区疼痛）。《诸病源候论》通过经络来阐述胃脘痛与心痛的联系，这种方法取得了巨大的成功。后世医家多受此影响，将胃脘痛并入心痛来讨论，致使胃脘痛不显，亦不单独立论。《备急千金要方》中亦以"心腹痛"论胃脘痛。在《备急千金要方》中心脏方下有单篇专论"心腹痛方"，而胃腑方下，多从寒热虚实立论，涉及反胃、呕、呃逆、胀满等病并未见胃脘痛的相关症状。可见，在隋唐时期并未将胃脘痛单独认识，常以心腹痛论治胃脘痛；宋金元时期称心腹痛、心胃痛、心痛。《太平圣惠方》沿袭《诸病源候论》的称谓，以"心腹痛"论胃脘痛。《太平圣惠方》中专设诸病通用药，其下论及有心腹冷痛。其"治脾脏冷气攻心腹疼痛诸方"下亦涉及心腹痛的症状，但胃病方条目下，未论及胃脘痛。可见在宋朝，胃脘痛也是合并在心腹痛中认识的。《兰室秘藏》首列"胃脘痛门"，以心胃痛代称胃脘痛。《兰室秘藏》虽单列胃脘痛门，但在描述过程中，并未涉及胃脘痛这一称谓，而多以心胃痛称之。同时，李东垣将脏腑受邪和运气时令相结合以论病，并创草豆蔻丸疗内外合邪之心胃作痛，创麻黄豆蔻丸疗治客寒犯胃之心胃大痛。《丹溪心法》指出心痛即胃脘痛，书中有心痛、气实心痛、胃脘痛等多种称谓并存。如《丹溪心法·卷四·心脾痛》中指出："心痛，即胃脘痛，虽日数多，不吃食，不死。"又如："治气实心痛者。山栀子（炒焦，六钱），香附（一钱），吴茱萸（一钱）上为末，蒸饼丸如花椒大。以生地黄酒洗净，同生姜汤煎，送下二十丸。"又如："治死血留胃脘作痛者。玄胡（一两半），桂、滑石、红花、红曲（各五钱），桃仁（三十个）上为末，汤浸蒸饼和丸。"书中将病位定于胃脘，是胃脘痛单独立论的苗头；明清时期正式确立胃脘痛，《医学心悟》单列胃脘痛一门。《医学心悟》虽单列胃脘痛，但其明确指出胃脘痛，治法与心痛相仿，并用沉香降气散、清中汤、归脾汤、保和汤等治之。《杂病源流犀烛》以胃痛称胃脘痛。《杂病源流犀烛·卷三·胃病源流》中指出："胃痛，邪在胃脘病也。"该篇详述胃的经络循行，胃与脾的关系，胃病虚实及证治，以及胃绝候，论述中多次提及胃脘痛这一固定称谓。从以上书籍中可以看出，胃脘痛这一称谓始于《黄帝内经》，后世医家多有论及，但其病名演变，具有明显的时代特点。在秦汉时期，胃脘痛为一单纯的临床症状，仲景更是以"心下"代指。随着对疾病认识的增加，认识到了疾病与疾病间的联系，至隋唐时期，已认识到胃脘痛常与心痛伴见，并用经络理论成功的对这一现象做了解释。无论何种原因之胃脘痛，均可循经络而导致心痛，

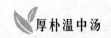

即心前区疼痛；而心痛也会随胃脘痛的有效治疗而缓解，故将胃脘痛合并入心痛论述，以心腹痛或"心腹相引痛"称之；而论及胃脘部的疾患，多论以虚实寒热，其表现仅涉及反胃、呕吐、胀满等表现，未论及胃脘痛。

临床上，心痛的危险程度远高于胃脘痛，而这种将胃脘痛和心痛一起辨证的方法，有助于引起医家的重视，减少临床失治误治。至宋金元时期，随着对胃脘痛认识的深入，已有医家将胃脘痛单独列出，胃脘痛经历了从症状名到疾病名的演变，但是论述医理时仍以"心胃痛"代之，未能完全和心痛分开。明清时期，胃脘痛才逐渐被医家所普遍接受，并单独记述其病因病机。

二、中医学对胃痛的论治

（一）先秦至两汉时期

先秦至两汉时期，诸子蜂起，百家争鸣，其同时期发展的中医学，在积累了大量的医疗经验的基础上，迫切需要形成一个完整的、系统的理论体系。中医学在吸收了当时的气一元论、阴阳五行等优秀的哲学思想的基础上，建立了自己的独立的理论体系。《黄帝内经》即是当时的优秀著作，其余如《黄帝外经》《白氏内经》《白氏外经》等惜已佚失。《黄帝内经》为中医学的奠基之作，其中蕴含的天人合一、形神一体观等优秀思想对后世影响深远。

1. 胃的生理与功能

（1）生理：主受纳。"脾胃者，仓廪之官，五味出焉"，将胃的受纳功能直接形象的表现了出来。而胃运化水谷形成水谷精微的过程,《素问》描述的更形象。如"食气入胃,散精于肝,淫气于筋。食气入胃,浊气归心,淫精于脉。脉气流经,经气归于肺,肺朝百脉,输精于皮毛。毛脉合精,行气于腑。腑精神明,留于四脏,气归于权衡。权衡以平,气口成寸,以决死生。饮入于胃,游溢精气,上输于脾。脾气散精,上归于肺,通调水道,下输膀胱。水精四布,五经并行,合于四时五脏阴阳,《揆度》以为常也"。这种认识的出现,是古人将人体与大自然中行云降雨过程相类比而得出的。不仅阐述了饮食的消化过程,而且指出了在饮食消化环节中各个脏腑的作用。同时,指出胃运化功能正常,则会神气健旺。如"五味入口,藏于肠胃,味有所藏,以养五气,气和而生,津液相成,神乃自生",这是形神一体观的初步体现。

（2）功能:实而不能满。"六腑者,传化物而不藏,故实而不能满也。所以然者,水谷入口,则胃实而肠虚;食下,则肠实而胃虚。故曰实而不满,满而不实也。"该段文字,不仅描述了胃的"传化物而不藏"的功能特点,并将六腑统一起来认识,在消化食物的过程中,整个消化道是递相工作的。

（3）胃经的经络循行:在《灵枢经》中详细记载有胃经的经络循行及所过穴位。如《灵枢经·经脉》:"胃足阳明之脉,起于鼻之交頞中,旁约太阳之脉,下循鼻外,上入齿中,还出挟口环唇,下交承浆,却循颐后下廉,出大迎,循颊车,上耳前,过客主人,循发际,至额颅。其支者,从大迎前下人迎,循喉咙,入缺盆,下膈属胃络脾;其直者,从缺盆,下乳内廉,下夹脐,入气街中;其支者,起于胃口,下循腹里,下至气街中而合,以下髀关,抵伏兔,下膝膑中,下循胫外廉,下足跗,入中趾内间;其支者,下廉三寸而别,下入中趾外间,其支者,

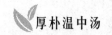

别跗上，入大趾间出其端。"

2. 胃脘痛的病因

（1）《素问》中的病因认识：《素问》对胃脘痛的病因有较准确的认识。有以下三种：①饮食伤胃。五味过极或饮食不节均有碍于胃的消化功能。如："味过于苦，脾气不濡，胃气乃厚"，以及"饮食自倍，肠胃乃伤"。②寒邪客胃。如："寒气客于肠胃之间，膜原之下，血不得散，小络急引故痛，按之则血气散，故按之痛止。寒气客于肠胃，厥逆上出，故痛而呕也。"③运气伤胃。如"少阳司天，火气下临，肺气上从，白起金用，草木眚；火见燔焫，革金且耗，大暑以行，咳嚏鼽衄鼻窒，疮疡寒热胕肿。风行于地，尘沙飞扬，心痛胃脘痛，厥逆膈不通，其主暴速。""民病胃脘当心而痛，上支两胁，膈咽不通，饮食不下，舌本强，食则呕，冷泄腹胀，溏泄瘕，水闭，蛰虫不去，病本于脾。冲阳绝，死不治……心澹澹大动，胸胁胃脘不安，面赤目黄，善噫嗌干，甚则色炱，渴而欲饮，病本于心。神门绝，死不治。所谓动气，知其脏也。""厥阴之胜，耳鸣头眩，愦愦欲吐，胃膈如寒……胃脘当心而痛，上支两胁，肠鸣飧泄，少腹痛，注下赤白，甚则呕吐，膈咽不通。"文中有明确的胃脘痛和"胃脘当心而痛"的论述，是古人对自然的详细观察与总结的结果，运气对人体的影响，广泛而又详细，往往是全身多个症状的集体出现。从以上叙述中可以看出在《素问》中，胃脘痛多作为一个单独的症状出现在其他疾病中，在胃脘痛的病因的认识上，大多简单直接，不成系统。

（2）《灵枢经》中的病因论述：胃经的虚实病证均可引起胃脘痛。①土虚木乘。"胃足阳明之脉……是动则病洒洒振寒，善伸，数欠，颜黑，病至则恶人与火，闻木声则惕然而惊，心欲动，独闭户塞牖而处"。②阳明热盛。"甚则欲上高而歌，弃衣而走，贲响腹胀，是为骭厥，是主血所生病者"。③阳明气盛。"气盛则身以前皆热，其有余于胃，则消谷善饥，溺色黄"。④阳明气虚。"气不足，则身以前皆寒栗，胃中寒则胀满"。

3. 胃脘痛的治疗

（1）《神农本草经》中涉及的药物：《神农本草经》简称《本经》，是我国第一部本草学著作，成书于战国到秦汉之间。书中将药物分为上、中、下三品，所载药品凡 365 味。书中未涉及治疗理论，仅记述为：某药，性味，主何种疾病或症状。记述较为简单，但通过对这些药物性味及症状的描述，亦可对其病机认识略有了解。《神农本草经》中涉及的治疗胃及胃脘部疾病的药物共有 50 种，在性味上，涉及苦、寒；苦、微寒；苦、辛、寒；苦、温；咸、寒；辛、温；甘、平等 18 种，其中药性甘、平的有 15 种。在疾病上，涉及胃痛相关疾病广泛，如：心下邪气、心下结痛、心下坚、心腹积聚、心腹痛、肠胃中结气、肠胃中结热、瘀血留舍肠胃、胃热、胃反、胃中积聚寒热等多种。从这些病名上可以看出，涉及邪气、热邪、结气、结热、瘀血、热邪、寒热等多种病因，其中与胃脘痛有关的药物有以下 5 种：

石膏：味辛，微寒。主中风寒热，心下逆气惊喘，口干苦焦，不能息，腹中坚痛，除邪鬼，产乳，金创。

茯苓：味甘，平。主胸胁逆气（《御览》作疝气），忧患，惊邪，悸，心下结痛，寒热烦满咳逆，口焦舌干，利小便。久服，安魂、养神、不饥、延年。

五加：辛，温。主心腹疝气，腹痛，益气，治躄，小儿不能行，疽创阴蚀。一名豺漆。

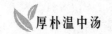

大黄蜂子：主心腹满痛，轻身益气。

白棘：味辛，寒。主心腹痛，痈肿溃脓，止痛。一名棘针。

从中可以看出寒温皆有，以辛味为主。或与辛味能行、能散的特点有关。

（2）胃脘痛的针灸治疗：《灵枢》在病因的基础上，提出了相应的治则："盛则泻之，虚则补之。热则疾之，寒则留之，陷下则灸之。不盛不虚，以经取之。"脉象："盛者人迎大三倍于寸口，虚者人迎反小于寸口也。"在具体取穴上，提出取穴足三里。如《灵枢·邪气脏腑病形》："胃病者，腹膜胀，胃脘当心而痛，上支两胁，膈咽不通，食饮不下，取之三里也。"

（3）《伤寒杂病论》中涉及的论治：《伤寒杂病论》为东汉·张仲景所撰，开辨证论治之先河，被后世称为"方书之祖"，分《伤寒论》和《金匮要略》两部分。书中所载方剂，至今仍指导着临床。在《伤寒论》中，以六经统诸病，多据部位及病形进行论治。书中较少以胃立论，多以"心下""心中"等部位指向性名词加症状表现来描述疾病，如"心下满""心下微急"。此种表达方式客观的指出病变表现部位，可更贴近于临床，有利于疾病的诊断。其中和胃脘痛相关的条文颇多，兹按病机及方药，整理分述如下：

①水气结于心下，太阳经气不利。治宜通阳利水，方用桂枝去桂加白术汤。原文为："服桂枝汤，或下之，仍头项强痛、翕翕发热、无汗、心下满微痛、小便不利者，桂枝去桂加茯苓白术汤主之。"本病原为太阳表证，失治以后，水气结于心下，不得散而现心下满微痛。此时表证未解，应当温阳化气，以期小便通利则水气得散，太阳得和，达到表里双解的目的。

②郁热结于心下。治宜清疏郁热，方用栀子豉汤。原文为：

"伤寒五六日，大下之后，身热不去，心中结痛者，未欲解也，栀子豉汤主之。"此处"心中"即指"胃"。此处所涉及病证为误下之后，邪气内陷，郁而化热，结于心中而痛。故以栀子清热，豆豉散邪郁热散消而心痛得解。

③脾胃虚寒。治宜温中补虚，散寒止痛。原文为："伤寒，阳脉涩，阴脉弦，法当腹中急痛，先与小建中汤；不瘥者，小柴胡汤主之。"伤寒脉应现浮脉，此处阳脉涩乃是里虚，脉弦主痛。方中以饴糖补中缓急，芍药柔肝，共奏补虚止痛之效。若阴寒重症，则可选用大建中汤以散寒止痛。如："心胸中大寒痛，呕不能饮食，腹中寒，上冲皮起，出见有头足，上下痛而不可触近，大建中汤主之。"若兼见寒凝腑实，则当选厚朴三物汤以通腑实。如："腹中寒气，雷鸣切痛，胸胁逆满，呕吐，附子粳米汤主之。痛而闭者，厚朴三物汤主之。"

④水热互结于胃脘。治宜泻热逐水破结，方用大陷胸汤。原文为："伤寒六七日，结胸热实，脉沉而紧，心下痛，按之石硬者，大陷胸汤主之。"大陷胸汤证为水热互结重症，以心下痛、按之石硬为主要表现。水热互结于心下，阻碍气血运行，故硬而痛。大黄、芒硝、甘遂泻水，大黄、芒硝清热散结活血，气机畅而疼痛消。

⑤痰热互结于胃脘。治宜清热化痰散结，方用小陷胸汤。原文为："小结胸病，正在心下，按之则痛，脉浮滑者，小陷胸汤主之。"此证较大陷胸汤证为轻，按之才痛，不按时不痛。分析其病机，当知此为表证误治之后，邪热内陷，与痰互结于胃脘，阻滞气机而痛。方用黄连清热，半夏化痰，瓜蒌甘寒养阴。诸药共奏清热化痰散结之功。

⑥上热下寒之证。"胸中有热，胃中有邪气，腹中痛，欲

· 113 ·

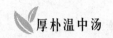

呕吐者，黄连汤主之。"此条述热邪烦扰胸膈，胃中内有寒邪的寒热错杂之证。方用黄连汤寒热并调。以黄连清热，干姜温中，半夏止呕，大枣、甘草和中。诸药合用共奏清上温中止痛之功。

⑦阳明腑实证。"少阴病，自利清水，色纯青，心下必痛，口干燥者，可下之，宜大承气汤。"此为阳明腑实，糟粕不下，滞而作痛，腑实已成，方用大承气汤，急下存阴。

⑧肝木克土证。"厥阴之为病，消渴，气上撞心，心中疼热，饥而不欲食，食则吐蛔，下之利不止。"此为厥阴风木升发太过，化火克土，致使阳明之气不得下行而反上逆冲胃，故而心中疼热。胃阴耗伤，而现饥而不欲食。方用乌梅丸，滋阴清热，安蛔止痛。

（二）魏晋南北朝时期

魏晋南北朝时期，社会动荡不安，战乱频仍。动荡不安的社会和政治的黑暗，造成人们对现实生活的不满，促进了人们对精神世界的探求。于是道教盛行，服丹之风兴起。同时佛学的传入，也影响了人们的思想。在医学方面，《针灸甲乙经》完成了对前代针灸学的梳理和总结；同时涌现出大量的方书，如《深师方》《范汪方》《小品方》等，这些方书的出现说明古人对疾病认识的加深；此外，《脉经》的出现也完成了中医脉学的大总结。

1. 针灸辨证取穴思想的出现

《针灸甲乙经》为晋·皇甫谧所撰，其重新整理《素问》《针经》（《灵枢》古名）《明堂孔穴针灸治要》等三部医典，删繁就简，去糟取精，撰成一部《针灸甲乙经》。书中不仅有五脏六腑、营卫气血等中医基础理论，亦订述十二经脉、奇经八脉等经络循行及腧穴部位，尚及内、外、妇、儿各科的病因病机、症状及腧穴主治，对后世针灸影响颇深。其在胃脘痛的治疗上，主张辨证取穴，主要有以下几个方面：

（1）因于热病，取隐白或然谷。如《针灸甲乙经·六经受病发伤寒热病第一（下）》："热病汗不出且厥，手足清，暴泄，心腹胀痛，心尤痛甚，此胃心痛也，大都主之，并取太白，腹满善呕烦闷，此皆主之……热病刺然谷（《千金》作陷谷），足先寒，寒上至膝乃出针。善啮唇，善噫，腹痛胀满，肠鸣，陷谷主之。热病汗不出，口中热痛，冲阳主之。胃脘痛，时寒热，皆主之。"

（2）因于气滞，取中脘、章门。如《针灸甲乙经·五脏六腑胀第三》："愿闻胀舍。曰：夫胀者，皆在于腑脏之外，排脏腑而廓胸胁，胀皮肤，故命曰胀。""胃者，太仓也，胃胀者，腹满胃脘痛，鼻闻焦臭，妨于食，大便难。""胃胀者，中脘主之，亦取章门。"

（3）因于寒邪，各随其经辨证取穴。如《针灸甲乙经·寒气客于五脏六腑发卒心痛胸痹心疝三虫第二》："厥心痛，与背相引，善瘛，如物从后触其心，身伛偻者，肾心痛也。先取京骨、昆仑，发针立已，不已取然谷。厥心痛，腹胀满，心痛尤甚者，胃心痛也，取大都、太白。厥心痛，如锥针刺其心，心痛甚者，脾心痛也，取后谷、太溪。厥心痛，色苍苍如死灰状，终日不得太息者，肝心痛也。取行间、太冲。厥心痛，卧若从居，心痛乃间，动作痛益甚，色不变者，肺心痛也，取鱼际、太渊。真心痛，手足清至节，心痛甚，旦发夕死，夕发旦死……心痛有三虫，多涎，不得反侧，上脘主之。心痛身寒，难以俯仰，心疝冲冒，死不知人，中脘主之。心痛上抢心，不欲食，支痛斥膈，建里主之。心腹中卒痛而汗出，石门主之。胸胁背相引痛，心下溜溜，呕吐多唾，饮食不下，幽门主之。脾逆气，寒厥急，烦心，善唾哕噫，胸满激呼，胃气上逆，心痛，太渊主之（《千金》作肺胀胃逆）。"

（4）食滞于胃，取三里。如《针灸甲乙经·脾胃大肠受病发腹胀满肠中鸣短气第七》："饮食不下，膈塞不通，邪在胃脘。在上脘则刺抑而下之，在下脘则散而去之。胃病者，腹䐜胀。胃脘当心而痛，上榰两胁，鬲咽不通，食饮不下，取三里。"

（5）因于经络而受病。《针灸甲乙经·十二经脉络脉支别第一（上）》："脾足太阴之脉，起于大指之端，循指内侧白肉际……入腹属脾络胃，上膈，夹咽，连舌本，散舌下。其支者，复从胃别上膈，注心中。是动则病舌本强，食则呕，胃脘痛，腹胀善噫，得后与气则快然如衰，身体皆重。"治当随其经络受邪而取穴。《针灸甲乙经》中论述多据于《素问》《灵枢经》，其所述病因大都与《素问》《灵枢经》相同，并在《灵枢经》的基础上，增补取穴。

2.《脉经》沿袭了《黄帝内经》对胃脘痛的认识

《脉经》为晋·王叔和所撰，其"集岐伯以来，逮于华佗，经论要决，合为十卷"。该书在吸收《黄帝内经》《难经》《伤寒杂病论》等医典精华的基础上，结合自己临床经验，系统梳理出浮、芤、洪、滑、数、促、弦、紧、沉、伏、革、实、微、涩、细、软、弱、虚、散、缓、迟、结、代、动24种脉象，并以之辨证析理，使之上合经典，下合临床，极大地丰富了后世医家对疾病的辨识，为我国脉学方面的奠基之作，影响至今。《脉经》中对胃脘痛的认识，多沿袭《黄帝内经》，或从经络立论，或从外感立论，或从饮食立论。

（1）因经络受病：如《脉经·脾足太阴经病证第五》："足太阴之脉，起于大指之端……上循膝股内前廉，入腹，属脾，络胃，上膈，挟咽，连舌本，散舌下。其支者，复从胃别上膈，注心中。是动则病舌本强，食则呕（一作吐），胃管痛，腹胀，善噫，得后与气，则快然而衰（一作衰），身体皆重。""腹满而不能食，心下如饥，此为胃气不行，心气虚也。""是主脾所生病者，舌本痛，体不能动摇，食不下，烦心，心下急痛，寒疟，溏，瘕，泄，水闭，黄疸，好卧，不能食肉，唇青，强立，股膝内痛厥，足大趾不用。"

（2）因饮食受病：如《脉经·胃足阳明经病证第六》："胃病者，腹胀，胃管当心而痛，上支两胁，膈咽不通，饮食不下，取三里。饮食不下，膈塞不通，邪在胃管。在上管，则抑而刺之；在下管，则散而去之……胃中有癖，食冷物者，痛，不能食；食热即能食。胃胀者，腹满，胃管痛，鼻闻焦臭，妨于食，大便难。"

（3）因寒邪受病：《脉经·辨三部九候脉证第一》："胃中有寒，时苦烦、痛、不食，食即心痛，胃胀支满，膈上积。"《脉经·心手少阴经病证第三》："心中寒者，其人病心如啖蒜状。"此即现在所谓烧心也。

（4）因蛔虫受病：《脉经·心手少阴经病证第三》："心腹痛，懊侬，发作肿聚，往来上下行，痛有休作，心腹中热，苦渴，涎出者，是蛔咬也。"此外，《脉经》中尚用脉象对心腹痛进行了疾病预后转归的预测。如："心腹痛，痛不得息，脉细小迟者，生；坚大疾者，死"。

3.《小品方》记载了大量的有效方剂

《小品方》为北齐·陈延之撰，书中涵盖广泛，涉及内、外、妇、儿各科，论述本草药性及灸法取穴，并记述有大量的救急方。"若不欲以方术为业，惟防病救急者，当先读此《经方小品》，紧急仓卒之际即可用也。"书中所载之方，大都药味较少。并因人而异，用药量亦有差别。在唐代被列为医学教科书。《小品方》对胃脘痛论述颇丰，在胃脘痛的论治上，陈氏依据病情的轻重缓急各施以方药。其论治胃脘痛主要有以下几个方面：

（1）心下淡水。"茱萸汤，治胸中积冷，心下淡水，烦满汪汪，不下饮食，心胸应背欲痛方。生姜（五两）、人参（一两）、半夏（三两，洗）、桂肉（三两）、吴茱萸（三两）、大枣（三十枚）、甘草（一两，炙）。凡七物，以水九升，煮取三升，纳白蜜五合，分三服"。此为痰水结于心下，方中用吴茱萸、半夏，化痰水；生姜温中；人参补虚益气。共奏温中化痰之效。

（2）饮食过寒。"生姜汤，治中冷失声，及服诸冷物食冷，心下强痛，或上气方。生姜（一升），半夏（五两，洗），附子（二两，炮），吴茱萸（三百枚）。凡四物，以水五升，煮取二升半，分三服"。心下强痛，因于饮食生冷。寒者温之，以附子、吴茱萸、生姜温中，半夏化痰。药简而力宏。

（3）脾胃虚冷。"芎䓖汤，治卒寒，腹中拘急痛方。芎䓖（一两），当归（一两），桂肉（一两），黄芩（半两），芍药（一两），干姜（半两），杏仁（三十枚），甘草（一两）。凡八物，以水五升，煮取二升，分再服。"卒中寒邪，直中腹中，寒则收引，故腹中拘急而痛。以桂肉、干姜温中，川芎、当归活血。芍药缓急止痛。共奏散寒止痛之功。

（4）寒疝腹痛。"治寒疝心腹疼方。夫寒病腹中痛，逆冷，手足不仁，若一身疼痛，灸刺诸药所不治者，桂枝汤加乌头汤主之。桂肉（三两），芍药（三两），甘草（二两），生姜（三两），大枣（十二枚），乌头（五枚，破之，以蜜一升，煎取五合，汤成纳之）。凡六物，以水七升，煮取二升半，纳蜜煎，分服五合，日三。"

（5）霍乱为患。"理中汤，治霍乱吐下，胀满，食不消，心腹痛方。人参（三两），白术（三两），甘草（三两，炙），干姜（三两）。上四味，以水六升，煮取三升，绞去滓，温分三服。不瘥，频进两三剂。远行防霍乱，作丸如梧子，服二十丸。散服方寸匕，酒服亦得。若转筋者，加石膏三两。忌海藻、菘菜、桃李、雀肉等"。又方："治心腹暴痛，及宿食不消，或宿冷烦满，成霍乱方。作盐汤三升，使极咸，热饮一二升，刺吐，令宿食尽，不吐复服，吐讫复饮，三吐乃佳，须净乃止，胜诸汤丸。"此两方为治霍乱病方，但有缓急之分，缓者用理中汤温中，急者用热盐汤催吐，邪尽而正安。

（6）外感六淫。"五疰汤，主卒中贼风、遁尸、鬼邪，心腹刺痛，大腹急方。大黄（三两，别渍），甘草（二两，炙），乌头（十枚，炮，削皮），生姜（半斤），桂心（四两），芍药、当归（各二两），蜜（一斤）。上八味，切，以水九升，煮取三升，乌头别纳蜜中煎，令得一升，投着汤中，去滓，分服三合。如人行三十里又一服，日三。不知，可至四合。王尹威数用之。忌海藻、菘菜、猪肉、生葱"。此方为外感风邪，而发心腹刺痛方，方中乌头、桂枝散寒，芍药、当归活血，大黄祛瘀，生姜温中，蜜缓急。诸药共奏散寒活血止痛之功。

（7）中风。"大岩蜜汤，治中风，身如角弓反张，并主卒心腹绞痛方。茯苓、芍药、当归、甘草（各一两，炙），桂心（二两半），栀子（十四枚，擘），吴茱萸（三两），细辛、干姜、干地黄（各二两）。上十味，切，以水八升，煮取三升，分为三

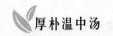

服，相去如行十里顷。若痛甚者，加羊脂三两，当归、芍药、人参各一两，心腹胀满坚急者，加大黄三两。忌酢、生葱、生菜、海藻、菘菜、芫荽"。此条外感风邪，引动内风，而发角弓反张，用川、芍、当归活血祛风，吴茱萸、细辛、干姜温中，生地养阴。共奏息风止痛之功。

（8）中蛊毒。"治中蛊毒诸方。人有养畜蛊毒以病人，凡诊法：中蛊状，令人心腹切痛，如有物啮，或吐下血，不即治之，食人五脏，尽即死矣。欲知是蛊与非，当令病人唾水，沉者是，浮者非也。治蛊方。鼓皮（广五寸，长一尺），蔷薇根（五寸，如足拇指大，细切）。上二味，以水一升，清酒三升，煮取一升，顿服之，当下蛊，即愈。又方：土瓜根，大如拇指，长三寸，切，以酒半升，渍一宿，一服当吐下"。此病方后云一服当吐下，知其吐之有物，或为人体内之寄生虫。治疗时以吐泻为期，旨在祛邪务尽。

（9）七情致病。"七气丸，治七气。七气为病，有寒气、怒气、喜气、忧气、恚气、愁气、热气。此七气为病，皆生积聚，坚牢如坯在腹中，心痛烦怨，不能饮食，时去时来，发作有时，每发痛欲绝也。其寒气则吐逆，心下胀满；其热气则慌惚闷乱，常如眩冒，失精；其怒气则不可当，热病上荡心，短气欲绝，不得息；其恚气则积聚心下，不得食饮；其喜气则不可疾行久立"。七情致病，直中脏腑，为内所因也。虽未出方药，当节情志，勿使气动于内。

（10）寒食之毒发动。"又心痛如刺者，为应食不食，应洗不洗，寒热相击，气结不通，填于心中故也。宜数饮热酒，任性多少，酒气行，经络通达，淋以冷水，又冷淹手中，搭著苦处，温复易之，须臾解也。解后仍速与冷食，食多益善。于诸痛之中，心痛最急，宜速救之"。又方："解寒食散发，或头痛，或心痛，或腹痛，或胸胁肿满，或寒或热，或手足冷，或口噤，或口疮烂，或目赤，或干呕恶食气便呕吐，或狂言倒错，不与人相当，或气上欲绝，进退经时，散发百端，服前胡汤得下便愈方。前胡（二两），芍药（三两），黄芩（二两），大枣（二十枚），甘草（二两），大黄（二两）。凡六物，以水八升，煮取二升半，分三服。心胁坚满，加茯苓二两；胸中满塞急，加枳子一两；连吐，胸中冷，不用食，加生姜三两；虚乏口燥，加麦门冬二两。若加药者，加水作九升也。解散三黄汤，治散盛，热实不除，心腹满，小便赤，大行不利，坒逆冲胸中，口焦燥，目赤熏热方"。寒食毒之发，为寒热相激，气结于胸中而作。饮以热酒辛散寒邪，淋以冷水制其热毒，使寒热相散而愈。

（11）灸法。"心腹病皆灸胫足穴，左病乃灸右，右病皆灸左。"灸心痛方："心懊恼，彻痛烦逆，灸心俞百壮。心痛如刀刺，气结，灸膈俞七壮。心痛胸痹，灸膻中百壮。心痛冷气上，灸龙头百壮。在心鸠尾头上行一寸半。心痛恶气上，胁急痛，灸通谷五十壮。乳下二寸。心痛暴绞急绝欲死，灸神府百壮。附心鸠尾正心，有忌。心痛暴恶风，灸巨阙百壮。心痛胸胁满，灸期门，随年壮。心痛坚烦气结，灸大仓百壮……若烦闷凑满者，灸心厌下三寸七壮，名胃管"。灸法多用于救急，而急症多因于寒邪。灸之取温散之意。

《小品方》中尚记述有九痛丸。细考之，仍属临床胃脘痛范畴。"九痛丸，主九种心痛，一虫心痛，二注心痛，三风心痛，四悸心痛，五食心痛，六饮心痛，七冷心痛，八热心痛，九生来心痛，方悉主之。并治冷肿上气，落马堕车方。附子（二两），巴豆仁（一两），生狼毒（一两，炙令极香，捋），人

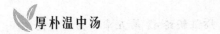

参（一两），干姜（一两），吴茱萸（一两）。六味蜜和，空腹服如梧子三丸，卒中恶腹痛，口不言，二日一服。连年积冷，流注心胸者，亦服之，好好将息，神验"。从其所用药物来看，性多温热，以之治热心痛，不知是何原因。

（三）隋唐时期

隋唐时期，南北统一，政治稳定，经济和科技得到进一步的发展。同时，帝王重视图书的收集，客观上促进了大型医书的出现。在魏晋南北朝时期积累了大量的医方基础上，亟需对理论进一步的总结与梳理。于是，在病因学上，《诸病源候论》应运而生；本草学上，政府颁布了第一本官修本草《新修本草》;《外台秘要》更是集众家之所长。

1.《备急千金要方》记载丰富的胃脘痛治疗处方

《备急千金要方》（以下简称《千金要方》）为唐·孙思邈所撰，书中系统总结了唐以前我国医药学的治疗经验。《千金要方》重视医德，将大医习业、大医精诚列为序例，序例中强调了诊病时医生的行为举止。孙氏重视妇儿，将"妇人方"列为卷首，次为"少小婴孺方"，这在当时社会是相当开明、有远见的。同时，受佛教思想的影响，孙氏用药强调尽量少用血肉有情之品。论述内科诸疾，以五脏六腑为纲，每一脏一腑之下，首列总论，次及方药。在针灸方面，重视针、灸并用，还总结出了"阿是穴"，至今仍被临床广泛应用。在胃脘痛方面，《千金要方》将其归于心腹痛下，而胃腑论下，未见胃脘痛这一表现。察其所录方药，虽以九痛丸为首，但其后所录方药及病证名多从寒邪论治。

（1）寒气中于五脏六腑，传而发心痛方。《千金要方·心脏方·心腹痛方》："治寒气卒客于五脏六腑中则发心痛方：大黄、芍药、柴胡（各四两），升麻、黄芩、桔梗、朱砂（各三两），鬼臼、鬼箭羽、桂心、朴硝（各二两）。上十一味（㕮）咀，以水九升煮取二升七合，分三服，先分朱砂作三份，每服内一份，搅匀服之，得快利如痛不止，宜服后方：赤芍（六两），桔梗、杏仁（各五两）。上三味（㕮）咀，以水六升煮取三升，分三服。"心为五脏六腑之大主，五脏六腑受邪均可传感于心。

（2）因虫而心痛。《千金要方·心脏方·心腹痛方》："治虫心痛方：鹤虱为末，蜜丸，如梧子大，服四十丸，蜜汤下，日一服，可加至五，慎酒肉。又方：鹤虱一两为末，温醋一盏和，空腹服之，虫当吐出。"虫伏于内，攻心而痛，以鹤虱杀之。

（3）因寒而痛。《千金要方·心脏方·心腹痛方》："五辛汤，治心腹冷痛方。细辛、蜀椒、桂心、干姜、吴茱萸、芍药、防风、苦参、甘草、当归、干地黄（各一两），栀子、乌梅、大枣（各二七枚）。上十四味（㕮）咀，以水九升，煮取三升，分四服。"方中细辛、蜀椒、桂枝、干姜、吴茱萸一派温药，善治中焦寒邪。

（4）因瘀血而痛。《千金要方·心脏方·心腹痛方》："高良姜汤：治卒心腹绞痛如刺，两胁支满，烦闷不可忍方。高良姜（五两），厚朴（二两），当归、桂心（各三两）。上四味（㕮）咀，以水八升，煮取一升八合，分二服，日三。若一服痛止便停，不须更服，强者作二服，弱者分三服。"绞痛如刺，为有瘀血，方中高良姜温中，当归活血，桂枝行血，共奏破瘀止痛之效。

（5）因脾胃虚寒，饮食不消之腹痛。《千金要方·心脏方·心腹痛方》："治虚冷腹痛，不下饮食，食复不消，胪胀者方。当归、茯苓（各五分），黄芪、紫菀（各四分），高良姜、干姜（各六分），鹿茸、桂心、肉苁蓉、昆布、橘皮（各三分），甘草（二两），乌头（二两），大枣（四十枚），桃仁（一百枚），地骨皮、法曲、大麦（各一升）。上十八味（㕮）咀，以水一斗五升煮取四升二合，分为五服，下利加赤石脂、龙骨各三分，渴加麦门冬一升。"寒邪客于胃脘，中焦失运，日久成瘀，结于腹部作胀。方中当归、桃仁活血，鹿茸、肉苁蓉益精血，昆布软坚散结，乌头、高良姜、干姜温中散寒，黄芪益气，法曲、大麦消食积。诸药共奏消积散寒、补虚消胀散结之功效。

（6）寒中腹中疼痛。《千金要方·心脏方·心腹痛方》："治寒冷腹中痛方。当归（二两），桂心、甘草、人参（各一两），生姜（五两），半夏、小麦（各一升），吴茱萸（二升）。上八味（㕮）咀，以水一斗五升煮取三升，分三服，日三，亦治产后虚冷。"方中生姜、吴茱萸、肉桂温中，半夏化痰，当归活血，甘草、人参补虚。共奏散寒活血止痛之功。又方《千金要方·心脏方·心腹痛方》："羊肉当归汤治腹冷绞痛方。羊肉（半斤），当归（四两），干姜、橘皮、黄芪、芍药、川芎、桂心、独活、防风（各一分），吴茱萸、人参、甘草、干地黄、茯苓（各一分），生姜（六分），大枣（三十枚）。上十七味（㕮）咀，以水一斗半先煮羊肉，取一斗出肉，纳诸药煮取三升，分三服，日三，覆取温暖"。此外，因于寒中腹中疼痛者可用熨蒸法。如《千金要方·心脏方·心腹痛方》："熨蒸法：凡心腹冷痛者，熬盐一斗熨或熬蚕砂烧砖石蒸熨，取其里温暖止蒸，土亦大佳"。

（7）因于蛔虫作痛。《千金要方·心脏方·心腹痛方》："温中当归汤。治心腹中痛发作肿聚，往来上下，痛有休止，多热，喜涎出，是蛔虫咬也，二三剂后若不效有异，宜改方增损之。

当归、人参、干姜、茯苓、厚朴、木香、桂心、桔梗、芍药、甘草（各二两），上十味（哎），咀，以水八升煮取三升，分温五服，日三。不耐木香者，以犀角一两代之。"方中干姜、桂枝温中，人参补气，当归、芍药活血，厚朴、木香顺气，甘草调中。诸药共奏温中补虚、顺气安蛔之效。

2.《新修本草》记载"心腹冷痛"通用药

《新修本草》为官修本草，由唐·苏敬等撰写，是第一部由国家颁布的药典。《新修本草》在《本草经集注》的基础上勘正错误，广收药材，同时绘有《药图》和《图经》，共载述药物 850 种，并列诸病通用药。在《新修本草·诸病通用药》中单列"心腹冷痛"一篇，其中所载药物为："当归（《本经》温，《别录》大温）、人参（《本经》微寒，《别录》微温）、芍药（《本经》平，《别录》微寒）、桔梗（《本经》微温）、干姜（《本经》温，《别录》大热）、桂心（《别录》大热）、蜀椒（《本经》温，《别录》大热）、附子（《本经》温，《别录》大热）、吴茱萸（《本经》温，《别录》大热）、乌头（《本经》温，《别录》大热）、白术（《本经》温）、甘草（《本经》平）、礜石（《本经》大热，《别录》生温、熟热）"等。以上诸药均为温热之品，概临床亦较多从寒论治。

3.《外台秘要》确立胃脘痛辨治思想

《外台秘要》为唐·王焘所著。《外台秘要》收录颇丰，每卷多据《诸病源候论》而论病机，医方广摄《伤寒杂病论》《肘后备急方》《深师方》《小品方》《崔知悌方》《孙思邈方》《张文仲方》《许仁则方》《孟诜方》等数十家。上述一些医家方书有的早已失传，得赖《外台秘要》保存下来。《外台秘要》中涉及的心腹痛的论治如下：

（1）外感风邪，与真气相搏作痛。《外台秘要·卷第六·霍乱心腹痛方三首》："病源霍乱而心腹痛者，是风邪之气，客于脏腑之间，冷气与真气相击，或上攻心，或下攻腹，故心腹痛也。广济疗霍乱心腹痛，烦呕不止，厚朴人参汤方。厚朴（四两炙），橘皮（二两），人参（二两），高良姜（一两），当归（一两），藿香（一两）。上六味，以水七升，煮取二升五合，绞去滓，分温三服，服别相去如人行六七里。忌生冷黏腻。《小品方》温中当归汤。疗暴冷心腹刺痛，面目青，肉冷汗出，欲霍乱吐下，脉沉细者，及伤寒毒冷，下清水，变作青白滞下，及白滞后，还复下清水者，悉主之，此方可以调诸冷痛也。当归、人参、干姜、茯苓、厚朴（炙），青木、香桂心、桔梗、芍药、甘草（炙各二两）。上十味，切，以水八升，煮取三升，分温三服，日三服。不耐青木香者，以犀角一两代之。忌海藻、菘菜、猪肉、醋物、生葱等。"文中所列厚朴人参汤、温中当归汤等均为温中活血之方，可外散寒邪，温中止疼。

（2）饮停胸胁，短气而痛。《外台秘要·冷气心痛方》："《深师》疗胸满短气，心痛吐涎虚冷。防风疗法汤方：防风（二两），茯苓（二两），桂心（六两），甘草（二两，炙），半夏（四两，洗），干姜（四两，炮），人参（三两）。上七味，切，以水一斗，煮取三升，绞去滓，分三服，良。忌醋物、生葱、海藻、菘菜、羊肉。"方中防风可外散表邪，茯苓、桂枝、半夏化饮，干姜温中，人参补虚。诸药共奏温散寒饮、益气补中之效。

（3）寒邪伏中作痛。《外台秘要·冷气心痛方》："崔氏疗心痛与冷气痛者，特相宜。乌头丸方：乌头（三两，炮），附子（三两，炮），赤石脂（三两），蜀椒（二两，出汗），桂心（二两），干姜（二两）。上六物，捣筛，蜜和为丸。痛发时温清酒，服三丸如梧子，觉至痛处，痛则止，若不止加至五六丸，以知为度。若早朝服无所觉，至午时又服三丸。此方丹阳有隐士出山云得华佗法，其疗略同。若久心痛，每旦服三丸，稍加至十丸，尽一剂，遂终身不发。忌生葱、猪肉。"文中乌头丸药简力专，可温中散寒。

（4）饮停心下，气结作痛。《外台秘要·卷第七·心痛癥块方二首》："张文仲疗心下坚痛，大如碗边，如旋柈（音盘），名为气分水饮所结方。枳实（七枚，炙），白术（三两）。上二味，切，以水一斗，煮取三升，分三服。腹中软，即当散也。忌桃、李、雀肉等。"方中枳实破结，白术化湿。共奏温散水饮之效。

（四）宋金元时期

宋金元时期，木板印刷术的兴起，促进了医学书籍的印刷与刊行，校正医书局的设立，提高了刊行书籍的质量。医籍的刊行，极大地促进了医学的发展。同时，魏晋南北朝时期涌现的大量方书，经过隋唐时期的总结和整理，为宋金元时期医学理论的拓新提供了大量的临床资料。

1.《三因极一病证方论》中的辨证分型及治疗

《三因极一病证方论》为宋·陈言所著，书中以"分别三因，归于一治"立意，由博返约，执简驭繁，在《金匮要略》三因论的基础上，结合《内经》五志太过致病学说对病因加以分类，从而使之条理化、系统化。文中以风、寒、暑、湿、燥、火六淫致病为外因；以喜、怒、忧、思、悲、恐、惊七情致病为内因；凡饮食饥饱，叫呼伤气，以及虎狼毒虫、金疮压溺等，统属于不内不外因。以此为据，对各种疾病进行了分类，撰成该书。其将胃脘痛的病因亦概括为此三个方面：①外所因：
"十二经络外感六淫，则其气闭塞，郁于中焦，气与邪争，发为
疼痛。"②内所因："五脏内动，泪以七情，则其气痞结，聚于
中脘，气与血搏，发为疼痛。"③不内外因："饮食劳逸，触忤
非类，使脏气不平，痞隔于中，食饮遁疰，变乱肠胃，发为疼
痛。"治疗原则为："当详分三因，通中解散，破积溃坚，随其
所因。"在方药的具体运用上有：①风寒外袭，客于胃腑而作
痛，用蜜附汤："治心腹疼痛，或吐或泄，状如霍乱。及疗冒涉
湿寒，贼风入腹，拘急切痛。附子（生，去皮脐，切作四片，
以白蜜煎令附子变色，以汤洗去蜜，切，半两），桂心、芍药
（各三分），甘草（炙，四钱）。上为锉散，每服四大钱，水一
盏，姜五片，枣二枚，煎七分，去滓，食前服。大便秘结，入
白蜜半匙，同煎。"治以祛风散寒，缓急止痛。方中附子、桂枝
温经散寒以止痛，芍药、甘草缓急止痛，方含桂枝汤意以调和
营卫、祛风散寒，合附子以增加桂枝温通止痛之力。②胃阳不
足，又食生冷而作痛，用鸡舌香散："治心腹卒痛。安胃进食，
调冷热，定泄泻，老少通用。丁香（一百枚），甘草（半两），
高良姜（一两），白芍药（二两）。上为细末。每服二钱匕，陈
米饮调下，空心食前服。"治以温中散寒、缓急止痛，方中丁
香、高良姜温中散寒，白芍、甘草缓急止痛，用陈米饮服以和
胃。③脾胃阳虚，饮食停滞而作痛，用诃子散："治心脾冷痛
不可忍，一服见效；及老幼霍乱吐泻，其效如神。诃子（炮去
核）、甘草（炙）、厚朴（姜制炒）、干姜（炮）、草果（去皮）、
陈皮、良姜（炒）、茯苓、神曲（炒）、曲蘖（炒）各等分。上
为末。每服二钱，候发刺不可忍时，用水一盏，煎七分，入盐
服；如速则盐点。"④寒热错杂，气滞于胃而作痛，用仓卒散：

"治气自腰腹间，挛急疼痛，不可屈伸，腹中冷重如石，痛不可忍，白汗如洗，手足冰冷，久不瘥，垂死方。山栀子（四十九个，连皮烧半过）、附子（一枚，炮，去皮脐）。上为末。每服二钱，酒一小盏，入盐少许，煎七分，温服。又治胸痹切痛。"以附子回阳救逆、山栀子入气分清热，二者一热一寒以调寒热。⑤气滞血瘀而作痛，用失笑散："心腹绞痛欲死十余日，五灵脂、蒲黄（炒）等分，上末，每服二钱，先用醋一合，熬药成膏，水一盏煎至七分，热呷服。"以行气化瘀止痛。

2. 食治法的出现

在《千金要方》中已经有果实、菜蔬、谷米等性味及功效的记载，但只是单味的叙述，并未涉及系统的食治方药。在《太平圣惠方》中，记载有详细的食治心腹痛诸方。如："食治心腹痛诸方：夫心腹痛者，由寒客于脏腑之间，与气血相搏，随气上下，攻击心腹而痛，脏气虚邪，气胜停积成疾。故令心腹痛也。宜以食治之。"①治邪气攻心腹痛。桃仁粥方：桃仁（二十一枚，去皮尖），生地黄（一两），桂心（一两，末），粳米（三合，细研），生姜（一分，并地黄、桃仁以酒三合研绞取汁）。上先用水煮米做粥，次下桃仁等汁，更煮令熟，调入桂心末，空腹食之。②治心中冷气，往往刺痛，腹胀气满。荜茇粥方：荜茇（一分），胡椒、干姜（炮裂，锉）、槟榔、桂心（以上各一分），粟米（三合）。以上五味，捣罗为末，以水二大盏，水煮粥，候米熟，入药末三钱，搅令匀，每日空腹食之。③治心腹冷气入心，腹痛胀满。吴茱萸粥方：吴茱萸（半两，汤浸七遍，焙干微炒，捣末），粳米（二合）。上以葱豉煮粥，候熟，下茱萸末二钱，搅令匀，空腹食之。④治心腹冷气，往往结痛，或遇风寒，及吃生冷，即痛发动。高良姜粥方：高良姜（半两，锉），粳米（二合），陈橘皮（半分，汤浸去白瓤末）。上以水三大盏，煎高良姜、陈橘皮。取汁一盏半，去滓，投米煮粥，空腹食之。⑤治冷气心腹痛，妨胀，不能下食。紫苏粥方：紫苏子（一合，微炒），桂心（末，二钱）。上捣碎紫苏子，以水二大盏，绞滤取汁，入米二合煮粥。候熟，入桂末食之。从以上方药及病机中可以看出，在《太平圣惠方》中将病因归为冷气、邪气。在方药上多温中、理气之品，少清热育阴之药。这种病因病机上的认识，可能受隋唐时期《诸病源候论》多从风寒之邪论述有关。

3. 刘完素的辨治思想

刘完素学宗《内经》，依"病机十九条"而倡"火热论"。同时，刘氏还提出"六气皆从火化"。在治疗上，主张降心火，益肾水，擅用清凉解毒药。后世称之为"寒凉派"。刘完素在其著作《素问宣明论方》《素问病机气宜保命集》中涉及有胃脘痛的相关论治，可以将其病因病机概括为 6 个方面：

（1）外感风火阳邪，肝木乘中土而作痛，但其略于论治。

（2）阴寒内盛，浊气在上而作痛，寒主拘缩，寒则血脉凝泣，而反兼土化制之，故见胃脘坚硬满痛，治宜温中散寒止痛兼以化浊，方用吴茱萸汤。方中吴茱萸、官桂、干姜、蜀椒、生姜性温热以温中散寒以止痛，厚朴降气除满，陈皮理气健脾，白术健脾祛湿化浊，以上诸药共奏散寒止痛之功。

（3）阳热郁结于胃，阻滞气机，伤津耗液，甚则损伤胃络而致疼痛，治宜开郁泄热止痛，方用射干汤。方中射干、栀子仁、升麻清热消痰，赤茯苓、赤芍清血分热，茯苓、白术健脾和中，使结滞开通，郁热得散则胃和。

（4）积聚停胃而作痛，其偏气滞者，方用木香三棱丸以行气破滞止痛；其偏气结上逆者，方用导气枳壳丸以行气降逆；其偏饮食停滞者，方用开胃生姜丸以宽中消积。

（5）湿邪阻滞胃脘而痛，治宜理气燥湿，调中除满，方用调胃散。其中半夏、陈皮以燥湿化痰，厚朴下气，藿香、陈皮芳香化湿醒脾，湿性阻滞，湿去则气机调畅，疼痛随之而解。

（6）中焦虚弱，气机不畅而痛，总以温中为本，方以补中丸为基础。药用厚朴、干姜、茯苓、人参、甘草以温中补虚，通条气机；若食积阻滞，气逆上攻较著者，方用荜澄茄丸以温中消积，其中荜澄茄、高良姜、肉桂、生姜以温胃散寒，炒神曲、青皮消积，使积散气畅，则疼痛自解。

4. 张从正以"下"立论

张从正勤于经典，精于医理。临床上他善用汗、吐、下三法祛邪治病，"治病应着重在祛邪，邪去则正安，不可畏攻而养病"。主张偏攻慎补，用药多取寒凉，临证每多获佳效。张从正对胃脘痛这一病证论述较少，就其书中相关记载，张氏认为："积聚陈莝于中，留积寒热于内，应当逐之而非留，人体以气血流通为贵，凡宿食在胃脘皆可下之，陈莝去则肠胃洁，留积散则荣卫昌，如此即以通为补之法。"其所用方剂有神佑丸，其药物组成为甘遂、大戟、芫花、黑牵牛、大黄，以奏攻逐水饮、荡涤肠胃、推陈致新之效，此为大下之法。大承气汤，其中大黄苦寒，通九窍而利小便，除五脏积热；芒硝咸寒，破痰散热润肠胃；枳实苦寒为佐使，散滞气，消痞满；厚朴辛温，宽中下气。若恐此方下之太过，可加姜、枣，即调中汤，或加甘草以和其中即三一承气汤。

5. 李东垣以"虚"立论

李东垣，师承于张元素，尽得其学。临证重视培补后天脾

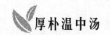

土，善温补脾胃之法，立"甘温除大热"之论，创"补中益气汤""调中益气汤""升阳除湿防风汤""当归补血汤"等方剂，至今仍被医家广泛应用于临床，后称之为"补土派"。李杲认为胃脘痛乃因劳役过甚，饮食失节，中气不足，寒邪乘虚而入客之，故而卒然大痛，寒得炅则止，以热治寒为基本大法，脱痛，即为太阴，以理中、建中、草豆蔻丸之类治疗。可以将其病因病机概括为：①外感寒邪：麻黄豆蔻丸和术桂汤（麻黄苍术汤）。②脾胃虚寒，客寒犯胃：戊火已衰，不能运化，又加客寒，聚为满痛，当散以辛热，佐以苦甘，以淡泄之，气温而胃和，则痛自止。方以厚朴温中汤或草豆蔻丸。③下焦阳虚，脾胃气弱受寒：沉香温胃丸。④饮食不节，损伤脾胃，方以丁香烂饭丸、草豆蔻丸、益胃散、温胃汤。

6. 朱丹溪宗各家之长

朱丹溪，名震亨，字彦修。因世居丹溪，故人称之为朱丹溪。朱氏倡导"阳常有余，阴常不足"之说。临证善用滋阴药，病机上多以相火立论，并详细阐述了相火的生理、病理，创立了"滋阴派"，后世温病学派多受其影响。朱丹溪在《脉因证治》中指出胃脘痛的病因为劳役太甚，饮食失节，中气不足，或寒邪乘虚而入客之，或久不散郁而化热，或素有热，虚热相搏，结郁于胃脘而痛，或有食积痰饮，或气与食相郁于胃而痛；其脉象为趺阳脉滑而紧，滑者谷气强胃气实，紧为阴气盛，故而作痛，痛甚则脉必伏；并根据临床症状表现，可判断病位在脾与在胃之别，"胃病者，胃脘当心而痛，腹䐜胀，上与两胁，膈咽不通，食饮不下；脾病者，胃脘痛，食则呕吐，腹胀善隐，心下急"。其在《丹溪心法》中提出"诸痛不可补气"，痛甚用附子之类，不可以用参、术。在治疗时，须分新病久病。若身受寒邪，或者口食生冷寒凉之物，初得之时，当与温散或温利之药；若病久郁而化热，欲行温散者，多以山栀子为热药向导，使邪伏病退。在胃脘痛的证治方面，总结有6个方面，后世也多以此传承并加以拓展。①寒邪犯胃，草豆蔻丸，扶阳助胃汤。②阳热郁胃，其脉象为数。二陈汤加川芎、苍术，倍炒栀子。③湿邪阻胃：小胃丹下之。④左手脉数热多，脉涩有死血；右手脉紧实痰积，弦大必是久病。⑤瘀血留胃，脉象涩，桃仁承气汤。⑥虫动扰胃，症见面上白斑、唇红、能食，治宜苦楝根皮、槟榔、鹤虱，夏取汁饮，冬浓煎汤。

（五）明清时期

明清时期政局较稳定，在自然科学方面颇有成就。在学术上，金元四家的思想各有授受。明代多囿于寒凉之法，为补弊救偏，温补学派崛起。寒温之争，促进了脏腑理论的研究。此外，宋代理学的治学方法，对医学影响颇深。尊经思想使医家对《黄帝内经》《伤寒论》《金匮要略》等著作进行了深入研究。清代温病学说的兴起补充了外感热病治疗理论的不足。温病辨证论治体系的确立，对后世医学也产生了深远影响。[36]

1.《医学正传》

《医学正传》由明代虞抟所纂。其在文中所述胃脘痛者，内容较略，但亦有相关证治。虞抟认为胃脘痛病因主要在于饮食失节，多是纵恣口腹，喜好辛酸辣，复食寒凉生冷，因而清痰食积郁于中焦胃脘，七情九气触于内所致，朝食暮伤日积月累，郁而成积，积而生痰。虞氏治以温脾消痰，理气化积之法，主要方药为加味枳术丸，以治因于清痰、食积、酒积、茶积、肉积等所致脘痛病。方中白术、草豆蔻、干生姜、砂仁以温运

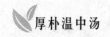

中焦，炒枳实、青皮、陈皮、香附、姜厚朴、木香以理气消积，苍术、猪苓、泽泻、茯苓利湿消痰，麦粟面、炒神曲、炒莱菔子、槟榔消积下气。

2.《仁术便览》

《仁术便览》由明代张洁所撰。张氏在书中论述胃脘痛病因病机主要以下两方面：一为气滞胃脘，二为饮食失节，多为嗜食生冷果蔬寒凉，饮停留中焦而致脘痛。张氏施以温中运脾，消积止痛之法，主要方药为：烧脾散、顺气木香散、正气天香散及手拈散等。烧脾散方由炮干姜、良姜、陈皮、姜厚朴、砂仁、炙甘草、草果、神曲、麦芽组成；顺气木香散方的主要药物有：苍术、桔梗、茴香、干姜、陈皮、厚朴、砂仁、丁皮、良姜、肉桂、甘草、木香、草豆蔻、姜枣；正气天香散方的主要药物有：乌药、香附、陈皮、紫苏、干姜；手拈散主要由草果、玄胡、乳香、没药，合失笑散组成。

3.《万病回春》《寿世保元》《云林神彀》

明代龚廷贤的代表著作有《万病回春》《寿世保元》《云林神彀》等。结合这些著作可以发现在论治胃脘痛这一病证上，秉承了朱丹溪关于胃脘痛之论。龚氏认为胃脘痛的病因主要有：身受寒邪、饮食生冷、内有郁热、素有顽痰死血、恼怒气滞、虫动作痛。龚氏论治胃脘痛治则为：寒则温之，热则清之，痰则化之，血则散之，气则顺之，虫则杀之。①病初起多属寒，施以温中散寒止痛，方用姜桂汤或丁香三建汤。②病日久郁而化热，施以清散郁热止痛，方用清热解郁汤或清膈散。③病属实热证者，施以行气泄热止痛，方用枳实大黄汤或宜气散，抑或破积散，抑或清上饮。④痰涎积胃者，施以清热消痰，化滞止痛，方用加味枳术丸，抑或沉香化滞定痛丸，抑或苓术姜栀二陈汤。⑤瘀血阻胃者，施以活血化瘀止痛，方用桃灵丹抑或活血汤。⑥脾虚气郁者，施以补中行气止痛法，方用归脾汤加山栀；若脾虚肝木乘者，宜补中益气汤加半夏、木香。⑦虫动作痛者，施以驱虫安中止痛之法，方用椒梅汤或追虫丸或小金丹。

4.《证治准绳》

《证治准绳》由明代王肯堂所著。其针对朱丹溪提出的"心痛即胃脘痛"提出了不同的见解，认为心与胃各一脏，其病形不同，将此二者相混，为误。王氏认为胃脘痛如心痛，病因不一：胃居中焦，多气多血，为水谷之海，五脏六腑、十二经脉，皆受气于此，故胃壮则气行而已，胃脘弱则着而为病，其本冲和之气或偏寒或偏热，因之水谷不消，水饮饮食停滞，与真气相搏而致疼痛，其中又以肝木相乘尤甚，其次为肾气上逆。王氏针对胃脘痛病提供一通用方，施以理气祛痰燥湿、行气破气定痛，以消食下气之法。通用方的组成药物为：半夏、陈皮、甘草、延胡索、五灵脂、乳香、没药、三棱、莪术、枳壳、枳实、草果，以醋和丸，姜汤下。

5.《症因脉治》

《症因脉治》由明代秦昌遇所著。秦氏认为胃脘痛一病，痛而不能饮食，此证所得以内伤居多，外感得之间或有之。其由外感所得者，一为中气虚寒，复触冒时令之寒，依据脉象可判断寒邪在表或入里，若脉浮紧则寒在表，若脉沉弦则寒邪入里；一为素体内有积热，又外遇湿热（包含暑湿燥火），同样根据脉象可以判断热邪在表或入里，若脉浮数则表有热，若脉沉数则里有热。秦氏论治胃脘痛，主要分为以下几种情况：寒痛者，先治以散外寒，方用五积散，后治之以温内寒，方用温胃

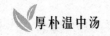

汤；热痛者，先宜清外热，方用神术平胃散，后治宜清里热，方用清中汤。其由内伤所得者，又有虚实之别，总以平胃散之法为基础。因脾胃阳虚，饮冷积滞者，治宜消食化滞，方用豆蔻丸温运中焦；若饮食积滞伤胃者，脉多沉实，治宜消食化滞之法，方用三棱丸、家秘保和散；因痰饮中阻者，脉多沉滑，治宜燥湿化痰行气之法，方用二陈汤、导痰汤及平胃导痰汤等；因七情内伤，其郁而化热者，脉数大者，方用栀连清胃汤；其偏于气滞者，方用苏子降气汤；因瘀血停胃者，脉多涩结，方用红花桃仁汤；因虫积扰胃者，脉乍大乍小，方用万应丸；若胃中疼痛至极，触之有形，每夜发热，此为胃痈痛，方用瓜蒌四圣散。

6.《明医指掌》

《明医指掌》为明代皇甫中所著，其对胃脘痛的论治思想亦秉承了历代医家九种心痛之论，然其详略有别。皇氏认为主要病因病机有：虫头上攻、食停胃脘、痰饮停积、忧郁气结、寒邪客胃等。针对不同病因病机，皇氏论治分述如下：①虫头上攻，方用川椒汤下乌梅丸。②食停胃脘，方用保和丸消食导滞。③痰饮停积，墙上陈螺蛳壳煅存性、炒苍术、海石、山栀、香附、南星各二两，枳壳、青皮、木香、半夏、砂仁各半两，糊丸，姜汤送下。④忧郁气结未见相应治疗。⑤寒邪客胃，初病当以温散、温利之药，草豆蔻丸。大便闭结不通者，元戎厚朴丸。⑥瘀血留胃，轻者施用四物汤加红花、丹皮、枳壳、元胡以活血养血、祛瘀止痛；重者用桃仁承气汤破血逐瘀。⑦脾胃虚弱，施用六君子汤加砂仁、香附以补气健脾、行气化痰。⑧热郁胃腑，施用二陈汤加山栀子，或大承气汤峻下热结，或大陷胸汤以泄热逐水。⑨寒厥，灸太溪、昆仑，并内服枳术丸，或草豆蔻丸，或元戎厚朴丸。

7.《医宗必读》《病机沙篆》

明代李中梓的主要著作有《医宗必读》及《病机沙篆》。病位方面，李氏将历来医家所述之心腹痛按照病位作了明确划分，分别为：心痛、胃脘痛、胸痛、腹痛、少腹痛、胁痛。李氏认为应围绕病情的虚实不同，相应论治并施用方药。主要病因病机有：大热作痛、死血作痛、虚痛、痰瘀作痛、食积作痛、酒积作痛、寒气客胃作痛、虫积作痛、气刺痛、肾气上逆作痛等等。其对胃脘痛的虚实从数个方面作了判别，虚证从病位上分为四种，并提示了病因以及相应的治法：表虚而痛为阳不足，须得温经；里虚而痛者为阴不足，须得养营；上虚而痛者为脾伤，须得补中；下虚而痛者为脾肾衰败，须得温补命门。具体论治如下：卒痛者，黄连煎汁；大热作痛，方用清中汤；死血作痛，脉涩，壮者宜抵挡丸，虚者四物汤加桃仁、桂心、山甲；痰积作痛，南星安中汤；食积者，用山楂、草果、曲芽、青陈；酒积者，白蔻仁、砂仁、干姜；寒气客胃者，菖蒲、高良姜、草豆蔻、砂仁、厚朴；虫积者，先引虫向上，再以妙功丸；蛔痛者，川椒、乌梅、槟榔、黄连；气刺痛者，用沉香降气散或四磨汤；肾气逆上者，用韭汁和五苓散、茴香汤下。另外，治法方面还增加了针灸的内容：灸上脘、中脘、脾俞、胃俞、肾俞、足三里，刺内关、三里、三阴交、内庭、公孙。

8.《石室秘录》《辨证录》

清代陈士铎的主要著作有《石室秘录》及《辨证录》。陈氏认为胃脘痛的主要病因病机有：肝乘脾之脘痛、脾胃虚寒之脘痛、病在胃口不得下之脘痛及上实下虚之脘痛等。陈氏论治胃脘痛的特色之处在于提出偏治法、热治法、吐治法、饱治法、

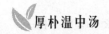

饥治法、初治法等。①偏治法：用于肝木克脾土所致胃脘痛，平其肝木则脾胃之土得以安养，药用白芍、甘草，柔肝缓急止痛，当归、柴胡、白芍，三味均入肝经以平木，茯苓虽为脾胃之品，其性亦能入肝；若夹痰、火、寒、食等，随加半夏、栀子、肉桂、山楂、麦芽、枳壳等，则痰能祛，火能清，寒能散，食能化。②热治法：用于胃虚胃寒者，宜补心火，其认为脾胃同属土，而应当辨明病在何处，人能食而不化者，此为脾病，人不能食而食之却安者，属胃病，脾病者宜补肾中之火，胃病者当补心中之火。方中人参、白术、山药补脾胃之气，白芍柔肝养阴，半夏、白芥子祛痰，远志、炒枣仁、茯苓、茯神、菖蒲、莲肉入心经养心安神、生心火，附子、良姜二药助以火热之气，此方补心火，舒肝气，则胃土安。③吐治法：用于病在胃口之间而不能下，须得引而越之之法。法以阴阳水探吐之，或用瓜蒂、藜芦煎汁饮之；然此法伤五脏元气，当酌度用之。④饱治法：亦分三法：首先，病在上焦，宜饱饭后服药，用于上焦痰气盛而下焦虚不可下者，令其饱食之后用加参瓜蒂散，加参以补胃气，防吐伤胃；另胃虚寒而痛，按之痛减者，方用五香汤，药用人参、白术、肉桂，入鸭腹中，煮至极烂，悠其饱餐食尽，胃痛即失；以肥鸭煮药饱食之，必久留于胃中，各经不能分，而胃独受其益，避邪气于胃外，则寒痛顿失；此外，脾寒而痛者，方用莲花肚：莲肉、红枣、肉桂、小茴香、糯米，将药同入猪肚中，煮至极烂，食毕则痛失。此饱食用鸭治胃法实属奇特。⑤饥治法：用于虫动作痛者，虫得食而痛减，无食则痛剧，故乘其饥饿思食之时，与之杀虫丹，此方妙在白术、茯苓、甘草、吴茱萸健脾之中加入苦楝树皮、白薇、乌梅肉、黄连杀虫之品。⑥初治法：用于伤食之证，以消食散服之，药用白术、茯苓、甘草、砂仁、半夏健脾，枳壳、山楂、麦芽、谷芽、六曲消食化滞。另其所治寒热同乘于胃者，用双治汤以两解，药用黄连清心火，附子祛胃寒，白芍、甘草入肝平木，缓急和解，肝平则不克土而又生心，调和心胃而痛止。

9.《医学精要》

《医学精要》为清代黄岩所撰，黄氏认为胃脘痛的病因有因寒、因食、因火、因血、因痰之别，然其关键在于气，寒留则气凝，食停则瘀血，痰饮蓄聚则气滞，火盛则气郁，所以治疗胃脘痛以理气为要，然其并无相关的论治法方药。

10.《类证治裁》

《类证治裁》为清代林佩琴所撰。林氏指出，胃脘痛必见胃经本病，痛有虚实之分，虚证有四，实证有八。林氏认为论治须分新久：初痛病在经，经主气，宜温散以行气；久痛入络，络主血，当辛通以合营。痛有虚实，按之痛止者为虚，宜参术散；按之痛反甚者为实，与栀英丸。虚证有四：因胃阳衰而食入不化致胃脘痛者，当治以辛甘理阳，可与香砂六君子汤；因肝木乘胃土而气冲上逆致胃脘痛者，当辛酸制木，宜吴茱萸、白芍、青皮、厚朴、元胡之属；因肾寒厥逆而胃脘痛者，当辛温泄浊，可与吴茱萸汤；因烦劳伤气而痛者，当甘温和中，宜小建中汤。实证有八：因客寒犯胃而痛者，当温中散寒，与大建中汤加味；因火郁致痛者，脉弦数，当苦辛泄热：因痰积脘痛者，用清中汤；因食滞脘痛者，用香砂枳术丸；因饮停脘痛者，用胃苓汤；气郁脘痛者，用沉香降气散；瘀血停脘者，用失笑散；蛔动脘痛者，用安蛔丸。

11.《医醇剩义》

《医醇剩义》为清代费伯雄所撰。费氏认为，胃脘痛的病

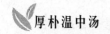

机主要分为胃虚作痛、胃寒作痛及胃虫作痛三种。费氏根据以上病机施用自制之方：①胃虚作痛：方用养胃汤，药以白芍、茯苓、白术、甘草、黄芪、党参、木香、砂仁、广皮、姜、枣；②胃寒作痛：方用桂朴汤，药以肉桂、厚朴、当归、茯苓、白术、丁香、砂仁、白芍、广皮、郁金、姜、枣；③胃虫作痛：方用返蛰汤，药以当归、茯苓、白术、薏苡仁、广皮、砂仁、厚朴、乌药调中和胃，鹤虱、雷丸、花椒驱虫止痛。

12.《西溪书屋夜话录》

《西溪书屋夜话录》为清代王泰林所著。王氏认为，胃脘痛病因病机与肝气关系密切。王氏论治胃脘痛法则有三：①培土泄木：用于肝木乘脾所致胃脘痛，当以温中疏木，方可用六君子汤加吴茱萸、白芍、木香，使肝木得疏，脾虚得补，则痛可除；②泄肝和胃：用于肝气乘胃所致胃脘痛，方用二陈汤合左金丸，使肝热得泄，胃腑得和而疼痛得解；③泄肝：药用金铃子、延胡索、吴茱萸、川黄连，此苦、辛、酸为泄肝之主法。

13.《临证指南医案》《未刻本叶氏医案》

清代叶天士的主要著作有《临证指南医案》《未刻本叶氏医案》等书。叶氏在病因病机方面提出："肝为起病之源，胃为传病之所。"胃痛虽病位在胃，却常因情志不遂，或郁，或暴怒，郁怒伤肝，导致肝疏泄失常，进而影响胃之升降功能，而成胃脘痛病，故此病与肝关系密切。结合叶氏医案，主要病机可分为：肝木犯胃、肝郁化火犯胃、肝犯胃兼痰饮胸痹、郁伤脾胃阳虚、肝风犯胃液虚、气阻痰凝、瘀阻血络七种。叶氏论治胃脘痛，以治肝为要，肝胃同治，肝脾同治，肝气得疏，脾胃升降功能正常，则胃和而痛自止；同时，叶天士在治疗时注意顾护胃阴。

三、中西医结合治胃痛

（一）急性胃炎的辨治

临床上，西医学中的消化不良、急慢性胃炎、胃溃疡、十二指肠溃疡、胃下垂、胃痉挛、胃神经官能症等消化系统疾病，若临床表现以胃脘部疼痛为主，均可参照胃脘痛论治。但是，二者并不是一一对应的，在运用中医药治疗西医学中的相关疾病时，应当回归到中医学的辨证体系中来，在中医学思想的指导下进行辨证论治。兹以急性胃炎为例，论述中医学对急性胃炎的辨治：

1. 主症为纽带。急性胃炎的表现为急性上腹不适，上腹痛、恶心呕吐等。在中医药文献中，有"心下急""卒痛"等相似描述，这种相近的症状描述，是治疗借鉴的连接点。

2. 辨病为前提。准确的诊断是正确治疗的前提，更是运用中医药的压舱石。在对疾病治疗前必须要有明确的诊断以及病因认识，这是毋庸置疑的。由于中医学受当时科学技术的限制，在疾病的认识中有很多是不完备的，在运用中医学治疗西医学疾病的过程中，应当认识到中医学的不足，并汲取西医学的认识，而不是对现代医学一味地排斥。在进行诊断、鉴别诊断的同时，必要时应当辅以现代医学的物理检查、实验室检查和其他特殊检查，如腹部 X 线检查、B 超检查、电子胃镜等，并按照诊断标准，作出中西医双重诊断。中医学方面应当与真心痛、胁痛、腹痛等进行鉴别诊断；西医学方面应当与急性腐蚀性胃炎、急性阑尾炎、急性胆囊炎、胆石症、胆道蛔虫症等疾病进

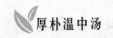

行鉴别诊断。在鉴别诊断的基础上，还应当辨别急性单纯性胃炎、急性糜烂性胃炎、急性腐蚀性胃炎和急性化脓性胃炎。

3. 辨证为指导，从中医学角度治疗现代疾病。在明确诊断的前提下，应当回归到中医的辨证体系中来，这是准确运用中草药进行治疗的前提。现代药理学研究或可参考，但是不能作为选药用药的准则。辨证时，应当运用中医学的望、闻、问、切对患者的神、色、形、态进行细致的诊断，查看脉象的缓急，舌苔的厚薄，是否有瘀血，搜集四诊资料为处方开药做准备。在具体辨证过程中，或运用六经辨证，或运用脏腑辨证，或运用八纲辨证，总以切中病机为目的。在急性胃炎的辨证中，应当依据其临床表现结合四诊信息进行辨证。临床患者多表现为：突然出现剧烈的上腹疼痛，或不适，伴见嗳气，恶心呕吐，或合并腹泻、吐血。在运用中医药进行时，排除因物理、化学因素等外界诱因刺激以后，若患者舌质偏暗，病机以瘀血阻滞为主，可以四物汤为主方，加三棱、莪术等活血化瘀药。若患者舌苔厚腻，病机以湿阻经络为主，则可以二陈汤为主方，加猪苓等利水化湿药；同时辨别寒热，热象偏重加竹茹，寒象偏重加半夏等药。若患者呕吐未消化食物残渣，气味酸腐，则可以保和丸为主方。若受情志刺激而发，则可以柴胡逍遥散加减。若出现吐血，则应加三七、蒲黄炭、血余炭等止血之品。若合并腹泻，同时兼夹表证，则可合葛根芩连汤加减化裁。临证时，若病机复杂，则可合方论治。

4. 古方为参考。在古籍中，记述有大量的有效方剂。由于记述简单，多是简单记述症状后，直接给出方药，较少涉及病机和四诊信息，直接拿来运用临床未必会有好的疗效，而应该在中医辨证的前提下，进行参考。

（1）当归汤：主心腹绞痛，诸虚冷气满方。当归（三两），干姜（四两），甘草（二两），芍药（三两），厚朴（三两），黄芪（二两），蜀椒（一两），半夏（三两，洗），桂心（三两），人参（二两）。凡十物，以水一斗，煮取三升二合，强人服一升，羸人服八合，大冷者加附子一枚（《小品方·治心痛腹胀满冷痛诸方》）。此条论述心腹绞痛，因于寒凝者。方中桂心、干姜、蜀椒温中，当归活血，芍药、甘草缓急止痛，厚朴行气，半夏燥湿，黄芪、人参益气。从所用药物及药量来看，温中药偏多，且用量偏重；同时用有黄芪、人参等补气药物，较适合素体体虚患者、老年患者、久病患者等。细察方药运用，气血兼顾，缓急兼顾。可用于急性胃炎患者，证属寒邪偏重兼见虚象者。

（2）鬼击之病，得之无渐，卒著，如人力刺状，胸胁腹内绞急切痛，不可抑按。或即吐血，或鼻中出血，或下血，一名鬼排。治之方：灸鼻下人中一壮，立愈。不瘥，可加数壮。又方：升麻、独活、牡桂，分等。末，酒服方寸匕，立愈。又方：灸脐下一寸，二壮。又方：灸脐上一寸，七壮，及两踵白肉际，取瘥。又方：熟艾如鸭子大，三枚。水五升，煮取二升，顿服之。又方：盐一升，水二升。和搅饮之，并以冷水噀之。勿令即得吐，须臾吐，即瘥。（《肘后备急方·治卒得鬼击方第四》）。此条论述，从其文中对症状对描述来看，确为急症。腹中急痛，甚或吐血、下血，从这些表述来看，是有上消化道出血的情况的，和西医学中的急性糜烂性胃炎的临床表现较为吻合，治疗上可适当参考。但是所给方药多而杂，各方药所对应的病证应当有所区别。升麻、独活、牡桂这组药物，寒热并用，适用于急性胃炎证属寒热错杂者；而诸多灸法，适用于急性胃炎证属寒邪内盛者；冷水饮食盐方，以吐为目的，较适用于食滞胃脘而引起的急性胃炎。

（3）治卒心痛。桃白皮煮汁，宜空腹服之；又方：桂末若干、姜末二药，并可单用，温酒服方寸匕，须臾，六七服，瘥。又方：黄连八两。以水七升，煮取一升五合，去滓，温服五合，每日三服。又方：吴茱萸二升，生姜四两，豉一升，酒六升，煮三升半。分三服。又方：人参、桂心、栀子（擘）、甘草（炙）、黄芩各一两。水六升，煮取二升，分三服，奇效。又方：附子二两（炮），干姜一两。捣，蜜丸。服四丸，如梧子大，日三。又方：吴茱萸一两半，干姜、准上桂心一两，白术二两，人参、橘皮、椒（去闭口及子、汗）、甘草（炙）、黄芩、当归、桔梗各一两，附子一两半（炮）。捣，筛，蜜和为丸，如梧子大。日三，稍加至十丸、十五丸，酒饮下，饭前食后任意，效验。又方：桂心、当归各一两，栀子十四枚。捣为散，酒服方寸匕，日三五服。亦治久心病发作有时节者也。又方：桂心二两，乌头一两。捣，筛，蜜和为丸。一服如梧子大三丸，渐加之（《肘后备急方·治卒心痛方第八》）。本条文叙述较简略，从其所用药物来看，有温中止痛的方药，如桂末、姜末和吴茱萸、生姜、豆豉等；也有黄连一味，偏重清热燥湿。这些单味药物的应用和不同治疗方向药物的罗列，反映了当时对疾病病因认识的不明确，而方药只是临床经验的积累。基于此，临证参考借鉴时需要对所录方药进行再斟酌。若急性胃炎寒邪偏重，可选吴茱萸、生姜、豆豉；若病程较长，可用桂心、乌头制成蜜丸，缓图之。

（4）暴得心腹痛如刺方。苦参、龙胆各二两，升麻、栀子各三两。苦酒五升，煮取二升，分二服。当大吐，乃瘥（《肘后备急方·治卒心痛方第八》）。从该条论述的方药看，大都为清热解毒之品，临证可用于热象偏重的急性化脓性胃炎。从方后注解来看，又可用于因于食滞而成急性胃炎者。临证时，应当结合患者病情，斟酌选用。

（5）饥而心痛者，名曰饥病。龙胆、附子、黄连等分。捣筛。服一钱匕，日三度服之。（《肘后备急方·治卒心痛方第八》）。此条论述，比较有特点，饥而心痛和十二指肠溃疡的临床表现较吻合。临证时，若辨证属于湿热阻滞者，可参考运用。

（6）疗心痛、冷痛、腹满如锥刺及虫噬心痛，服当归方。当归三两，桔梗二两，吴茱萸三两，桂心三两，芍药二两，大黄二两。上六味，以水六升，煮取二升三合去滓，内鹤虱一两，搅温一沸。分三服，空腹服之，微利为度（《外台秘要》）。此条所论述病证，以刺痛或噬心痛为主。方中所用药物多偏温，此外鹤虱有杀虫之效，而大黄有泻下之功，并且全方以微利取效。综合考虑，此方较适合于因于蛔虫、蛲虫等虫积所致胃痛者。

（7）治卒心痛。腹胁气胀，不欲饮食，宜服高良姜散。方高良姜（一两半，锉），厚朴（二两，去粗皮，涂生姜汁，炙，令香熟），桂心（一两），当归（一两，锉碎，微炒）。上四药，捣筛为散，每服三钱。以水一中盏，煎至六分，去滓，不计时候，热服（《太平圣惠方·治卒心痛诸方》）。本条可参考用于寒象较重的急性胃炎的治疗。方中高良姜温中；桂心散寒；寒则血凝，加当归活血。寒中胃腑则运化不及，故而腹胀。诸药共奏温中止痛之效。

（8）治卒心痛。腹胁气滞方。桂心（一两），当归（一两，锉，微炒），蓬莪术（一两）。上三药，捣细罗为散，不计时候，以热酒调下一钱（《太平圣惠方·治卒心痛诸方》）。本条所述方

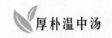

药适用于急性胃炎而血瘀偏重者，方中桂心温中、当归活血、莪术祛瘀，有较强的活血化瘀之功。

以上方药均可用于急性胃炎的参考治疗，但是正确的使用应当在中医学的辨证体系指导下。临证时，应当对古代方药进行斟酌再认识，使之合乎中医学辨证论治的规范，只有这样才可避免漏诊、误诊、误治等不良事件的发生。

（二）心前区疼痛的辨治

秦汉时期，胃脘痛与心痛多分开称之。隋唐时期，在《诸病源候论》中将心痛与胃脘痛合称心腹痛，如"心腹相引痛者，足太阴之经与络俱虚，为寒冷邪气所乘故也。足太阴是脾之脉……络胃；其支脉，复从胃别上注心。经入于胃，络注于心。此二脉俱虚，为邪所乘，正气与邪气交争，在于经则胃脘急痛，在于络则心下急痛"。论中所及，胃与心以络脉相连，寒邪中于经络，随处流窜，流窜于经则胃脘痛，流窜于络则心前区疼痛。痛处随邪之所处而游走，故心腹痛的症状中，应当包含有心前区疼痛。在现代临证面临心前区疼痛的病证时，或可参考心腹痛论治，亦或可从胃脘论治心前区疼痛。胃与心因络脉而相连，络脉有邪，则现心痛。可各随其感邪而调于脾胃，使邪随络而出，则心痛可止。同时，古医籍中记述有大量的有效方剂，临床可在中医辨证的指导下，为心血管疾病的治疗提供参考。

（1）解急蜀椒汤：主寒疝，心痛如刺，绕脐绞痛，腹中尽痛，白汗自出，欲绝方。蜀椒（三百枚，一方二百枚），附子（一枚），粳米（半升），干姜（半两），半夏（十二枚），大枣（三十枚），甘草（一两）。凡七物，以水七升，煮取三升，汤成热服一升，不瘥复服一升，数用治心痛最良。一说寒气心腹痛，榰缴困急欲死，解结逐寒下气止痛方良（《小品方·治心痛腹胀满冷痛诸方》）。此条文的症状描述如心痛如刺、白汗自出欲绝等，与缺血性心脏病的表现有相吻合之处。方中蜀椒、附子、干姜散寒力雄，半夏祛痰，甘草、大枣、粳米温中和胃。可用于证属寒凝气机阻滞较重的缺血性心脏病的参考治疗。

（2）治卒心痛。气闷欲绝，面色青，四肢逆冷。吴茱萸丸方：吴茱萸（一两，汤浸七遍，焙干微炒），干姜（一两，炮裂锉），桂心（一两），干漆（一两，捣碎，炒令烟出），槟榔（一两），青橘皮（一两，汤浸，去白瓤焙），木香（一两），白术（一两），当归（一两，锉微炒），桔梗（一两，去芦头），附子（一两，炮裂去皮脐）。上药，捣罗为末，炼蜜和捣三五百杵，丸如梧桐子大，不计时候，以热酒下二十丸（《太平圣惠方·治卒心痛诸方》）。本条所描述的四肢逆冷、面色青、气闷等症状，在临床上和心肌梗死的表现相吻合。方中吴茱萸、干姜、桂枝、附子温阳散寒，槟榔、青皮、木香、桔梗行气，可用于中医辨证属寒凝气滞的心肌梗死的治疗。

（3）夫心背彻痛者，由人脏腑虚弱，肾气不足，积冷之气，上攻于心，心气既虚，为邪所乘，则心与背俱痛而伛偻。如物从后所触，其心痛不可忍，故曰心背彻痛也。治冷气攻心背彻痛。吴茱萸散方：吴茱萸（半两，汤浸七遍，焙干微炒），槟榔（一两），人参（一两，去芦头），半夏（半两，汤洗七遍，去滑），肉桂（一两，去皱皮），当归（一两，锉微炒）。上药，捣筛为散。每服三钱，以水一中盏，入生姜半分，煎至六分，去滓，不计时候，稍热服（《太平圣惠方·治心背彻痛诸方》）。本条阐述了心背彻痛的病机为积冷之气，上攻于心。方中吴茱萸、肉桂温阳散寒，槟榔、半夏祛痰，当归活血，人参益气。诸药

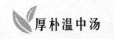

共奏散寒活血、祛痰益气之功。可用于中医辨证属寒凝血瘀，气虚痰凝的心肌梗死的治疗。

（4）治胃中气满，引心背彻痛，川椒丸方。川椒（一两，去目及闭口者，微炒去汗），半夏（一两，汤洗七遍，去滑），附子（一两，炮裂去皮脐）。上药，捣罗为末，炼蜜和丸，如梧桐子大，不计时候，以醋汤下十丸（《太平圣惠方·治心背彻痛诸方》）。此条记述由胃及心而出现心背彻痛表现的方药。方药较简单，仅川椒、半夏、附子三味药，有温阳散寒祛痰之功。可用于中医辨证属寒凝痰阻证的缺血性心脏病的治疗。

（5）治心背彻痛。宜用此方：川椒、乌头、桂心、芎䓖、细辛、附子、羌活（以上各一两），芫花（三两）。上药，并细锉，用醋拌炒令热，以故帛裹熨痛处，冷即易之（《太平圣惠方·治心背彻痛诸方》）。此条记述外治法，多温药，在临床应用中，限制较口服药要少些。临床若以寒象为主要表现的缺血性心脏病，均可参考用之。

（6）疗心下切痛引背，胸下蓄气，胃中有宿食。茱萸煎方：吴茱萸（一升），蜀椒（五升），甘草（二两，炙），干地黄（一斤）。上四味，以清酒三升渍三宿，绞取汁，铜器中煎令沸，麦门冬五升去心、干漆一斤纳煎，中色黄，绞去之，纳石斛五两、阿胶一斤、白蜜六升，凡九味以汤煎，令可丸，取如枣大。含，稍稍咽之，日三，甚者日五六服。膝胫重痛者，加石斛；少气，加麦门冬。服药五日愈。当下症。忌海藻、菘菜、芜荑等（《外台秘要·心背彻痛方四首》）。此条记述心痛彻背，同时胃脘兼见宿食表现的证治丸药。吴茱萸、蜀椒温中，甘草缓急，地黄养阴，做成丸药可缓图之。可用于辨证属寒凝阴虚的缺血性心肌病的治疗。

（7）《古今录验》真心痛证，手足青至节，心痛甚者，旦发夕死，夕发旦死，疗心痛，痛及已死方。高其枕，拄其膝，欲令腹皮蹙柔，爪其脐上三寸胃管有顷，其人患痛短气，欲令人举手者，小举手问痛瘥，缓者止（《外台秘要·杂疗心痛方三首》）。此条记述真心痛的外治法，临床较少验证，今录述之，为临床所参考。统而言之，和心血管疾病相关联的方药多以温热药为主，临床上尚需从气血阴阳以及病理产物等多方面进行辨证论治。心痛彻背、真心痛、卒心痛等描述仍不很完善，和西医学中的缺血性心脏病并不能一一对应。临床借鉴时尚需在已有西医诊断的情况下，对疾病进行中医的辨证认识，并在此基础上选择相符合的方药。[36]

四、胃痛的临床研究

1. 中医分型及舌象与幽门螺杆菌感染的关系

谢春娥等[37]探讨胃痛中医辨证分型及舌象与幽门螺杆菌（Hp）感染的关系。方法：192 例胃痛患者采用胃黏膜组织快速尿素酶试验（RUT）检测，其中阳性 138 例，阴性 54 例，分为肝气犯胃、脾胃湿热、瘀血停胃、胃阴亏虚、脾胃虚寒 5 个证型，观察各证型及舌象与 Hp 感染的相关性。结果：对胃痛患者舌色、舌苔、中医证型与 Hp 感染进行相关性分析，结论 $P < 0.05$。Hp 阳性胃痛患者中舌色分布由高到低依次为红、淡红舌、淡白舌、暗红舌，所占比例分别为 44.20%，25.36%，17.39%，13.04%；Hp 阳性胃痛患者中舌苔分布由高到低依次为黄腻苔、薄白苔、白腻苔、光剥苔、白厚苔、黄厚苔、薄黄苔，所占比例分别为：26.81%、23.91%、15.94%、11.60%、10.15%、7.25%、4.34%；Hp 阳性胃痛患者中医证型分布由高

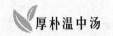

到低依次为脾胃湿热型、肝气犯胃型、脾胃虚寒型、胃阴亏虚型、瘀血停胃型，所占比例分别为 28.26%、25.36%、17.39%、15.95%、13.04%。结论：Hp 感染与胃痛辨证分型及舌象有一定关系。

按：中医古籍中对 Hp 并无认识，但从临床病例的主要症状来看，Hp 感染多与饮食不节有关，脾胃升降失常，寒热虚实错杂，气机阻滞是其主要病机。许多学者临证经验认为，脾胃湿热是 Hp 相关性胃病的重要病机。马晓兰等认为 Hp 的发病具有激惹性、渐进性、反复性等特点，这些特点均符合中医湿热邪气的证候表现。脾胃虚弱是 Hp 感染的病理基础，在此基础上形成的气滞、血瘀、郁热、湿阻等病理变化为 Hp 的附着、繁殖、致病提供了客观条件。本次研究调查结果显示，舌象与 Hp 感染之间具有一定的相关性。Hp 阳性的患者黄腻苔及红舌的检出率最高，明显高于 Hp 阴性的患者。因此，我们可以初步认为胃痛的患者如出现舌红、苔黄腻则提示 Hp 感染的可能性较大，可作为 Hp 检测的对象。Hp 与中医证型的研究分析显示，患者的中医证型与 Hp 感染密切相关，不同中医证型 Hp 的检出率不同，脾胃湿热型及肝气犯胃型患者的 Hp 检出率最高，分别为 28.26%、25.36%，脾胃虚寒型、胃阴亏虚型及瘀血停胃型 Hp 检出率较低。这与邹晓华、郑惠虹等的见解相一致。如前所述，Hp 感染导致机体发生气滞、血瘀、郁热、湿阻等病理变化，相应表现出各种证型。疾病早期，病邪初至，可以以肝气犯胃及脾胃湿热为主，随着病情的发展，病邪深入，正气损伤，到后期久病伤阴、入络，则证型多以脾胃虚寒、胃阴亏虚、瘀血停胃为主。因此，各种中医证型均可出现在 Hp 感染致病的过程中。本研究通过综合观察分析胃痛患者的舌象及辨证分型与其之间的相互关系，对胃痛患者感染 Hp 进行相关性分析，并对其证候学规律进行了初步的研究，从而对中医药抗 Hp 治疗提供了一定的指导作用。[37]

2. 胃脘痛中医辨证特点与胃镜表现的关系

唐伟等[38]探索胃脘痛中医辨证特点及其与胃镜表现的关系。选取临床常见病对其进行宏观与微观辨证研究具有重要意义。本研究收集 2008 年 9 月 ~ 2010 年 10 月六安市中医院门诊及病房临床资料完整的 234 例胃脘痛患者，分析其中医宏观整体辨证与胃镜下的微观表现，探索胃脘痛的临床诊断规律，以期提高对胃脘痛的认识。方法：运用关联规则的数据挖掘方法，对 234 例胃脘痛患者中医宏观辨证与胃镜检测结果进行分析研究。结果：脾胃虚弱（寒）证与胃黏膜苍白，或溃疡浅，红肿不明显相关；肝气犯胃证与胆汁反流相关；湿热中阻证与黏膜红肿明显，或溃疡有黄白苔相关；胃阴亏耗证与黏膜粗糙，血管显露，或黏液稀少相关；瘀血停胃证与黏膜隆起肿胀，糜烂相关；饮食伤胃证与水食物潴留，或可见较多黏液附着黏膜相关。脾胃虚弱（寒）证和湿热中阻证对应的内镜下表现出现的频次最高，而中医宏观辨证以脾胃虚弱（寒）证和肝气犯胃证最高。结论：胃脘痛内镜下特征性表现与中医辨证密切相关；通过胃镜等现代腔镜检查手段，可更加客观深入地把握胃脘痛的辨证特点，提高临床辨证准确性。

按：胃脘痛是临床常见病、多发病，准确辨证能提高疗效。将现代胃镜检查的胃黏膜微观表现与中医宏观整体辨证结合是一条有效途径。本研究立足于客观证据的分析，运用关联规则的数据挖掘方法将二者有机结合，得出了有意义的结果。并且关联规则的分析结果与 SPSS 软件的一致性检验能够互相印证。

结果显示，内镜下特征性的表现与中医辨证密切相关，例如脾胃虚弱（寒）证与胃黏膜苍白，或溃疡浅，红肿不明显相关；肝气犯胃证与胆汁反流相关；湿热中阻证与黏膜红肿明显，或溃疡有黄白苔相关；胃阴亏耗证与黏膜粗糙，血管显露，或黏液稀少相关；瘀血停胃证与黏膜隆起肿胀，糜烂相关；饮食伤胃证与水食物潴留，或可见较多黏液附着黏膜相关。有研究显示，脾胃湿热型慢性胃炎胃镜像多见充血性红斑，黏膜水肿；脾胃气虚型胃炎胃镜下可见黏膜灰白，黏膜皱襞细小；脾胃虚寒型消化性溃疡患者的溃疡面更多表现为白色；肝胃气滞型、胃热炽盛型、胃阴亏虚型消化性溃疡患者的溃疡面更多表现为黄色；瘀阻胃络型球部或幽门变形者多见，与本研究结果基本一致。望诊是中医四诊之一，胃镜检查是中医望诊的进一步延伸，且直接观察病所，达到见微知著效果。脾胃虚弱（寒）证与胃黏膜苍白相关，中医学认为白色主虚证、寒证、失血一致；湿热中阻证与黏膜红肿明显，溃疡有黄白苔相关，同赤色主热证，黄色主脾虚、湿证一致；胃阴亏耗证与黏膜粗糙，黏液稀少相关，同阴虚证阴液亏少，滋润、濡养等作用减退一致；瘀血停胃证与黏膜隆起肿胀，糜烂相关，符合血瘀证肿块、出血、瘀血色脉的表现；肝气犯胃常可使胃气不降，且肝胆互为表里，肝气不疏，势必影响胆汁的分泌和排泄，因此肝气犯胃证与胆汁反流相关符合中医学理论；饮食伤胃证与水食物潴留，或可见较多黏膜附着黏膜相关，符合脾胃既伤，运化失常的病因病机。上述内容符合中医诊断学取类比象的原则，可作为整体辨证重要的参考依据和有益的补充，但由于中医证型常有兼夹证，故不能将二者的关联关系绝对化。有研究显示小儿胃脘痛不论临床宏观辨证还是胃镜下微观辨证，均以胃肠湿热（滞热）证、脾胃虚弱（虚寒）证为主。本研究结果显示脾胃虚弱（寒）证和湿热中阻证对应的内镜下表现出现的频次最高，与文献相同，而中医宏观辨证以脾胃虚弱（寒）证和肝气犯胃证最高。提示不同人群的宏观与微观辨证有其特殊性，应区别对待。总之通过胃镜等现代腔镜检查手段总结辨证规律，可更加客观深入地把握胃脘痛的辨证特点，提高临床辨证准确性，值得深入研究。[38]

五、厚朴温中汤的临床应用

1. 厚朴温中汤加减治疗脾胃虚寒型胃痛的临床疗效

王亢等观察厚朴温中汤加减治疗脾胃虚寒型胃痛的临床疗效方法：60 例脾胃虚寒型胃痛患者均采用厚朴温中汤加减治疗。方药组成：白芍炭、厚朴、陈皮、茯苓各 15g，桂枝、草豆蔻仁各 12g，炙甘草 10g，木香 6g，干姜 3g。加减：气短乏力者加黄芪 15g，党参 15g；痛甚者加丹参 12g，檀香 10g；腹胀、痞闷甚者加醋香附 15g，佛手 15g；泛吐清水甚者加炒薏苡仁 30g，炒白扁豆 20g，木瓜 12g，蚕砂 12g；腹泻甚者加藿香 12g，苍术 12g，山楂炭 20g。每日 1 剂，水煎服，早晚两次温服，4 周为 1 个疗程。结果：60 例患者中治愈 38 例，占 63.33%；好转 16 例，占 26.67%；未愈 6 例，占 10%。有效率为 90.0%。结论：厚朴温中加减汤治疗脾胃虚寒型胃痛疗效显著。

按：胃痛又称胃脘痛，主要症状是胃脘部近心窝处疼痛。与西医学急慢性胃炎、胃溃疡、消化不良等所致上腹部疼痛的一类疾病相似。其病性有"寒热虚实"之执。《顾氏医镜》云："须知拒按者为实，可按者为虚；痛而胀闭者多实，不胀不闭者多虚；喜寒者多实，爱热者多虚；饱则甚者多实，饥则甚者多虚；脉实气粗者多实，脉少气虚者多虚；新病年壮者多实，久病年老者多虚；补而不效者多实，攻而愈剧者多虚，必以望、闻、问、切四者详辨，则虚实自明。"其病机可概括为：胃气阻滞，胃失和降，不通则痛。在日常生活中虚寒性胃痛患者也较为常见。脾胃同居中焦，互为表里，受纳运化水谷。脾主升，胃主降，胃以脾之运化升清发挥受纳腐熟之用，脾胃常相互为患。若脾阳虚衰，寒由内生，可致胃失温养而胃痛。《丹溪医集》云："劳役太甚，饮食失节，中气不足……停结于胃口而痛。"《素问》载："浊气在上，则生䐜胀。"胃失通降，浊气上泛，故胀满；寒得温而散，气得按而行，所以喜温喜按；脾虚中寒，水不运化而上逆，故泛吐清水；脾胃虚寒，则受纳运化失常，故食纳较差；胃虚得食，则产热助正以抗邪，所以进食痛止。《素问》载："四肢皆禀气于胃而不得至经，必因于脾乃得禀也。"脾主四肢，位于中焦，脾阳不振，则其失健运，四肢失其温养，故疲乏、手足不温。《素问》载："清气在下，则生飧泄。"脾虚生湿下渗肠间，故大便溏薄。舌淡脉虚弱或迟缓，皆为脾胃虚寒、中气不足之象。厚朴温中汤组方：厚朴、陈皮、茯苓、草豆蔻仁、甘草（炙）、木香、干姜，主治脾胃虚寒，心腹胀满。方中厚朴消食化痰，去湿散胀。《本草汇言》云厚朴"宽中化滞，平胃气之药也"。陈皮理气燥湿，如《日用本草》云："能散能泻，能温能补，能消膈气……"厚朴、陈皮共用达行气宽中，燥湿健脾之效。茯苓渗湿健脾益胃。《用药心法》云："茯苓……味甘平补阳，益脾逐水，生津导气。"草豆蔻仁，性辛温，行气温中化湿。《本草原始》云："补脾胃……虚弱不能饮食者最宜……"炙甘草，甘温益气，缓急止痛。木香理气止痛调中，燥湿化痰。干姜辛热，归脾胃经，温中散寒，回阳通脉，燥湿消痰。诸药合用，共奏温中健脾益气、理气和胃止痛之功效，使脾胃阳气得复，阻滞之胃气得以通降，胃痛自止。现代药理研究发现，厚朴、陈皮、茯苓、草豆蔻仁、甘草（炙）、木香、干姜均具有不同程度的抗炎、抗溃疡、止痛、调节胃肠道的作用。故厚朴温中汤加减治疗脾胃虚寒性胃痛取得满意的疗效，值得临床推广应用。

2. 厚朴温中汤加减治疗寒湿胃痛的临床疗效

葛友庆在临证中用厚朴温中汤加减治疗寒湿胃痛共 120 例，收到了较为满意的疗效，现小结报告如下。临床资料：120 例中，大部分为门诊患者，其中男 84 例，女 36 例；年龄最小 12 岁，最大 66 岁，平均 40.5 岁；病程最短者 1 个月，最长的 15 年，平均 3.6 年。临床表现胃脘胀满疼痛，遇寒加重，得热则减，不思饮食，泛恶欲吐，口清而腻，腹部痞闷，大便溏泄，面色黄晦无华，神疲乏力，舌质清胖，苔白腻或水滑，脉濡缓或濡细。120 例中有 78 例于治疗前做过胃镜检查，结果诊断为浅表性胃炎者 19 例，胃窦炎 22 例，十二指肠球部溃疡 12 例，胃窦炎合并十二指肠球部溃疡 3 例，胃溃疡 22 例。治疗方法：基本方：川厚朴、炒陈皮、广木香、生姜各 10g，清干姜 6g，云苓等 15g，草豆蔻（后下）、炙甘草各 5g。加减法：若见畏寒肢冷，喜热喜按，舌淡脉迟等寒象明显者选加附子、吴茱萸、高良姜、肉桂；若见泛吐清水量多，舌苔白厚腻等湿邪偏重者加苍术、姜半夏各 10g，薏苡仁 30g；若见脘腹胀满，嗳气频频等气滞明显者加枳壳、乌药、甘松各 10g；若病程较长，恐有久病入络或见胃脘刺痛、固定不移、痛处拒按等瘀血症状者则加延胡索、当归各 10g，失笑散（包）15g；有呕血或便血者加仙鹤草 20g，白及片 15g，三七粉（分吞）5g。服法：每日 1 剂，

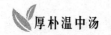

分2次煎服，10天为1个疗程，一般服1～3个疗程，少数患者服5个疗程。治疗结果：痊愈26例（21.67%），显效51例（42.5%），有效32例（26.67%），无效11例（9.17%）。总有效率90.83%。

按： 在《中医内科学》五版教材及《实用中医内科学》等重要著作中，均无寒湿胃痛一证。据笔者临床初步统计，此证在胃痛病各证型中占15%～20%，尤多见于农民和从事体力劳动者，以前常按气滞型或虚寒型胃痛辨治，但疗效不够满意。寒湿胃痛的病因大多由于冒雨涉水外感寒湿，内客于胃；或饮食不节，饥饱失常，过食生冷，特别是盛暑酷热，恣食冷饮，朝伤暮损以致寒湿内停，气机不和，不通则痛。另外脾胃素虚，或久病、劳倦伤脾，均可导致脾阳不振，运化失健，湿从内生，寒与湿合，阻于中焦，胃气不和，以致胃脘胀满疼痛。厚朴温中汤出自《内外伤辨惑论》，方中厚朴下气除满；草豆蔻、干姜、生姜温中散寒；木香、陈皮行气宽中；茯苓、甘草渗湿健脾。诸药合用成为温中燥湿、理气止痛之剂，对寒湿中阻、气机不畅的胃脘痛确是方证合拍，故服后疗效卓著。据临床观察，厚朴温中汤加减治疗寒湿胃痛一般取效迅速，但服药要达到三个疗程以上，疗效才比较巩固，否则容易复发，病程长者尤为如此。

六、典型案例

顾某，男，33岁。1990年3月2日初诊。患者有胃脘胀痛史4年，形寒饮冷则加重，泛吐清水，口腻纳减，嗳气则舒，面黄形瘦，神疲乏力，舌质淡胖，苔白厚腻，脉濡软。胃镜检查诊断为胃窦炎伴十二指肠球部溃疡。4年中曾用过雷尼替丁、猴菇菌片、呋喃唑酮等多种西药，病情未见好转，体力日衰，渐致不能正常上班。中医辨为寒湿胃痛。治宜温中燥湿，理气止痛。药用基本方加炒苍术、淡附片、香甘松各 10g，淡吴茱萸 3g。服上药 5 剂后疼痛即见减轻，10 剂后胃痛基本消失，舌苔化薄，其他症状也明显好转，以后再加益气健脾之品等调理，共服药 40 剂，4 年之顽疾霍然而愈，一月后复查胃镜亦恢复正常，随访 5 年胃痛无复发。[40]

第四节　泄　泻

一、概述[41]

（一）中医学对泄泻病名的认识

1. 四大经典时期的理论奠基

《黄帝内经》关于泄泻的记载和称谓可谓种类繁多，有泄、后泄、下泄、窍泄、泄注、洞泄、濡泻、飧泄、溏泄、注泄鹜溏、暴注下迫等。分别例举如下：《素问·至真要大论》有："诸厥固泄，皆属于下。"《素问·举痛论》："寒气客于小肠，小肠不得成聚，故后泄腹痛矣。"《素问·厥论》有："少阴厥逆，虚满、呕变、下泄清。"《素问·至真要大论》有："太阴之复，湿变乃举……甚则入肾，窍泻无度。"《素问·气交变大论》有："岁火不及，寒乃大行……病鹜溏、腹满、食饮不下，寒中肠鸣，泄注腹痛。"上述的泄、后泄、下泄、窍泄、泄注与泄泻一词的含义本身并无本质的区别，只是上古时期对泄泻的不同称呼而已。洞泄、濡泄、飧泄、溏泄、注泄鹜溏对后世关于泄泻的理论建构，有较大的影响。《素问·生气通天论》曰："春伤于风，邪气留连，乃为洞泄。"《灵枢·邪气脏腑病形》对于洞泄的脉象亦有描述："肾脉……小甚，为洞泄。"《素问·阴阳应象大论》云："湿胜则濡泻。"明代李梴在《医学入门·卷之四·湿类·泄泻》释云："濡泻即湿泻。"关于飧泄，多为完谷不化的泄泻，《素问·脏气法时论》曰："脾病者……虚则腹满肠鸣，飧泄食不化。"《灵枢·百病始生》亦云："多寒则肠鸣飧泄，食不化。"溏泄，在《素问·至真要大论》中这样论述："厥阴司天，风淫所胜……冷泄腹胀，溏泄瘕水闭，病本于脾。"注泄鹜溏，后世亦称鹜溏、鹜泄，《素问·至真要大论》有："阳明司天，燥淫所胜……寒清于中……腹中鸣，注泄鹜溏。"清代的尤怡在《金匮翼·卷七·泄泻》中有言："寒泻一名鹜溏，鹜溏者，水粪并趋大肠也……所谓大肠有寒则鹜溏也。"指出"鹜泄"为泄泻偏于寒者，后世亦指寒泻。上述所言之"洞泄""濡泄""飧泄""溏泄""鹜泄"，即后世医书中经常引用到的"经中五泄"。此五泄有时亦以滑泄、濡泄、飧泄、溏泄、鹜泄的形式出现。此外，《内经》中还提到了一种偏于热性的泄泻，称其为"暴注下迫"，如《素问·至真要大论》曰："诸呕吐酸，暴注下迫，皆属于热。"上述的这些词汇，即是《内经》中关于"泄泻"一词的不同描述，它们有时会特指某一类的泄泻，如濡泄指湿邪偏盛的泄泻，飧泄指完谷不化一类的泄泻；溏泄指泻下溏垢污浊的泄泻等。但在后世医家的论述中，也有将这类词汇代称或泛指泄泻，并不做具体划分，这主要是由于泄泻一词，在古代文献中出现并固化的时间较晚。

同为四大经典之一的另一部中医理论的重要著作《难经》

中，也提出了五泄的理论，但与《内经》不同，其更侧重于因脏腑病变而产生的泄泻，《难经·五十七难》这样阐述其理论："泄凡有几？皆有名不？然。泄凡有五，其名不同。有胃泄，有脾泄，有大肠泄，有小肠泄，有大瘕泄，名曰后重。胃泄者，饮食不化，色黄。脾泄者，腹胀满，泄注，食即呕吐逆。大肠泄者，食已窘迫，大便色白，肠鸣切痛。小肠泄者，溲而便脓血，少腹痛。大瘕泄者，里急后重，数至圊而不能便，茎中痛，此五泄之要法也。"从其症状的描述来看，胃泄、脾泄、大肠泄的定义更接近泄泻所代表的疾病，而小肠泄、大瘕泄则指的是痢疾一类的疾病。《内经》中所提到的"五泄"与《难经》中所述的五种泄泻，共同构成了后世对于"泄泻"论述的重要理论基石。

　　汉代张仲景在他的著作《伤寒杂病论》中，并没有沿用《内经》或《难经》中对于泄泻的称谓，而是将泄泻与痢疾一类具有泄下表现的病证，大量地以"利"或"下利"统称之，并且较少使用其他词汇。如《伤寒论·卷第一·辨脉法第一》有："腹内痛者，必欲利也。"《伤寒论·辨太阳病脉证并治下第七》曰："伤寒服汤药，下利不止，心下痞硬，服泻心汤已，复以他药下之，利不止。"《金匮要略·呕吐哕下利病脉证并治第十七》有："干呕而利者，黄芩加半夏生姜汤主之。""下利清谷，不可攻其表，汗出必胀满。"除此之外，偶尔也间见一些其他关于泄泻的称谓，如《金匮要略·呕吐哕下利病脉证并治第十七》有："气利，诃梨勒散主之。"《金匮要略·水气病脉证并治》有："肺水者，其身肿，小便难，时时鸭溏。"《伤寒论·辨少阴病脉证并治第十一》有："少阴病，四逆，其人或咳或悸，或小便不利，或腹中痛，或泄利下重者，四逆散主之。"以上为《伤寒杂

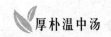

病论》中，泄泻一意，在篇章中的词语表述情况。

《神农本草经》是我国重要的本草学奠基性专著，书中大量记载了治疗泄泻的药物，从对于治疗泄泻药物的描述，可以反观其对于泄泻这一含义的不同表达形式，如："滑石，主身热泄澼""黄连，主腹痛下痢""黄芩，主肠澼泄痢"。从"泄澼""下痢""泄痢"这些词可以看出，书中对于泄泻含义的称谓，比照之前的著作，较少变化，而且也是泄泻与痢疾混称，不加区分。

2. 传承发展阶段

到了魏晋南北朝时期，对于泄泻的记载如《中藏经》中："寒则精神不守，泄利不止。"《脉经》有："尺脉细微，溏泄，下冷利。""脉滑，按之虚绝者，其人必下利。"又云："洞泄，食不化，不得留，下脓血，脉微小迟者生，紧急者死。泄注，脉缓时小结者生，浮大数者死。"可见，这一时期，更多是沿用前代对于泄泻的称呼，并没有新词的出现。

3. 新语汇丰富与变化时期

隋唐时期，对于泄泻的词汇描述开始有了变化。除原有的"利"字，如《诸病源候论·卷四·虚劳诸病下·虚劳吐利候》有"夫大肠虚则泄利，胃气逆则呕吐。虚劳又肠虚胃逆者，故吐利"之外，伴随隋唐时期俗字、通假字的广泛应用，这种情况在医籍当中也同样有所反映。将"下利"写作"下痢"，如《诸病源候论·卷十七·痢诸病》有："不伏水土痢候"，"若移其旧土，多不习伏。必因饮食以入肠胃，肠胃不习，便为下痢，故名不伏水土痢也，即水谷痢是也。"同时，还提出了"水谷痢"的称谓："水谷痢者，由体虚腠理开，血气虚，春伤于风，邪气留连在肌肉之内，后遇脾胃大肠虚弱，而邪气乘之，故为水谷痢也"。又有："夫久水谷痢者，由脾胃大肠虚弱，风邪乘之，则泄痢。虚损不复，遂连滞涉引岁月，则为久痢也。"该书卷十七篇名为"痢诸病"，然观其所述，仍是"泄""痢"以"痢"并称混用。虽如此，然其篇下设赤白痢候、久赤白痢候、脓血痢候、久脓血痢候、冷热痢候、杂痢候、休息痢候等证，可见虽然该书在名称上，仍以"痢"统称之，然于疾病证候的认识上，痢疾与泄泻在实际治疗过程中，已有所区别。此为二者在认识上的分野之初。文字通假混用的情况，同样出现在这一时期的其他医学作品中，可见是当时的一种普遍现象。如《备急千金要方·卷十五下·脾脏下·冷痢第八》有："健脾丸，治虚劳羸瘦，身体重，脾胃冷，饮食不消，雷鸣腹胀，泄痢不止。"《新修本草·玉石等部下品卷第五》有："白垩，味苦、辛，温，无毒。主女子寒热，癥瘕，月闭，积聚，阴肿痛，漏下，无子，止泄痢。"《千金翼方·卷二·本草上·玉石部上品》有："绿青：味酸，寒，无毒。主益气，疗鼽鼻，止泻痢。"与《诸病源候论·卷十七》的情况相同，《外台秘要·卷第二十五》其下的所有条目，皆以"痢"统称之，但在治疗上，将泄泻与痢疾视为不同的证候，分别加以论述。

　　至于宋金元时期，是我国医药学发展的重要时期，此期学术气氛活跃，医学理论不断创新，对于泄泻一词，出现了各时代不同名称并存的情况，甚至尚有同一书中多种名称并用的情况。这与之前的后汉至南北朝时期以"利"统之，与隋唐时期的以"痢"统之，大相径庭。这一时期出现了回溯经典、遵经法古之风。在"泄泻"一病的名称上，出现了《太平圣惠方》中"浪""浪利""浪濡"；《圣济总录》中"泄痢""注泄""飧泄""水谷痢"等这些词语的记载。再如，《太平惠民和剂局方》卷之六以"治泻痢"为篇名、《集验方》中的"下利"、《儒门事亲》中的"泻"、《金匮钩玄》中的"鹜泄"、《素问玄机原病式·六气为病·热类》中所言之"暴注":"暴注,卒暴注泄也。"《卫生宝鉴》中的"水谷利":"饮食太过,肠胃所伤,亦致米谷不化,此俗呼水谷利也"等,这些都是以往经典中关于泄泻记载不同形式的再现。另外,这时还出现了一些新词汇,如"水泻",见于《圣济总录·卷第七十四·泄痢门·水泻》:"腹胀下利,有如注水之状,谓之注泄,世名水泻"。《脉因证治·泄》中的"水悠泄":"水悠泄,乃大引饮,是热在膈上,水多入下,胃经无热不胜。"《素问病机气宜保命集·泻痢论第十九》中关于"溢饮滑泄"的论述:"诸泻利入胃,名曰溢饮滑泄,渴能饮水,水下复泻,而又渴,此无药证,当灸大椎。"另外,该篇还有一处记载,是关于六淫与泄泻关系的论述,如"寒泄":"寒泄者,大腹满而泄。又有鹜溏者,是寒泄也。鸭溏者,大便如水,中有少结粪者是也……久风为飧泄者,乃水谷不化而完出尔,非水入胃而成此证,非前水悠也。此一证,不饮水而谷完出,名曰飧泄。"这一时期还出现了除《难经》五泄之外的,由脏腑与泄泻关系合称的名词"脾泄""肾泄""脾肾泄",如《仁斋直指方论》中有关于"脾泄""肾泄"的描述:"脾泄者,肢体重着,中脘有妨,而色虚黄,腹肚微满""肾泄者,肤腠怯冷,腰脊酸疼,上咳面黧,脐腹作痛"。《丹溪心法·卷二》中关于"脾肾泻"一词的记载如下:"近五更其泻复作,此病在肾,俗呼为脾肾泻。"而"泄泻"一词,在医书中首见于《太平圣惠方·卷第二十六·治脾劳诸方》:"治脾劳、胃气不和、时有浪泻、食少无力,宜服松脂丸方"。古代"浪"与"泄"通用。《三因极一病证方论》下设《泄泻叙论》专篇,首以"泄泻"为篇名，还提到如下一句："方书所载泻利，与经中所谓洞泄、飧泄、溏泄、溢泄、濡泄、水谷注下等，其实一也，仍所因有内、外、不内外差殊耳。"为后世医家所宗。虽然在医书中，文字的表达符号各有不同，但实际上它们就是"泄泻"一词的曾用名称。

4.认识的完善与规范的确立

明清时期，随着中医内科理论日臻成熟，专门记载泄泻的著作也日渐增多。如《赤水玄珠》《医宗必读》《古今医鉴》《类证治裁》《医学入门》《景岳全书》《证治要诀》《症因脉治》《灵兰要览》《奇效良方》《丹台玉案》《古今医统大全》《临证指南医案》等，这些在当时影响力较大的内科学著作，均设"泄泻"专篇，对其证加以论述。这些论述，通常是结合自己的临床经验，再将前人的理论进行了比较系统的归纳总结。由于此时"泄泻"这一名词，在医学领域的广泛采用，使其含义与名的对应性与规范性逐渐确立，并且具有统一化的趋势。与此同时，其他词汇的应用频率逐渐减少。除非是在解释前代经典著作时，或特指"泄泻"这一疾病下所属的某一特殊证候类型时，名称的使用才会多元化。解释经典或泛指泄泻的名词，诸如洞下、自下、自利、注下、泻肚、便泄等；特指泄泻某类证候的，诸如五更泻、肾泄、五更溏泄、五更泄、晨泄等，上述名称特指肾虚引起的泄泻；《医宗必读》提到了直肠泄、食方入口而即下的病证；《医学入门》还提及"交肠泻"一词，指"大小便易位而出，此因气不循故道，清浊混淆所致"的病证；还有由于某种具体病因所引起的泄泻，如湿泻、风泻、寒泻、暑泻、七情泻、痰泻、虚泻、滑泻、酒泄、热泻、气泻、伤食泻。因脾虚食积引起的泄泻，俗称"伤败腹""录食泻"等。以上这些其他

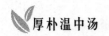

词汇，虽然名称众多，但都可以包罗在"泄泻"这一病名之下，而其他任何名词，都不可以代替"泄泻"这一概念而存在。主要是由于上述其他词汇或者使用频率较低，或者名词概念所涉及的范围较小所决定的。与"泄泻"一词使用的逐渐规范相对应的是：泄泻的定义更为明确、细化，与其他疾病的鉴别诊断已趋于完善。如《症因脉治·泄泻》篇关于泄泻的定义："泄泻之症，或泻白，或泻黄，或清水，或泻水谷，不杂脓血，名曰泄泻。"同时《奇效良方·泄泻门》中还将"泄"与"泻"加以训释细分："泄者，泄漏之义，时时溏泄，或作或愈；泻者，一时水去如注泄。"另《丹台玉案·泄泻门》亦有类似描述："泄者，如水之泄也，势犹舒缓；泻者，势似直下；微有不同，而其为病则一，故总名之曰泄泻。"除此以外，"泄泻"与"痢疾"的区别在明清时期，已非常明确，如《灵兰要览·泄泻》云："泄泻之病，水谷化或不化，但大便泄水，并无努责后重者是也。"《医学读书记·泻痢不同》篇曰："痢与泄泻，其病不同，其治亦异。泄泻多起寒湿，寒则宜温，湿则宜燥也。痢病多成湿热，热则宜清，湿则宜利也。故明清时期，是中国古代医学对于泄泻一病认识发展的最高峰。

现代相关著作均沿用泄泻一词的称谓。以泄泻作为规范名，这广泛体现在《中医大辞典》《中医内科病证诊断疗效标准》《中国中医药学主题词表》《中国医学百科全书》《中医药学名词》这些现代中医药疾病标准与规范性著作，以及各版本《中医内科学》著作中。以上这些作品使得"泄泻"这一名词的规范性，在现代中医学这门学科中得以正式确立。关于"泄泻"一词的现代定义，《中医大辞典》中这样描述："泄泻，简称泄或泻。大便稀薄，甚至水样，次数增多，但一般无脓血和里急后重。也有将泄泻分开者，大便质薄而势缓者为泄；大便如水而势急者为泻"。《中医药学名词》一书中的定义如下："泄泻，以大便次数增多，大便溏薄或完谷不化，甚至泻出如水样为主要表现的疾病"。其他现代标准类的各种书籍，均沿用上述两说，只是在表述上略有不同而已。

（二）泄泻与脏腑的关系

中医学认为，泄泻的致病原因有外感六淫、饮食所伤、七情不调以及脏腑虚弱等。泄泻的发生与脏腑功能的异常有十分重要的联系，要深入了解泄泻发生的机理及对泄泻进行正确的治疗，必须首先了解泄泻与各脏腑的关系。虽然众多医家皆认为脾是影响泄泻的关键脏腑，如《症因脉治·泄泻论·附诸贤论》曰："脾主制水，饮食伤脾，则不能运化水谷而成泄泻。肾主闭藏，色欲伤肾，则失封闭之权而成泻。肝主施泄，恼怒伤肝，则木能克土，而彰施泄之令。三者皆令泄泻，然肝肾二经不恒见，惟脾家泄泻者为多。"但其他如胃、肾、肝、肺等脏腑对泄泻的影响也不可忽视。王翠芳等[42]通过研究古代文献中关于泄泻的论述，探讨泄泻的发生与各脏腑的关系，深入挖掘泄泻的成因，为泄泻的治疗提供帮助。结果：发现泄泻虽与脾胃的关系最为密切，但与肝、肾、肺、大肠、小肠、膀胱的关系也不容忽视。认为研究泄泻、分析泄泻与脏腑的关系是十分必要的。

1. 泄泻与脾胃

虽然多种原因皆可导致泄泻，如外因有风、寒、湿、暑等，内因有脾虚、肾虚、肝郁脾虚等，不内外因有食积、饮酒等，但大多数医家认为脾胃虚弱是泄泻发生的关键和基础。如李中梓虽认同《黄帝内经》关于泄泻因风、因湿、因热、因寒、因脾虚下陷的阐述，同时又强调假如脾强则泄无以作，认为脾虚是导致泄泻的关键。他在《医宗必读》中写道："脾土强者，自能胜湿，无湿则不泄……若土虚不能制湿，则风寒与热皆得干之而为病。"张景岳认为胃为水谷之海，而脾主运化，脾健胃和，则水谷腐熟，化气化血以行营卫，若饮食失节，起居不时，则脾胃受伤，水反为湿，谷反为滞，精华之气不能输化，乃致合污下降，发为泄泻。故其在《景岳全书·泄泻》中曰："泄泻之本，无不由脾胃。"《古今医鉴·泄泻》同样认为："脾胃为水谷之海，或为生冷之所伤，或为暑湿风寒之所感，脾胃停滞，以致阑门清浊不分，发注于下，而为泄泻也。"有的医家还对其临床表现进行了描述，如《素问·藏气法时论》曰："脾病者，虚则腹满肠鸣，飧泄，食不化。"《医碥·泄泻》曰："有脾虚不能受食，食毕即肠鸣腹满，必泻出所食方快，不食则无事，名脾泻。"《仁斋直指方论》曰："脾泄者，肢体重着，中脘有妨，面色虚黄，腹肚微满。"《脉因证治·泄》不仅对脾泄及胃泄的临床表现作了阐述，同时还介绍了两者的治疗，如"胃泄，饮食不化、色黄，宜承气汤；脾泄，腹胀满，泄注食呕吐逆，宜理中汤"。不仅脾虚可引起泄泻，脾寒和脾热同样可引起泄泻，如《笔花医镜·脏腑证治》曰："脾虚者，右关脉必细软，其症为呕吐，为泄泻……脾寒之症，右关必沉迟，唇舌必白，其症为呕吐，为泄泻……脾热之症，右关必数，舌苔薄而黄，唇赤，其症为热吐，为流涎，为洞泄。"而三者的治疗也不相同，脾虚用五味异功散加木香；脾寒用六君子汤加炮姜；脾热用四苓散加益元散。另外，脾阴不足亦可导致泄泻的发生。如唐容川在《血证论·男女异同论》中说："重脾胃者，但知补脾阳，而不知滋脾阴。脾阳不足，水谷固不化，脾阴不足，水谷仍不化也。"方用救燥止泻汤。

2. 泄泻与肾

虽然泄泻与脾胃的关系最为密切，与肾的关系也不可忽略。如《仁斋直指方论》云："人皆以泄为脾恙，而不知肾病有泄焉。"肾阳虚常引起五更泻及久泄。五更泻又名肾泻，如《医碥·泄泻》曰："每天明时泻一二次，名肾泻。"关于为何在五更时发生泄泻，《张氏医通·泄泻》云："五更泻，是肾虚失其闭藏之职也。经曰：肾司开阖，肾开窍于二阴。可见肾不但治小便，而大便之开阖，皆肾操权也。今肾既衰，则命门之火熄而水独治，故令人水泻不止。其泻每在五更，天将明时，必洞泄二三次，以肾旺于亥子五更之时，故特甚也。惟八味丸以补其阴，则肾中之水火既济，而开阖之权得宜。"关于五更泻（肾泻）的临床表现，《仁斋直指方论》云："肾泄者，肤腠怯冷，腰脊酸疼，上咳面鳌，脐腹作痛。"《笔花医镜·脏腑证治》云："肾之寒，肾之虚也，脉左右尺必迟沉。其症为命门火衰，为不欲食，为鸡鸣泄泻……鸡鸣泄泻者，肾虚也，加味七神散主之。"张景岳认为久泻与肾虚的关系十分密切，如《景岳全书·泄泻》曰："久泻无火，多因脾肾之虚寒也。"临床治疗多用四神丸。肾气虚，固摄无权，也可导致泄泻。如《冯氏锦囊》曰："若（肝）肾气实，则能约束不泻，虚则失职而无杳固之权矣。"另外，肾阴亏虚、肾精不足而导致的泄泻也不少见，如张石顽曰："泄泻诸治法颇详，何独不及虚损之泄泻也？盖肾脏真阴虚，则火邪胜，火邪上升，必伤肺而为咳逆；真阴虚则水邪胜，水气内溢，必渍脾而为泄泻。"肾开窍于二阴，主司二便，肾阴是人身阴液的根本，无阴则无以化阳，肾阴亏虚、肾

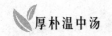

精不足，不能滋补脾胃，则脾失运化，下不能封藏固摄，致大便滑泄，阴愈伤则泄愈加，互为因果，缠绵难愈。治疗多用大剂滋肾阴之品，如赵养葵所言："阴虚而肾不能司禁固之权者，峻补其肾而愈。"方可用《辨证录》中之存阴汤，药用熟地黄、山药、茯苓、泽泻、白术、车前子、甘草，或熟地黄、山药、山茱萸、茯苓、白术、升麻、五味子、石斛、肉苁蓉、车前子（郭贞卿方）。对于此种阴虚泄泻，辨证是关键，一般除腹泻外，还有头晕乏力、腰酸胫软、形瘦口干、手足心热、舌淡红苔少或光剥，脉细数或弦细等。

3. 泄泻与肝

脾肾虽是泄泻的两个重要病变之脏，但肝脾和肝肾之间的关系十分密切，因此，在研究泄泻时，不能忽视肝对脾肾两脏的作用。脾虚肝克致泄泻。从五行生克关系来看，肝属木，脾属土，两者之间存在相克关系。生理情况下，肝与脾的相克关系表现为两者之间克而互用、相辅相成的平衡协调关系。一方面，脾的运化健旺有赖于肝的疏泄功能的正常，因脾为阴土，其性壅滞，滞则易郁，必须借助肝木的疏泄条达之性才不致阴凝壅滞，才可维持纳运升降、化气生血的功能。而肝也需脾土的水谷精微之气的供养，脾土健旺，则生血有源，肝血充足，肝有所藏则肝性柔和条达，才能保持升发条达之性，方能助脾运化。病理情况下，脾气虚则肝之化源病，疏泄不及，横逆乘脾，脾气虚弱，运化失常则易出现泄泻。泄泻之由肝者必以脾虚为前提，如《景岳全书·泄泻》篇说："凡遇怒气便作泄泻者，必先以怒时夹食，致伤脾胃，故但有所犯，即随触而发，此肝脾二脏之病也。盖以肝木克土，脾气受伤而然。"肝克脾引起的泄泻往往为痛泻，其辨证要点为：胸胁胀闷，郁怒或情绪紧张时易发作，泻必腹痛，泻后痛减，肠鸣，苔白，脉弦或缓。另外，还可出现肠鸣、腹胀、吞酸呕苦、食少不饥等兼夹症。治疗可用痛泻要方，"泻责之脾，痛责之肝，肝责之实，脾责之虚，脾虚肝实，故令痛泻。是方也，炒术所以健脾，炒芍所以泻肝，炒陈所以醒脾，防风所以散肝"。肝阳虚，不能行肾气而致泄泻。肾开窍于二阴，主司二便，而肝与肾存在相互滋生、相互制约的关系。如《医学衷中参西录》曰："肝主疏泄，原以济肾之闭藏。故二便之通行，相火之萌动，皆与肝气有关，方书所以有肝行肾气之说。"肝阳虚，肝用失职，疏泄不及，则相火无以萌动，命门火不足，则不能温煦脾土，致运化无力，出现泄泻。治疗时应在温补脾肾的同时，兼顾肝阳，方用乌梅丸配合真人养脏汤加减，因方中佐有辛温行气之药，能助肝气条达，即"肝行肾气"之意。另外，肝脏本身的功能异常如肝旺、肝气滞、肝气逆、肝气虚等亦可引起泄泻。如《笔花医镜·脏腑证治》曰："肝之实，气与内风充之也，脉左关必弦而洪。其症为左胁痛，为头痛，为腹痛，为小腹痛，为积聚，为病气，为咳嗽，为泄泻……泄泻者，木旺克土也。"《医碥·泄泻》曰："有肝气滞，两肋痛而泻者，名肝泄。"《素问·举痛论》曰："怒则气逆，甚则呕血及飧泄。"《冯氏锦囊秘录》曰："若肝肾气实，则能闭束而不泻泄，虚则闭束失职，而无禁固之权矣。"除泄泻外，常伴有懈怠、忧郁、胆怯、头痛麻木、四肢不温等。

4.泄泻与肺

肺与大肠通过经络络属有相表里的关系，肺为脏，主气，有宣发、肃降及通调水道的功能；大肠为腑，有传化糟粕的功能。肺气的宣降有助于大肠传化功能的正常发挥，同时肺对津液有输布、调节作用，可维持肠内津液的平衡，保证大肠传化功能的正常。《医经精义·脏腑之官》曰："大肠之所以能传导者，以其为肺之腑。肺气下达，故能传导。"由于肺与大肠存在如此紧密的联系，因此，肺病变常可导致大肠传导功能的异常。《医学必读》曰："泻皆成于湿。"而湿又有外湿、内湿之分，因"肺主皮毛"，外感邪气由皮毛传入，常内传入肺，出现肺病症状，日久则内传入里，使脾胃运化失常，引起泄泻。因此种泄泻由表证引起，还需从表解之，即逆流挽舟之法。如《儒门事亲·卷二》曰："设若飧泄不止，日夜无度，完谷下出，发汗可也。"即是通过发汗解表、宣肺散邪之法，使表卫之邪随汗而解，方用藿香正气散（藿香、橘皮、甘草、桔梗、大腹皮、茯苓、白术、厚朴、白芷、半夏、紫苏、生姜、大枣）。另外，痰积下流，因太阴分有积痰，肺气不得下流降而瘀，大肠虚则作泄。因脾为生痰之源，肺为贮痰之器，脾虚生痰，痰气袭肺，则肺的功能异常，肺病传大肠，则出现泄泻，正如《时令病》所云："昔贤云：脾为生痰之源，肺为贮痰之器。夫痰乃湿气而生，湿由脾弱而起。盖脾为太阴湿土，得温则健，一被寒湿所侵，遂困顿矣，脾既困顿，焉能掌运用之权衡，则水谷之精微，悉变为痰。痰气上袭于肺，肺与大肠相为表里，其大肠固者，肺经自病，而为痰嗽；其不固者，则肺病移于大肠，而成痰泻矣。其脉弦滑之象，胸腹迷闷，头晕恶心，神色不瘁，或时泻，或时不泻是也。"《素问·标本病传论》曰："先病而后泄者，治其本。"因此，对于此种泄泻，治疗时宜用化痰顺气法，如《类证治裁》用二陈汤加神曲、竹沥、黄芩、浮石，或吴茱萸汤温服，探吐痰涎，则泄自愈。此外，肺燥也可以引起泄泻，因肺与大肠相表里，燥邪犯肺，则肺热移于大肠而致泄泻。如《医学从众录》曰："感秋金燥气，始则咳嗽，久则往来寒热，泄泻无度……有似虚寒，而不知肺中热无可宣，急奔大肠……以至利泻无度也。"《医学传灯·泄泻》亦曰："又有肺燥作泻者，人所不知，秋伤于燥，内热咳嗽，肺中之火无处可宣，传于大肠，故令作泻。宜用清金润燥汤，润肺兼润其肠，则泄泻自止。若误认脾虚，而用温补，非徒无益，又害其肺也，治者详之。"

5. 泄泻与其他脏腑

大肠的功能为传导，小肠的功能为泌别清浊，大、小肠与泄泻的关系十分密切。如《古今医鉴·泄泻》曰："夫泄泻者，注下之症也，盖大肠为传送之官，脾胃为水谷之海，或为生冷之所伤，或为暑湿风寒之所感，脾胃停滞，以致阑门清浊不分，发注于下，而为泄泻也"。《素问·举痛论》曰："寒邪客于小肠，小肠不得成聚，故后泄腹痛矣。"此外，膀胱与泄泻的关系也不容忽视，如《笔花医镜·脏腑证治》曰："膀胱者，州都之官，津液藏焉，气化则能出矣。然肾气足则化，肾气不足则不化。气不化，则水归大肠而为泄泻。"以上可以看出，虽然泄泻与脾胃的关系最为密切，但与肝、肾、肺、大肠、小肠、膀胱的关系也不容忽视，了解了各脏腑的功能及与泄泻的关系才能在临床治疗中把握正确的方向，做到治病求本。

二、厚朴温中汤的临床研究

1. 对泄泻湿阻证胃肠道 P 物质和白细胞介素 2 表达的影响

李晟等[43]观察了不同剂量加味厚朴温中汤对泄泻湿阻证大鼠模型胃肠道 P 物质（SP）和白细胞介素 2（IL-2）表达的影响。方法：采用大黄灌胃加外湿法建立大鼠泄泻湿阻证模型并将大鼠随机分为 7 组：湿阻证模型（模型 1）组，自然恢复（模型 2）组，加味厚朴温中汤低、中、高剂量（低、中、高剂

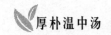

量）组及阿托品组，正常对照（正常）组，以免疫组化法检测不同剂量加味厚朴温中汤治疗后各组胃肠组织 SP 和 IL-2 的水平变化。结果：与正常组比较，模型组大鼠 SP 与 IL-2 在胃窦部和空肠起始段的表达均显著减低（$P < 0.01$）；用加味厚朴温中汤治疗后 SP 及 IL-2 水平均比模型组增加（$P < 0.05$，$P < 0.01$）。结论：通过调节胃肠道激素和免疫功能，以调整胃肠道运动，可能是加味厚朴温中汤治疗湿阻证泄泻的又一作用机制。

湿阻证泄泻以腹泻为主，但湿邪阻滞可以困脾、伤脾，因果关系常相互影响。目前关于单纯湿阻中焦证和脾虚证的造模方法不少，但尚无公认的经典的脾虚湿阻证造模方法，文颖娟等指出，评定脾虚湿阻证模型成功的标准应多从症状去评价。采用灌胃大黄水煎液结合外湿环境加感染细菌的方法，造成大鼠行为学变化以及光镜下神经激素、免疫因子表达异常，模型大鼠具备现代医学"感染性腹泻"及中医学"湿阻脾虚"证的病证结合特征（出现饮食饮水量减少、大便溏、皮毛色泽灰暗发黄等表现），证实湿阻性泄泻造模成功。模型 2 组检测指标居高不下，反证了需要药物干预的必要性。近年的研究发现腹泻与胃肠道激素的关系十分密切，但很多胃肠道激素在血液中的半衰期很短，主要通过直接与靶细胞接触或作为神经递质调节组织器官的活动，而测定局部激素水平能更客观反映其在胃肠调节功能中的作用及其与腹泻的关系。SP 是重要的非循环激素，为胃肠感觉和运动神经元的兴奋性递质，对胃肠道大部分平滑肌具有很强的刺激作用，使胃肠道平滑肌协调收缩促进胃肠运动，产生正常的胃肠动力。实验结果显示，模型组胃窦部、空肠起始段 SP 表达均降低；SP 不能发挥对胃肠道的兴奋性刺激作用，该组大鼠可能存在胃动力不足、消化功能减弱，模型组大鼠饮食量下降证实了这一点；此与临床上泄泻湿困脾胃证患者所表现的胃脘部痞满、不欲饮食等症状一致，也与陈佩婵等报道一致。加味厚朴温中汤可以上调胃肠道 SP 表达，表明大鼠的胃动力得到了一定的恢复。徐珊等研究表明，湿邪致病可能与现代医学的某些感染性因素有关；脾虚泄泻患者细胞免疫功能紊乱，其外周血 T 淋巴细胞亚群比值明显低于健康对照组。可见，免疫功能降低是脾虚证本质的另一个重要方面。IL-2 是主要的 Thl 细胞因子，IL-2 的生物学作用以刺激诱导 T 细胞增生为主，并调节 NK 细胞，保持它的自然杀伤力等，以及与其他 IL 的协同作用；SP 又能促进 Thl 细胞因子表达上调。实验结果显示，模型组胃窦部、空肠起始段 IL-2 表达均降低，说明湿阻证大鼠可能存在免疫功能低下；加味厚朴温中汤可以上调胃肠道 IL-2 的表达，表明大鼠免疫功能有所增强。

加味厚朴温中汤，以苍术苦温燥湿，厚朴除满消胀，陈皮、木香醒脾行气，生姜、干姜、草豆蔻散寒温脾暖胃，黄连解毒燥湿厚肠，茯苓、甘草渗湿健脾和中。全方意在行气燥湿健脾、解毒和中，切合湿邪致病的基本病机。现代药理研究表明：厚朴、木香、陈皮、茯苓均可抑制肠平滑肌运动治疗腹泻；陈皮、木香有调节胃肠平滑肌运动、抗炎、抗过敏作用；陈皮对毛果云香碱引起的肠管痉挛性收缩起拮抗作用而解痉；苍术对兔十二指肠活动有明显的抑制作用；从茯苓中提取的茯苓多糖能增强免疫功能；黄连广谱抗菌、消炎、解毒，尚可增强肠巨噬细胞的吞噬功能，是一种细胞免疫促进剂。湿聚引起肠鸣腹泻、大便溏薄、腹胀腹痛、不欲饮食的症状涉及神经激素分泌紊乱以及与感染有关的免疫因子相关。由此推测，加味厚朴温中汤

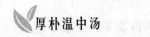

改善症状、体征治疗湿阻证的机制，可能是通过调节神经激素和免疫细胞因子的异常，增强免疫、恢复胃肠分泌、吸收功能，以整体调节脏腑而发挥抗腹泻作用的。其实验结果与单味药的药理作用相符，这为历代沿用和界定的"燥湿健脾"恢复"胃肠虚实交替"的功能提供了实验依据。[43]

2.对泄泻抗菌效应的探究

加味厚朴温中汤由平胃散（《太平惠民和剂局方》）和厚朴温中汤（《内外伤辨惑论》）加减化裁而来，临床用于治疗急性肠炎、炎症性肠病、肠易激综合征、小肠吸收不良综合征等胃肠功能紊乱之湿困脾胃证，能显著改善患者胸脘痞闷、不欲饮食、肠鸣腹泻等胃肠功能紊乱症状。贺卫和等[44]观察加味厚朴温中汤抗腹泻与体外抗菌效应。方法：抗腹泻实验采用常规腹泻模型，体外抗菌采用连续倍比稀释法测定最低抑菌浓度（MIC），采用管碟法测定最低杀菌浓度（MBC）。结果：加味厚朴温中汤可减少大黄性腹泻小鼠稀粪便数、粪便总数及稀粪便率；加味厚朴温中汤对大肠埃希菌、金黄色葡萄球菌、变形杆菌、福氏痢疾杆菌、伤寒杆菌 MIC 分别为 62.25mg/mL，15.56mg/mL，62.25mg/mL，31.13mg/mL，31.13mg/mL；MBC分别为 62.25mg/mL，31.13mg/mL，62.25mg/mL，62.25mg/mL，31.13 mg/mL。结论：加味厚朴温中汤有抗腹泻和体外抗菌作用。

三、临床应用

秦莉花等[45]观察加味厚朴温中汤治疗泄泻的临床疗效。方法：将 134 例患者采用随机数字表法随机分为治疗组 70 例和对照组 64 例。治疗组给予加味厚朴温中汤（药物组成：厚

朴 10g，苍术 10g，茯苓 15g，陈皮 10g，炙甘草 5g，草豆蔻
5g，木香 5g，干姜 3g，生姜 2g，黄连 3g）治疗，对照组给予
藿香正气口服液治疗。两组均以 7 天为 1 个疗程。结果：治疗
组痊愈 20 例，显效 34 例，有效 10 例，无效 6 例，有效率占
91.42%；对照组痊愈 16 例，显效 24 例，有效 15 例，无效 9
例，有效率占 85.93%。两组疗效对比，差别无统计学意义（P
< 0.05）。结论：加味厚朴温中汤对泄泻具有良好的疗效和安
全性。

按：泄泻为消化系病常见病，主要是指大便稀薄，排便次
数增多，甚或泻物为水样。中医学认为，其主要病因是外感、
内伤，但总与脾湿有关。《黄帝内经》曰："寒与湿为多。"寒湿
泄泻病机为寒湿内停，湿困脾土。"诸病水液，澄澈清冷，皆
属于寒。"泄泻常运用化湿和胃、运脾止泻的中药治疗，加味厚
朴温中汤由厚朴温中汤（《内外伤辨惑论》）和平胃散（《太平惠
民和剂局方》）加减化裁而来，临床用于治疗急性肠炎、炎症
性肠病等胃肠功能紊乱之湿困脾胃证，能显著改善患者胸脘痞
闷、肠鸣腹泻、不欲饮食等症状。陈晓阳教授在临床 30 年余的
诊疗过程中发现了加味厚朴温中汤的使用，并且前期实验研究
表明加味厚朴汤具有抗腹泻与体外抗菌效应。现代药理研究表
明，厚朴有较强的抗菌作用，并对乙酰胆碱所致的十二指肠平
滑肌加强有明显拮抗作用；木香有抗炎、抗腹泻的作用；陈皮
有抗过敏、抗炎的作用，陈皮水提取物能抑制动物离体胃肠平
滑肌活动；苍术对兔十二指肠活动有明显的抑制作用，而且其
主要有效成分 β - 桉叶醇，口服给药可显著促进正常小鼠胃肠
运动，对新斯的明负荷小鼠引起的胃肠运动加快有明显的拮抗
作用；厚朴、生姜、黄连、茯苓可抑制金黄色葡萄球菌、痢疾

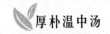

杆菌、大肠埃希菌等多种致泻菌；从茯苓中提取的茯苓多糖能增强免疫功能。鉴于上述药理作用，加味厚朴温中汤具有止痛、止泻和调节肠道菌群作用。在临床治疗泄泻时，加味厚朴温中汤能够有效地解除脘腹闷胀，缓解腹痛，消除恶心和呕吐，改善食欲，其疗效与藿香正气口服液相同；在改善腹泻症状方面的效果方面则优于藿香正气口服液。加味厚朴温中汤辛苦而温，着重于运脾祛湿，故在治疗寒湿证方面有独特功效，但由于所观察病例仅限于急性腹泻病，该方对迁延性腹泻病、慢性腹泻病的作用有待继续研究。[45]

第五节　肠易激综合征

一、中华中医药学会对肠易激综合征的推荐说明

肠易激综合征（irritable bowel syndrome，IBS）是指一种以腹痛或腹部不适伴排便习惯改变和（或）大便性状异常的功能性肠病，该病缺乏可解释症状的形态学改变和生化异常。属于中医学泄泻、便秘、腹痛范畴。肠易激综合征是消化科的常见病和多发病。近年来，肠易激综合征作为中医药治疗的优势病种之一在证候规律研究、辨证治疗方法等诸多方面取得了不少进展。中华中医药学会脾胃病分会对 IBS 的相关问答进行了推荐说明。[46]

1. 主要发病机制

（1）流行病学：肠易激综合征发病率很高，是一种最常见的功能性胃肠病。各地研究的报道显示 IBS 是一种世界范围内

的多发病，我国城市的患病率约为 5% 左右，在欧美国家则为 10% ~ 20% 。本病可发生于任何年龄，但以青壮年为多，多数研究显示女性发病率高于男性。肠易激综合征是继感冒之后的第二大常见疾病，仅美国每年治疗 IBS 的相关费用就达 300 亿美元。在我国，IBS 患者在消化专科门诊中就诊的比例达 20% ~ 50%。

（2）发病机制：一般认为 IBS 是一种多因素引起的疾病，其病因和发病机制尚未完全阐明。IBS 的病理生理学基础主要是胃肠动力和内脏感知异常，而造成这些变化的机制尚未完全阐明。已知心理社会因素与 IBS 发病有密切关系。目前对其病因和发病机制的研究也从多方面方面开展，其病理生理学基础主要包括以下几个方面：肠道动力和肠道平滑肌功能障碍、内脏感觉异常、脑 – 肠轴机制、精神心理因素、消化道激素及全肠道感染、小肠细菌过度生长或小肠细菌移位等。

（3）病因病机：本病的发生多由素体脾胃虚弱或久病伤脾；饮食不节，损伤脾胃；情志不遂，肝气郁结，久则横逆犯脾；水湿不行，痰湿内阻；日久失治，损伤脾肾等所致。诸多原因导致脾失健运，运化失司，形成水湿、痰瘀、食积等病理产物，阻滞中焦气机，导致肠道功能紊乱；肝失疏泄，横逆犯脾，脾气不升则腹胀、腹泻；若腑气通降不利则腹痛；肠腑传导失司则便秘。因此，本病病位在肠，涉及肝、脾、肾三脏，脾胃虚弱和肝气疏泄障碍存在于肠易激综合征发病的整个过程，肝郁脾虚是导致肠易激综合征发生的重要因素。

2. 诊断

（1）临床表现：肠易激综合征主要临床表现是腹部不适或腹痛，与排便相关。根据罗马Ⅲ诊断标准，肠易激综合征的主要症状包括腹痛频率、腹痛伴排便异常、排便后腹痛缓解及黏液便等有详细的描述。询问病史时需了解：①腹痛部位及其程度和频度；②症状的发生与排便的关系，有无夜间出现症状以及症状与体位的关系；③与进餐有无关系，有无体质下降以及营养状态变化；④患者的进食行为、心理状态以及是否影响生活质量；⑤有无重叠症状，如烧心、反酸、焦虑、抑郁等；⑥引起腹泻或便秘的可能病因，注意有无报警征象。报警征象包括：发热、消瘦、贫血、腹部包块、频繁呕吐、呕血或黑便、年龄＞40岁的初发病者、有肿瘤（结肠癌）家族史等。对有报警征象者建议及时行相关检查。对有精神心理障碍者，也建议及时进行心理评估，明确排除器质性疾病对解释病情更为有利。

（2）相关检查：对初诊的肠易激综合征患者应在详细采集病史和进行体格检查的基础上有针对性地选择辅助检查。一般情况良好、具有典型症状者，粪便常规（红、白细胞、隐血试验、寄生虫）为必要的检查，可视情况选择相关检查，也可先予治疗，视治疗反应，有必要时再选择进一步检查。建议将结肠镜检查作为除外器质性疾病的重要手段。其他辅助检查包括全血细胞计数、粪便潜血及镜检、粪便培养、肝、肾功能、红细胞沉降率等生化检查、腹部超声检查和消化系统肿瘤标志物检测，必要时行腹部 CT 扫描，钡剂灌肠检查酌情使用。对诊断可疑和症状顽固、治疗无效者，应有选择地做进一步的检查：血钙、甲状腺功能检查、乳糖氢呼气试验、72 小时粪便脂肪定量、胃肠通过时间测定、肛门直肠压力测定等对其动力和感知功能进行评估，指导调整治疗方案。

（3）诊断标准：IBS 罗马Ⅲ诊断标准：反复发作的腹痛或不适，最近 3 个月内每个月至少有 3 天出现症状，合并以下 2

条或多条：①排便后症状改善；②发作时伴有排便频率改变；③发作时伴有粪便性状改变。诊断前症状出现至少 6 个月，近 3 个月满足以上标准。IBS 诊断多依赖于临床症状，"报警症状"不归咎于 IBS，但可伴随发生，如果无报警症状，不须过多检查，即可做出诊断。患者临床表现个体差异性大，根据 IBS 患者的主要症状特点以及病理生理基础将 IBS 分为 1 个亚型，对临床治疗将有一定帮助。在 IBS 的诊断中还需注意与功能性消化不良（functional dyspepsia，FD）等胃肠功能性疾病的重叠。

（4）中医病名：以腹痛、腹部不适为主症者，应属于中医学腹痛范畴，可命名为腹痛；以大便粪质清稀为主症者，应属于中医学泄泻的范畴，可命名为泄泻；以排便困难、粪便干结为主症者，应属于中医学便秘范畴，可命名为便秘。

（5）证候分类标准

a. 脾虚湿阻证。主症：①大便时溏时泻；②腹痛隐隐。次症：①劳累或受凉后发作或加重；②神疲纳呆，四肢倦怠；③舌淡，边有齿痕，苔白腻；④脉虚弱。

b. 肝郁脾虚证。主症：①腹痛即泻，泻后痛减，发作常和情绪有关；②急躁易怒，善叹息。次症：①两胁胀满；②纳少泛恶；③脉弦细；舌淡胖，也有齿痕。

c. 脾肾阳虚证。主症：①晨起腹痛即泻；②腹部冷痛，得温痛减；③形寒肢冷。次症：①腰膝酸软；②不思饮食；③舌淡胖，苔白滑；④脉沉细。

d. 脾胃湿热证。主症：①腹痛泄泻；②泄下急迫或不爽；③肛门灼热。次症：①胸闷不舒，烦渴引饮；②口干口苦；③舌红，苔黄腻；④脉滑数。

e. 肝郁气滞证。主症：①大便干结；②腹痛腹胀；③每于

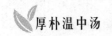

情志不畅时便秘加重。次症：①胸闷不舒，喜善太息；②嗳气频作，心情不畅；③脉弦。

f.肠道燥热证。主症：①大便硬结难下；②舌红，苔黄燥少津。次症：①少腹疼痛，按之胀痛；②口干口臭；③脉数。

上述证候确定：主症必备，加次症两项以上即可诊断。

3. 治疗

（1）辨证治疗

脾虚湿阻证。治法：健脾益气，化湿消滞。主方：参苓白术散（《太平惠民和剂局方》）加减。药物：党参、白术、茯苓、桔梗、山药、砂仁、薏苡仁、莲肉。

肝郁脾虚证。治法：抑肝扶脾。主方：痛泻要方（《丹溪心法》）加味。药物：党参、白术、炒白芍、防风、陈皮、郁金、佛手、茯苓。

脾肾阳虚证。治法：温补脾肾。主方：附子理中汤（《太平惠民和剂局方》）合四神丸（《内科摘要》）加减。药物：党参、白术、茯苓、山药、五味子、补骨脂、肉豆蔻、吴茱萸。

脾胃湿热证。治法：清热利湿。主方：葛根芩连汤（《伤寒论》）加减。药物：葛根、黄芩、黄连、甘草、苦参、秦皮、炒莱菔子、生薏苡仁。

肝郁气滞证。治法：疏肝理气，行气导滞。主方：六磨汤（《证治准绳》）加减。药物：木香、乌药、沉香、枳实、槟榔、大黄、龙胆、郁金。

肠道燥热证。治法：泻热通便，润肠通便。主方：麻子仁丸（《伤寒论》）加减。药物：火麻仁、杏仁、白芍、大黄、厚朴、枳实。

（2）随症加减：腹痛明显者，可加醋元胡、炒白芍；纳食减少者，可加鸡内金、神曲；腹胀明显者加槟榔片、枳实、大腹皮；滑脱不禁加诃子、补骨脂；忧郁寡欢加合欢花、玫瑰花。

（3）中成药治疗

参苓白术丸（颗粒）：每次 6 ~ 9g，每日 2 次；补脾益肠丸：每次 6g，每日 3 次；人参健脾丸：每次 6g，每日 2 次。适用于脾虚湿阻导致的泄泻。

固本益肠片：每次 8 片，每日 3 次；四神丸：每次 9g，每日 1 ~ 2 次。适于脾肾阳虚导致的泄泻。

葛根芩连微丸：每次 6g，每日 2 次；香连丸：每次 6g，每日 2 次。适用于脾胃湿热导致的泄泻。

麻仁丸：每次 6g，每日 2 次；麻仁润肠丸：每次 6g，每日 3 次。适用于肠道燥热导致的便秘；四磨汤口服液：每次 10mL，每日 3 次。适用于肝郁气滞导致的便秘。

（4）其他疗法：针灸治疗肠易激综合征具有经济、副作用少的优点，泄泻取足三里、天枢、三阴交，实证用泻法，虚证用补法。脾虚湿阻加脾俞、章门；脾肾阳虚加肾俞、命门、关元，也可用灸法；脘痞纳呆加公孙；肝郁加肝俞、行间；便秘取背俞穴和腹部募穴及下合穴为主，一般取大肠俞、天枢、支沟、丰隆，实证宜泻，虚证宜补，寒证加灸；肠道燥热加合谷、曲池；气滞加中脘、行间；用泻法。另外，中医按摩、药浴等外治法对缓解症状也有一定的疗效，采用综合的治疗方法可以提高临床疗效。

4.疗效评定

（1）症状疗效评定标准：包括主要症状单项的评分标准与疗效判定标准。

单项症状评分标准：①腹痛和腹胀的程度评分：无症状为

0 分；经提示后觉有症状为 1 分，轻度；不经提示即有症状为 2 分，中度；患者主诉为主要症状为 3 分，重度。②腹泻的频率评分：无症状为 0 分；＜每日 3 次为 1 分，轻度；每日 3 ～ 5 次为 2 分，中度；每日 6 次为 3 分，重度。③便秘的频率评分：排便正常为 0 分；排便＞ 3 次为 1 分，轻度；排便 1 ～ 2 次为 2 分，中度；排便＜ 1 次为 3 分，重度。

单项症状疗效判定标准：①显效：症状消失；②有效：症积分下降 2 分以上（含 2 分）；③进步：症状减轻，分值下降＜ 2 分；④无效：症状无改善。

改善包括显效、进步，一般采用主要症状的总改善率进行症状评价。症状改善百分率 =（开始治疗前总积分 - 治疗后总积分）÷ 治疗前总积分 ×100%。症状消失为痊愈，症状改善百分率 ≥ 80% 为显效，50% ≤症状改善百分率＜ 80% 为进步，症状改善百分率＜ 50% 为无效，症状改善百分率负值为恶化。用痊愈和显效病例数计算总有效率。

（2）证候疗效评定标准：参照《中药新药临床研究指导原则》的疗效评定标准采用尼莫地平法计算。疗效指数 =（治疗前积分 - 治疗后积分）÷ 治疗疗前积分 ×100%。①临床痊愈：主要症状、体征消失或基本消失，疗效指数 ≥ 95%。②显效：主要症状、体征明显改善，70% ≤疗效指数＜ 95%。③有效：主要症状、体征明显好转，30% ≤疗效指数＜ 70%。④无效：主要症状，体征无明显改善，甚或加重，疗效指数＜ 30%。

（3）肠动力学疗效评定标准：IBS 患者肠道动力异常是重要的病理生理基础。肠道动力学的评价主要包括核素法结肠传输实验、钡条法结肠传输实验、乳果糖氢气呼气实验，乳果糖氢气呼气实验在临床及科研中逐渐得到重视。目前肠道动力学较常见的评价为核素法结肠传输实验、钡条法结肠传输实验。核素法结肠传输实验通常是使用带有放射性的标记物试餐，应用 γ - 照相机在一定的时间点计数，直到 80% 的食物进入结肠。核素法结肠传输实验对设备要求较高，很难得到普及。钡条法结肠传输实验服用不透 X 线标志物的试餐，在 X 线下可监测到不同时间全胃肠内存留的标志物数目，从而获得肠道动力异常情况。肠容纳功能和感知功能评价电子恒压器检测技术，最早用来评价空腔脏器的张力变化，近些年被广泛用于评价 IBS 内脏敏感性的实验研究，但因 IBS 存在全胃肠道的敏感性异常，且患者依从性、耐受性差，因而限制了该技术的普及，目前主要用于科研方面。近年来直肠气囊扩张实验逐渐被用于评价肠易激综合征的内脏敏感性，该技术还尚处于探索阶段，该实验的具体操作方法和量化标准尚无定论。

（4）生活质量评定标准：中医药治疗可以改善患者的生存质量。目前评价 IBS 生活质量的量表种类繁多，大致可以分为普适性量表和特殊量表。其中普适性量表国内多采用汉化版 SF-36 健康调查量表进行评价；IBS-QOL 量表为特殊性量表中的典范，已经逐渐被用于 IBS 临床试验和流行病学研究中。患者报告结局量表（patient reported outcomes，PRO）是近些年来国外在健康相关的生存质量之上发展起来的评价指标。PRO 量表，以突出患者的主观感受为主要特点，通过 PRO 量表来评价功能性疾病，已经逐步得到重视。借鉴量表的制作原则和方法，研制具有中医特色的脾胃系疾病 PRO 量表，对肠易激综合征的疗效评价有借鉴意义。

（5）其他：约 50% 以上 IBS 患者存在焦虑、抑郁心理问题，IBS 的发病、症状加重与抑郁、焦虑和恐惧等有关，尤其

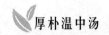

是焦虑在 IBS 的疾病过程中起着重要作用。因此，精神心理因素是 IBS 发病的重要因素之一，临床中较多采用 Hamilton 焦虑他评量表（HAMA）及 Hamilton 抑郁他评量表（HAMD）评价 IBS 患者的精神心理状态，可以运用到 IBS 疗效评价中，HAMA、HAMD 主观差异性较大，在进行评价之前，必须进行一致性培训。

二、中西医对肠易激综合征的认识与研究

（一）情志因素与肠易激综合征

肠易激综合征（IBS）属中医学泄泻、腹痛、郁证等范畴。临床研究表明，IBS 患者的病因主要为内伤饮食（33.08%）、情志失调（29.23%）、素体脾虚（19.23%）、感受外邪（6.92%）、过度劳累（9.23%）和无明显诱因（2.31%）。可见，影响 IBS 发生的原因中饮食习惯及结构居首位，情志因素也是肠易激综合征发病的一个重要因素。基于此，赵国鹏对中医情志因素与肠易激综合征的相关性进行了研究。[47]

1. 肠易激综合征与心身相关的中医学认识

中医学认为，IBS 多由肾失温化、脾失健运、肝失条达等引起。先天禀赋不足，肾阳亏虚，脾失温煦或脾虚日久及肾，均可致脾肾阳虚，寒湿凝滞，阻滞肠道气机故生腹痛腹泻；肝为将军之官，主疏泄气机，一旦肝失条达而致气机升降失利，则脾运化受制，正如叶天士所言："肝病必犯土，是侮其所胜也，克脾则腹胀，便或溏或不爽。"由于生活紧张、过度劳累等耗伤脾血，损伤脾胃，脾失健运，水湿不化，湿阻肠道，肠道传导失常，小肠无以分清泌浊，大肠无以传化，水谷不化，合污

而卜，而生泄泻；或因气机失调而致腹痛，而气机不畅或疏泄不及，则可使粪便内停，久之则形成便秘。因此，脾肾阳虚、脾胃虚寒为本，肝郁气滞为标，虚实夹杂是本病的病理特点。

2.情志致病理论的中医认识

（1）中医学对"情志"的认识：中医学认为，七情，即"喜、怒、忧、思、悲、惊、恐"，是人体正常情况下精神活动的外在表现。《黄帝内经》云："有喜有怒，有忧有丧，有泽有燥，此象之常也，必谨察之。"但如果七情刺激过强或过久，超出人体所能调节的范围，就会引起脏腑的气血紊乱，导致疾病。所谓"忧恐悲喜怒，今不得以其次，故令人有大病矣"。正如《素问·举痛论》所说："百病生于气也。怒则气上，喜则气缓，悲则气消，恐则气下……惊则气乱……思则气结。"《黄帝内经》提出，怒伤肝，喜伤心，思伤脾，悲伤肺，恐伤肾。明·张介宾首次提出"情志"之名，其《类经》中言："情志之伤，虽五脏各有所属，然求其所由，则无不从心而发。"现代医家，对情志的论释各不相同，但都说明了"情志"是一种精神心理状态。总之，"情志"是中医学特殊的称谓，并非"七情、五志"所能全部代表，是研究精神心理活动的一个基本概念。

（2）七情与胃肠的关系：①怒伤肝：肝主疏泄，喜条达恶抑郁。清·魏之琇《柳州医话》曰："七情之病，必由肝起。"郁怒、忧思会致木不疏土，肝郁脾虚，肝郁气滞，脾失健运则出现纳呆食少、腹胀、腹痛、便溏等。②喜伤心：心为君主之官，五脏六腑之大主，是人体情志发生的主宰者。《类经》中说："心为五脏六腑之大主，而总统魂魄，兼赅意志，故忧动于心则肺应，思动于心则脾应，怒动于心则肝应，恐动于心则肾应，此所以五志唯心所使也。"③思伤脾：脾胃为后天之本，气血生化之源。脾主升清，在志为思，思即思考、思虑，是人体意识思维活动的一种状态。过度思虑或思虑不遂，影响脾升清之职，导致气滞，气机逆乱。《类经·运气类》亦云："脾为谏议之官，知周出焉，脾藏意，神志未定，意能通之，故为谏议之官，虑周万事，皆由乎意，故知周出焉。若意有所着，思有所伤，劳倦过度，则脾神散失矣。"脾气不足，脾失健运，则见食欲不振，食后腹胀，纳少。脾虚水湿失运不化，流注肠中，则见大便溏薄。中气下陷，则久泻久痢，脱肛。④悲（忧）伤肺：肺主宣发肃降，调节全身气机。肺气宣发助脾气升清，肺气肃降助胃气下降，以通调腑气。"悲则气消"，肺气耗伤，其职失司。肺失宣发，肺不布津则脾失健运，以致痰湿困于脾胃，则为泄为痞。⑤惊（恐）伤肾：肾藏精，为先天之本，生命之源，其温脏腑，需靠脾精后天的供养。脾为后天之本，其主运化，布精微，化水湿，有赖命火之温煦。《素问·举痛论》中言："恐则气下……惊则气乱。"肾气不固，气泄于下，肾虚失充，火不生土，不能温脾阳，则致久泻久痢、五更泄泻。

（3）情志致病的病因病机：中医学的情志调节以气血津液为物质基础，以五脏为中心。李杲曰："先由喜怒悲忧恐，为五贼所伤，而后胃气不行，劳役饮食继之，则元气乃伤。"情志致病，虽先伤所藏之脏，但终必及脾胃肠，影响脾之运化、胃之受纳，肠之传导，最终导致胃肠功能紊乱，而引起腹痛、腹胀、腹泻、便秘等症。情志损伤易致脾胃病变。七情内伤，易生湿、食、痰诸郁为病。朱丹溪认为，诸郁以气郁为主，郁结之位多在中焦。他指出："中焦者，脾胃所属。凡六淫七情、劳逸太过，必使所属脏器功能失调。当升者不升，当降者不降，终犯及脾胃，中气必为之先郁。"即七情内伤影响中焦气机，导致脾胃功能失调，引起一系列胃肠功能障碍的表现。脾胃病变者往往也合并不同程度的情志异常。若土虚脾病而致心肾不交，阴阳不归，则易出现惊悸、烦不得卧、卧不得安、梦遗等症；若脾胃虚弱，湿浊内生，痰气内结，则易出现表情淡漠、意志减退、喜静恶动等神志改变；若痰火内结，则易上扰心神而出现兴奋多语、情绪不稳、烦躁易怒等症。临床上功能性胃肠病患者日久多伴有焦虑、抑郁情绪，对疾病治疗无信心，对医院、医生不信任，情绪波动较大。综上，中医七情与功能性胃肠病关系密切，互相影响。我们临证时需分辨是情志因素引发的胃肠病，还是因功能性胃肠病导致情志异常，找到治病的主要着手点，往往可收到良好的治疗效果。关于情志致病的病因病机，多数学者认为，个体体质的差异是情志致病的内在因素，外界刺激是情志致病的必要条件，是多因素共同作用的结果。气机升降失调，脏腑功能紊乱，阴阳平衡破坏，以致正气虚弱，病邪入侵，最终导致相应器官发生病变。

3. 肠易激综合征与心身相关的现代医学研究认识

（1）情志因素与 IBS 的流行病学研究：情志因素是 IBS 发病的诱因之一。国内外研究表明，就诊的 IBS 患者中 70% 具有恐怖、抑郁、焦虑、躯体化等精神障碍。同时，青少年 IBS 的发生和持续受父母行为引导和精神心理因素的影响较大，IBS 患者发生危险的概率男性约为女性的一半。周惠清等对我国福建省 4826 例青少年 IBS 流行病学进行 Logistic 回归分析，结果显示，最可能引起的危险因素是食欲减退、心情不畅、气候变化和胃肠道感染等 11 种因素，且发病率随着年龄的增长而上升。

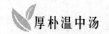

（2）与 IBS 相关的情志因素

个性因素：个性是在长期生活学习环境中所形成的一种稳定的习惯反应和应对机制。同一种病不同患者的反应不同，有的不在意，而有的则感到自己得了严重疾病，导致精神紧张从而影响了疾病本身。研究资料显示，IBS 患者可能具有某些个性缺陷，如神经质、疑病证等。张志雄等比较 IBS 患者与健康人在个性方面的差别，发现内向个性、神经质与 IBS 有密切关系；刘谦民等对 IBS 与性格的关系研究发现，腹泻型 IBS 患者以 A 型性格为主，而便秘型 IBS 患者以 B 型性格为主。

性别：女性和男性的 IBS 患者，在抑郁、焦虑等方面也有不同。Blanchard 等认为，在抑郁和焦虑等心理精神因素方面，女性更易产生抑郁、焦虑等情绪。而王凌等认为男性和女性 IBS 患者没有显著性差异。

年龄：大量临床研究显示，功能性肠胃病患者的年龄多在 40 ～ 60 岁之间，此年龄阶段多有来自家庭、社会、金钱、疾病等压力，不能调整心态面对压力，可能会出现胃肠道神经功能紊乱，引发诸多不适。

气候：中医整体观认为，人与自然是整体，四季变化与人体生理病理有密切关系，异常气候变化与四季气候的规律递变均影响着人体生理功能和病理的系列变化。因此，气候变化的认识和探讨在防治疾病中有着重要的意义。研究显示，当天气状况发生比较大的变化时，就诊患者中抑郁症患者明显增加，统称为季节性情绪失常。仔细观察可发现，患者中一段时间以腹痛为主，一段时间以腹泻为主，这说明气候对功能性胃肠病患者影响较大。

应激、生活事件：大量文献资料表明，IBS 的发生、加重与应激、生活事件密切相关。健康人 IBS 的发病率明显低于有负性生活事件和有精神创伤史者，如亲人的离去、重大疾病等均可能对其心理产生重要影响，而导致个体终生存在 IBS 症状。临证可见许多患者因家庭、同事患肿瘤去世而恐惧不安，自觉全身不适，经全面检查未见异常，但仍怀疑自身患病，常表现不思饮食，胃部不适，恶心等。

饮食及精神心理因素：临床常有 IBS 的患者因饮食不适而致，故饮食因素是导致 IBS 发病的原因之一。随着人们生活方式的改变，生活节奏的加快，精神心理压力的增加，生活质量的下降，导致 IBS 患者的发病率上升。

（3）情志因素影响 IBS 的发病机制

情志因素与脑 – 肠轴之间的影响：神经胃肠病学研究表明，神经系统对胃肠运动的调控分三个层次。第一层次是肠神经系统的局部调控；第二层次位于椎前神经节，其接受和调控来自肠神经系统和中枢神经系统两方面的信息；第三层次是中枢神经系统，由脑的各级中枢和脊髓接受内外环境变化时传入的各种信息，经过整合，由植物神经系统和神经内分泌系统将其调控信息传送到肠神经系统或直接作用于胃肠效应细胞。这种在不同层次将胃肠道与中枢神经系统联系起来的调控胃肠道功能的神经 – 内分泌网络称为脑 – 肠轴。情志因素能引发经脑 – 肠轴的神经免疫和神经内分泌反应，脑 – 肠轴通过双向信息传递将胃肠道功能与中枢的情感认知中心联系在一起。情志因素与肠道运动有一定关系，应激、焦虑直接引起大脑前皮层、边缘系统的激活，从而影响内脏疼痛的传导过程，导致对内脏感觉的敏感，而促肾上腺皮质激素释放激素（CRF）是其中的关键因子。一项动物实验发现，大鼠自发诱导的结肠收缩可以

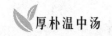

导致大脑蓝斑区域的激活，此区域与疼痛和情绪中枢紧密相联。国外研究发现，对于直肠壁的压力变化，在带有愤怒、悲伤色彩的词汇时，功能性胃肠病患者直肠壁的压力变化明显强于正常人群。

胃肠动力异常：目前研究认为，IBS 的发病与胃肠动力异常和内脏感觉异常有密切关系，同时与炎症、肠道感染、神经内分泌系统异常，以及免疫、性别、精神心理、遗传等多因素有关，其中胃肠动力异常和内脏感觉异常是其发病的生理病理学基础。研究表明，相对于正常人，精神刺激更能引起 IBS 患者的肠动力紊乱，强烈的情绪和环境应激可以增加食管、胃、小肠和结肠的运动，IBS 患者的胃肠运动会更为强烈。

综上所述，肠易激综合征是临床常见的功能性胃肠病之一，而情志因素又是引起本病的常见因素，IBS 发病机制与情志因素的关系还需进一步探讨。在治疗与情志相关的 IBS 效果方面，中医药比传统西医有优势，疗效更显著。但是也存在一些问题：①动物试验研究少，且缺乏公认的动物模型。②评定情志因素量表标准不统一。③该领域目前缺乏循证医学的证据和权威性文献。因此，随着科学的发展和相关技术的成熟，建立公认可信的动物模型，以上问题会逐步得到解决，学科会有新的进展。

为此，赵国鹏[47]等，采取临床对照的研究方法，通过临床流行病学等方法，对 IBS 患者居住、饮食、精神、心理应激等因素进行深入调查，研究情志因素与肠易激综合征的相关性，以期对预防 IBS 的发生提供中医情志疏导。方法：选取肠易激综合征患者 130 例和健康对照组 130 例，依据文化程度相当、职业相同（同为体力或脑力劳动）、年龄相近、婚姻状况相同、生活环境相近等，进行 1∶1 配对，配成 130 对，进行回顾性临床研究。每位受试者填写相同的信息采集表、负性生活事件量表（LES）及特质应对方式问卷（TCSQ）。对受试者近 6 年遭遇负性生活事件后产生的不畅情志因素刺激及发生时间、受试者的影响程度及应对方式进行记录、评分、统计，以分析情志因素与肠易激综合征的关系。本研究结果表明，中医情志因素在肠易激综合征疾病的发病中起着重要的作用。在遭遇负性生活事件强度方面，肠易激综合征患者高于对照组，以中、重度刺激程度事件为主；在前 6 年中遭遇负性生活事件频度方面，肠易激综合征患者明显高于对照组，且多与惊（恐）、思虑过度、抑郁等不畅情志因素有关；肠易激综合征患者在应对负性生活事件时，多采用消极的应对方式。所以消极的应对是肠易激综合征发生的不利因素之一；不畅的情志因素是引起脏腑功能紊乱的诱发因素，如果不能及时消除，就可能导致脏腑功能失调，如惊（恐）伤肾，思伤脾，怒伤肝。肾气不固，气泄于下，肾虚失充，火不生土，不能温脾阳，是肠易激综合征发生的主要病机。同时，脾气虚弱，肝失条达，肝郁脾虚亦是肠易激综合征发生的重要病机。

（二）肠易激综合征的现代研究

1. 肠易激综合征与血清 microRNA 的表达

IBS 是临床上常见的一种病因及发病机制至今尚未完全阐明，缺乏特异性的形态学改变及生化异常的功能紊乱性肠道疾病。IBS 按照症状分为四型，即腹泻为主型，便秘为主型，腹泻便秘交替型和不定型。临床诊断依赖各种临床症状标准（如罗马Ⅲ标准），并需要排除器质性疾病。国内外研究表明，其

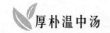

病因和发病机制可能与以下几个方面相关：如肠道平滑肌动力异常、脑－肠轴的变化、内脏敏感性增高、应激状态、痢疾杆菌感染以及食物过敏等，其中肠道平滑肌动力异常在发病机制中具有重要的作用。肠道平滑肌动力障碍是 IBS 重要的发病机制，其他如脑－肠轴变化、内脏敏感性增高、应激状态以及食物过敏等，最终都会影响到肠道平滑肌动力。关于 IBS 发病机制的研究一直是当前乃至今后的研究难点。[48]

microRNA（miRNA）是生物体内一类长度为 20 ～ 23 个核苷酸的非编码小 RNA，由具有发夹结构的、70 ～ 90 个碱基大小的单链 miRNA 前体（premiRNA）经 Dicer 加工产生，通过与靶基因 mRNA 的互补配对，在转录后水平对基因的表达进行调控，导致 mRNA 的降解或翻译抑制。1993 年 Lee 等首次在秀丽隐杆线虫中发现 Lin-4 通过转录生成的 RNA 调控虫体的发育过程。2000 年又在线虫中发现 Let-7。目前发现，miRNA 对 30% 以上的基因具有的调控作用，与人类多种疾病的发生息息相关。最近有研究表明，miRNA 可能参与 IBS 的发病。Kapeller 等研究表明，5-HT3A 和 5-HT3E 的基因改变与英国女性腹泻型 IBS 发病相关；采用组织原位杂交和 RT-PCR方法测定发现 5-HT3A，5-HT3E 和 miR-510 三者均存在于肠上皮细胞和肠肌间神经丛细胞。推测 miR-510 调节 5-HT3A 和5-HT3E 的功能可能与女性腹泻型 IBS 发病有关。Zhou 等研究显示，miRNA-29a 调节 IBS 患者肠黏膜的谷氨酰胺合成并影响肠黏膜的通透性。这两项研究提 miRNA 在 IBS 的发病中可能起重要作用。但是，这两项研究对于了解 miRNA 在 IBS 的发病中的作用有明显的不足，表现为两个方面，一是研究的miRNA 数量极少，没有反映 IBS 的 miRNA 表达谱变化；二是

对所涉及的 miRNA 的作用机制未做研究。研究 miRNA 在 IBS
发病中的作用，首先需要研究 IBS 的 miRNA 表达谱的变化。
miRNA 虽然广泛存在人体各种组织中，而 IBS 是功能性胃肠疾
病，一般不考虑手术治疗，要取得足够的人体组织标本十分困
难。用于检测 miRNA 的样本除了来源于病变组织自身，还可
以来源于病变组织的外环境，如血液和其他组织液。一个好的
生物标志是能够以非侵入性的方式较易获得的。人类血清是一
种能在常规临床检查中检测到的生物标志的丰富来源。近期有
报道称，血清中稳定存在一定水平的 miRNA。血清 miRNA 亦
可以反映组织和疾病的特异性，miR-122、miR-133a 和 miR-
124 分别特异于肝、肌和大脑组织。Chen 等鉴定肺癌、结肠癌
和糖尿病的血清 miRNA 特异表达型，提供了血清 miRNA 在
不同疾病特异性表达的证据。研究表明，肿瘤患者血循环的
核酸中存在来源于肿瘤的 miRNA 分子。这一现象提示血循环
miRNA 分子可能成为无创诊断癌症的一个有效方法。Heneghan
等研究表明，乳腺癌患者的血循环 miR-195 的水平有明显高；
miR-195 的水平也与淋巴结转移和雌激素受体状态相关；手术
后其水平有显著的下降，提示外周 miRNA 是乳腺癌转移新的
生物标志。Huang 等认为，血浆 miRNA 是非常有希望的早期
诊断结肠癌新的生物标志。Al 等发现，急性心肌梗塞的患者血
浆 miR-1 显著增高，药物治疗出院后逐渐正常，miR-1 的增
高与性别、年龄、血压等因素无关，血浆 miR-1 显著增高可
能是全新的诊断急性心肌梗塞的独立生物标志。从这些研究中
可以看出，血循环中的 miRNA 可以是一个很好地反映疾病状
态的生物标记物，结合血清 miRNA 的无创性、稳定性、组织
和疾病特异性等特性，获得 IBS 患者和正常对照组的血液标本

在 IBS 等功能性疾病的研究中是可行的。目前尚无 IBS 患者血清 miRNA 的研究报告。研究 IBS 的 miRNA 表达谱变化有着重要的临床意义。IBS 的临床诊断目前没有特异性的分子诊断标记物，主要是以各种临床症状为基础的诊断标准和排除性的诊断，主观指标为主，重复性和准确性较差。采用涵盖目前发现的 721 种人源 miRNA 序列的高通量 miRNA 基因芯片技术，研究 IBS 患者血清 miRNA 的表达谱变化，并对筛选的 miRNA 行 PCR 定量分析，具有非常重要的价值。明确 IBS 相关的特异性 miRNA，有可能发展为诊断 IBS 的分子诊断工具，有望从根本上改变 IBS 的临床诊断方法，弥补目前诊断方法的诸多不足。[48]

近年来，通过生物信息学方法进行预测和分析 miRNA 及其靶基因信息的技术日趋成熟，为 miRNA 分子研究的后续工作奠定了一定的基础。以差异 miRNA 通过搜索 Targetscan6.0 数据库，预测其靶基因，通过搜索 NovelBio 数据库分别做基因功能（GO）分析和信号通路（Pathway）分析。并以关注 GO 所对应的基因为研究对象分别与差异 miRNA 构建了 miRNA-靶基因调控网络，得到网络中起核心调控作用的 miRNA 和被 miRNA 调控的关键靶基因。根据所得的 miRNA 和关键靶基因，可对 IBS 的发病机制做进一步研究，也可能为 IBS 的治疗提供新的靶点。

基于上述研究背景，熊青[48]的研究通过 miRNA 基因芯片技术分析比较 IBS 患者和正常人血清 miRNA 表达以寻找 IBS 的血清 miRNA 表达谱，通过实时定量 PCR 与生物信息学分析，达到对 IBS 血清 miRNA 表达谱的鉴定与功能分析的目的，为今后进一步研究 IBS 的 miRNA 调控机制及分子诊断工具奠定分子基础。方法：① miRNA 基因芯片检测：miRNA 基因芯片检测便秘型 IBS、腹泻型 IBS、正常人混合血清标本，以寻找差异表达的 miRNA。② miRNA 生物信息学分析：基于差异表达的 miRNA，在 TargetScan6.0 数据库中进行预测，得到差异 miRNA 调控的所有靶基因，基于 NovelBio 数据库进行 GO 注释和 Pathway 注释，得到基因参与的所有 GO 和 Pathway Term，采用 Fishe 检验计算每个 GO 和 Pathway Term 的显著性水平，从而筛选出差异基因富集的显著性 GO 和 Pathway Term。分别将各组关注的显著性 GO 和显著性 Pathway 所对应的基因提取出来，用提取出的各类基因与其所对应的 miRNA 分别构建 miRNA- 靶基因网络。③实时定量 PCR 分析：经生物信息学分析得到在 IBS 中起核心调控作用的 miRNA，采用实时定量 PCR 分析血清标本中这些 miRNA 的表达，最后与 miRNA 基因芯片结果相比较。研究结果：①血清 miRNA 表达谱基因芯片结果：通过 Limma 算法筛选差异表达的 miRNA。与正常人相比，便秘型 IBS 患者 14 个血清 miRNA 存在显著性表达差异，腹泻型 IBS 患者 24 个血清 miRNA 存在显著性表达差异，便秘型 IBS 和腹泻型 IBS 患者均表达 hsa-miR-449a，hsa-miR-210，hsa-miRPlus-I181b-2。② miRNA 生物信息学分析：通过生物信息学分析，获得 3 组与 IBS 相关的显著性 GO，第一组为便秘型 IBS 相关神经改变 GO、信号通路 GO、生化 GO，第二组为腹泻型 IBS 相关神经改变 GO、信号通路 GO、生化 GO，第三组为便秘型 IBS 组和腹泻型 IBS 组共有的差异 miRNA 相关神经发育与疼痛 GO、细胞运动 GO、生化 GO。用以上显著性 GO 对应的各类基因与其所对应的 miRNA 分别构建 miRNA- 靶基因网络，得到网络中起核心调控作用的 miRNA 和被

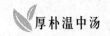

miRNA 调控的关键靶基因。③实时定量 PCR 验证 miRNA：miRNA– 靶基因网络中起核心调控作用的 miRNA 行实时定量 PCR 分析，实时定量 PCR 结果显示 miRNA 表达趋势与基因芯片分析结果一致。结论：①经基因芯片及生物信息学分析发现了与 IBS 关系密切的血清 miRNA 表达谱。便秘型 IBS 组表达上调较显著的 miRNA 为 hsa–miR–3130–3p、hsamiR–30c、hsa–miR–55，表达下调较显著的 miRNA 为 hsa–miR–210、hsa–miR–499a、hsa–miR–4289；腹泻型 IBS 组表达上调较显著的 miRNA 为 hsa–miR–484、hsa–miR–3170、hsa–miR–335，表达下调较显著的 miRNA 为 hsa–miR–188–Sp、hsa–miR–196a、hsa–miR–SOOa；两组共同表达 hsa–miR–210、hsa–miR–499a。②通过定量 PCR 验证了 miRNA 表达与 miRNA 基因芯片结果一致，证明 miRNA 基因芯片结果是可靠的。③特定的血清 miRNA 表达谱可能为诊断 IBS 提供一种新的非侵入性生物标志。④ IBS 患者相关 miRNA 可能通过神经系统、生化、细胞运动相关的多个靶基因和信号通路调节脑 – 肠轴的变化、内脏敏感性、肠道分泌功能及肠道平滑肌动力而参与 IBS 发病。

该课题拟从以下三个部分对 IBS 血清 miRNA 表达谱的鉴定与功能分析进行研究：第一部分：IBS 患者的血清 miRNA 表达谱变化。采用 miRNA 基因芯片技术对便秘型 IBS、腹泻型 IBS 患者及正常人混合血清标本的 miRNA 表达差异进行表达谱分析，通过 Limma 算法进行差异 miRNA 的筛选。第二部分：差异 miRNA 的生物信息学分析。以差异 miRNA 通过搜索 Targetscan6.0 数据库，得到差异 miRNA 对应的靶基因；靶基因通过搜索 NovelBio 数据库分别做 GO 分析和 Pathway 分析；以关注 GO 所对应的基因与差异 miRNA 构建了 miRNA– 靶基因调控网络，得到网络中起核心调控作用的 miRNA 和被 miRNA 调控的关键靶基因。第三部分：miRNA 的实时定量 PCR 分析：基于上一步构建 miRNA- 靶基因调控网络，得到网络中起核心调控作用的 miRNA，采用实时定量 PCR 以验证上述 miRNA 的表达改变。研究结果有望为 IBS 的诊断提供一种新的非侵入性的分子诊断工具，为 IBS 发病的 miRNA 调控机制奠定分子基础。[48]

2. 肠易激综合征与 5- 羟色胺

5- 羟色胺（5-hydroxytryptamine，5-HT）是在脑 - 肠轴中具有重要意义的单胺神经递质。人体 5-HT95% 来源于肠道，主要是黏膜层的肠嗜铬细胞（enterochromaffin cells，EC），它含有合成 5-HT 所需的色氨酸羟化酶。此外，少数也来源于肠神经元。研究证实，各种刺激如肠腔压力增加、迷走神经刺激、过敏反应、十二指肠酸化、暴露于去甲肾上腺素、乙酰胆碱和多种化学物质等均可促使胃肠道腺腔基底部的肠嗜铬细胞分泌 5-HT，5-HT 刺激内在初级传入神经元（intrinsic primary afferent neurons，IPANs）末梢的 $5-HT_1R$ 和 $5-HT_4R$，$5-HT_4R$ 的激活可促进中间神经元释放钙基因相关肽（Calcitonin gene-related peptide，CGRP），作用于兴奋型运动神经元，释放乙酰胆碱（Acetylcholine，Ach）及 P 物质（Substance P，SP）引起肠道收缩，或作用于抑制型运动神经，释放血管活性肠肽（Vasoactive intestinal peptide，VIP）、一氧化氮合酶（Nitric oxide svnthase，NOS）等活性物质导致平滑肌舒张。5-HT 也可以刺激外在性初级传入神经元上的 $5-HT_3R$，将伤害性刺激经逐级传导至脊髓背角神经节，在通过自主神经系统传导至中枢神经系统，产生相应的伤害性感觉和知觉。5-HT 在调节食欲、

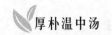

性功能与情绪等方面也发挥重要作用。[49]

5-羟色胺转运体对肠道 5-HT 的生理调控及其作用机制：5-羟色胺转运体（serotonin transporter，SERT）是一种对 5-HT 跨膜转运蛋白，细胞、神经元广泛存在于肠道、脑等许多器官多种细胞膜上，有高度亲和力的包括肠黏膜上皮肥大细胞等。人类 SERT 由单基因编码（SLC6A4），是一种约由 630 个氨基酸残基组成的膜传递蛋白，位于染色体 I-7q11、1-17q 12 区。跨度 37.8kb，由 14 个外显子组成。EC 细胞对肠腔内压力、迷走神经刺激、过敏反应和化学刺激非常敏感，一旦肠腔内压力升高即可分泌 5-HT，作用于黏膜下传入神经神经元上的 5-IIT 受体，激发蠕动反射，并调节肠道分泌功能。发挥生理作用后必须灭活，以免产生中毒反应及 5-HT 受体的脱敏。对 SERT 基因（SLC6A4）敲除大鼠研究发现，5-HT 的释放在一定程度上可以使 5-HT 受体脱敏。代谢 5-HT 的单胺氧化酶和其他酶均位于细胞内，而 5-HT 在生理 pH 下带有高电荷及亲水性，不能穿过细胞膜。因此，5-HT 必须通过载体转运至细胞内以灭活。这个过程主要依靠肠黏膜上皮细胞膜上的 SERT 来完成，5-HT 能神经元也可表达 SERT 将神经突触间隙中的 5-HT 再摄取，从而起到灭活作用。SERT 功能是将发挥生理效应之后的大部分 5-HT 迅速再摄取，对 5-HT 起到灭活作用。它通过一个交替的通路机制发挥作用，通过易受细胞外因素影响的单个结合位点将 Na^+、Cl^- 和 5-HT 结合在一起，依靠 Na^+-K^+ATP 酶维持细胞跨膜离子梯度，负责 Na^+、Cl^- 和 5-HT 的移动并转运所有 SERT 的底物，其中 CT 在转运过程中是必不可少的，转运一分子 5-HT 需要一分子 Cl^-，若以葡萄糖代替 Cl^-，人体中的 SERT 活性则会下降 99%，SERT 异常，肠道适应性的改变不仅发现在弱亲和力的 5-HT 选择性转运体的弥补作用上，5-HT 受体也通过降低肠道 5-HT₃R 亚型的 mRNA 的表达适应肠道 5-HT 生物利用度的增加。SERT 在 5-HT 信号系统中是必需的成员，它对 5-HT 在其受体处持续时间和信号空间分布的稳定调节发挥重要作用。[49]

　　基于以上背景，元静[49]对 5-羟色胺转运体 SLC6A4 基因多态性与肠易激综合征的关联进行了研究。方法：运用 PCR 及 TaqMan 等位基因分型技术对 119 例肠易激综合征患者和 238 例正常对照进行 SLC6A4 基因的多态区和单核苷酸多态性分析，探讨 SLC6A4 多态性与肠易激综合征的关联。结果：15-HTTLPR 出现了 S、L 和 XL 三种等位基因，其中 XL 等位基因比较少见。共检测到 S/S、S/L、S/XL、L/L、L/XL5 种基因型。IBS 组以 S/S 基因型常见（$P < 0.05$）；在女性 D-IBS 组与 C-IBS 组的比较中，D-IBS 中 S/S 基因型频率高于其他型。VNTRs 多态性与 IBS 不相关（$P > 0.05$）。IBS 组以及正常对照组的等位基因以 STin2.11 常见，基因型以 STin2.11/11 最常见，两组间差异无统计学意义（$P > 0.05$）；三个 SNPs 位点（rs3794808，rs2020936，rs1042173）基因型在 IBS 组与对照组中均无统计学差异（$P > 0.05$）。rs1042173 拥有 TG 基因型的男性更易患 M-IBS；4 5-HTTLPR、VNTRs 多态性与 rs3794808、rs2020936、rs1042173 三个 SNPs 位点未形成有阳性结果的单倍域。结论：SLC6A4 基因 5-HTTLPR 多态区中，IBS 组以 S/S 基因型常见，而对照组以 L/L 基因型为主，故 5-HTTLPR 的 S 等位基因为 IBS 患病易感等位基因；但本研究未发现 VNTRs 多态性、3 个标签 SNPs（rs3794808，rs2020936，rs1042173）与 IBS 有关联，这 5 个多态性位点未形

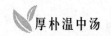

成有阳性结果的单倍域，提示 SLC6A4 基因的其他多态性区域与 IBS 的关系还需要进一步研究。

3.肠易激综合征与肠道菌群和氨基酸代谢的关系

肠易激综合征（IBS）是一种常见的功能性肠病，以腹痛或腹部不适为主要症状，常伴有排便习惯的改变，反复发作且迁延难愈，严重影响了人们的工作和生活。然而其发病机制仍不明确，因此对 IBS 的治疗一直缺乏有效的手段。研究表明，应激与 IBS 密切相关，早年负性生活经历可以增加成年后 IBS 的易感性。母婴分离（maternal separation，MS）作为一种生命早期应激事件，对个体成年后会产生明显的负性影响。该模型动物成年后具有肠道敏感性增高，肠道运动加快等腹泻倾向，且行为学上伴有抑郁的表现，能够很好地模拟临床上 IBS 患者的症状，因此被广泛用于 IBS 的研究。应激也可以导致肠道菌群的改变，母婴分离应激会对幼患的肠道菌群的定植和发展产生影响，这为探索 IBS 的发病机制提供了思路。

张亮等[50]检测肠易激综合征大鼠肠道菌群及体内氨基酸的变化，探索应激致肠易激综合征的发生机制。本研究拟从母婴分离应激大鼠肠道菌群的变化和体内氨基酸代谢的变化入手，以期为 IBS 的发病机制提供一些科学依据和思路。方法：采用母婴分离应激的方法建立肠易激综合征动物模型，收集大鼠的粪便和血清。采用高通量测序技术对粪便样本中所有细菌 16SrDNA 的 V3、V4 和 VG 区进行测序，并进行菌群的生物信息学分析。采用全自动氨基酸分析仪检测分析大鼠粪便和血清样本的 20 种常见氨基酸含量。结果与正常大鼠相比，肠易激综合征大鼠肠道菌群的 Shannon 指数下降，表明菌群多样性有所下降。肠易激综合征大鼠的毛螺菌科、克里斯滕森菌科、单形拟杆菌、s变形菌纲以及脱硫弧菌目、脱硫弧菌科和脱硫弧菌属的相对丰度均显著升高。同时，肠易激综合征大鼠粪便中的苏氨酸、丝氨酸、蛋氨酸、赖氨酸和脯氨酸浓度显著增高，血清中蛋氨酸、脯氨酸和苯丙氨酸浓度显著升高，甘氨酸和赖氨酸浓度则显著下降。结论：应激引起肠道菌群失调以及氨基酸代谢异常，该变化可能与慢性应激导致的肠易激综合征有关。

当前研究普遍认为，IBS病理机制涉及肠道屏障功能下降、肠道动力异常、精神心理应激、脑－肠轴功能失调等，但具体机制并不明确。近年研究表明，IBS的发生与肠道菌群失调关系密切。本研究表明，IBS大鼠肠道菌群的多样性降低，提示肠道内菌群丰度和均匀度下降，菌群环境失衡，容易降低对有害菌群的定植抗性导致肠道疾病发生。本研究中，IBS大鼠粪便和血清某些氨基酸含量异常增多，这可能是由于某些肠道菌群过量分解的作用，或是肠上皮对氨基酸吸收能力减弱的结果。本研究显示IBS大鼠粪便和血清中脯氨酸升高，粪便中单形拟杆菌显著增多。脯氨酸在肠道上皮细胞糖蛋白中含量非常丰富，当拟杆菌属异常增多时，能够大量降解黏液素，释放出大量的糖蛋白，造成脯氨酸增多，脯氨酸含量的增多可能反映了结肠上皮细胞形态和功能发生改变，提示其可能参与了IBS肠道黏膜屏障功能异常的发病机制。本研究亦表明IBS大鼠粪便和血清中蛋氨酸含量增高，可能与粪便中脱硫弧菌属显著增多有关。脱硫弧菌属是结肠中硫酸盐还原菌的优势菌群，可以使蛋氨酸产生高浓度的硫化氢，抑制细胞色素C氧化酶，削弱细胞的呼吸作用，破坏肠系膜上皮细胞，损伤肠系膜的屏障功能，参与IBS的肠道症状。毛螺菌科和克里斯滕森菌科都属于梭菌纲梭菌目，这些菌群中多数都能够发酵宿主肠道内不被吸收的多糖，

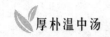

产生乙酸、丙酸、丁酸等短链脂肪酸（SCFAs），其中丁酸比例较高，丁酸过多时能够引起肠道敏感性增高，同时也增加肠道渗透压致使腹泻的发生。综上，本研究表明 IBS 大鼠肠道菌群失调和部分氨基酸代谢异常，表明应激改变了机体内环境的稳态，从而参与 IBS 的发生发展。但由于肠道菌群和氨基酸代谢之间关系的复杂性及多样性，其导致 IBS 的确切机制需要深入研究和阐明。[50]

（三）肠易激综合征的中医治疗探究

肠易激综合征是一种常见的临床肠功能紊乱证候群，它以腹胀、腹痛、腹部不适、排便习惯改变为特征，往往还伴有大便性状异常，持续或间歇发作。它是一种多因素、多病因所致的疾病，病因目前尚不明确，目前认为脑－肠互动紊乱在 IBS 的发生发展中起着十分重要的作用，而肠道菌群则在其中扮演关键角色。肠道菌群是一个密集而又复杂的微生态系统，其数量庞大，肠道定植菌数量可达到 10^{13} ~ 10^{14}CFU，是一个相对独立而又与机体密切相关的生物群。微生物－肠－脑轴的提出以及微生物对代谢、免疫的作用，为许多疾病的病因研究提供了一个全新的思路，其中包括肥胖、糖尿病、炎症性肠病、IBS 和肝硬化，甚至还有阿尔茨海默病等。黄连素主含小檗碱，小檗碱是一种常见的异喹啉类生物碱，它的抗菌谱广，对多种革兰阳性、阴性菌均有抑菌作用，且口服生物利用率低，在肠道局部药物浓度高，在我国常被用于治疗胃肠炎、细菌性痢疾等肠道感染性疾病。目前研究表明，小檗碱可以有效缓解 IBS 患者腹痛、腹泻的症状，这可能与小檗碱降低肠道内脏敏感性有关。此外，体外抑菌实验显示，小檗碱可以直接调节肠道菌群的结构，降低肠道菌群数量，对不同结构的菌群其作用也不相同，且呈剂量依赖。肠易激综合征患者往往存在小肠细菌过度生长，我们认为这是抗生素治疗 IBS 的依据之一，但其中具体参与调节的肠道菌群仍有待研究。因此，我们用避水应激试验制作 IBS 大鼠模型，深入了解小檗碱对 IBS 大鼠肠道菌群的影响，以期寻找与 IBS 相关的关键肠道功能菌。[51]

周霖等[51]通过口服小檗碱（Bcrbcrinc，BBR）治疗大鼠肠易激综合征（IBS），初步研究小檗碱对 IBS 大鼠肠道菌群的影响。方法：用避水应激试验制作大鼠 IBS 模型，分别给予模型大鼠小剂量（25mg/kg）小檗碱、大剂量（100mg/kg）小檗碱和利福昔明干预治疗 l0d，检测大鼠肠道菌群丰度、生物多样性及菌群结构组成的变化。结果避水应激试验造模后模型组大鼠排便次数增多、腹外斜肌 FMC 明显升高，肠道可见微炎症表现。小檗碱干预后，IBS 大鼠排便增多情况、内脏高敏感性和肠道微炎症情况均显著改善，其中大剂量小檗碱组优于小剂量组。经小檗碱干预后，大鼠肠道菌群多样性显著降低，大剂量小檗碱抑菌作用强于小剂量小檗碱。大剂量小檗碱可显著提高 IBS 大鼠肠道乳杆菌科细菌的比例，同时降低肠杆菌科细菌的比例。结论：小檗碱可以显著降低 IBS 大鼠内脏高敏感性，改善肠道微炎症，减少 IBS 大鼠排便增多症状。小檗碱可以调节肠道菌群丰度和多样性，且剂量越大，抑菌作用越明显。肠道乳杆菌科细菌在小檗碱治疗肠易激综合征的过程中可能起一定作用。

IBS 病因研究现状：肠易激综合征是临床上最常见的一种胃肠道功能紊乱性疾病，其病因及发病机制复杂，包括肠道动力和分泌功能异常，肠道黏膜屏障功能受损，肠道黏膜免疫的激活及并发持久的内脏感觉过敏等。但目前的研究发现，精神心理因素在 IBS 病因学中的地位越来越突出，长期的心理应激可能导致"微生物 – 肠 – 脑轴"功能的紊乱，肠道菌群失衡可能是 IBS 起病的始动因素。因此，我们通过避水应激试验构建大鼠 IBS 模型，重复的心理应激可以显著增加大鼠内脏高敏感性，引起内脏疼痛和排便习惯改变，以及肠道黏膜的"微炎症"改变。研究表明，持久的社会心理压力可引起肠道菌群结构的改变，减少菌群丰度和多样性，增加宿主对病原体的易感性，且 IBS 患者肠道菌群稳定性较健康者有所下降，导致肠道功能稳定性相应下降。目前已有一些实验发现 IBS 患者存在相对丰度增加的厚壁菌门细菌，如瘤胃菌科、梭状芽孢杆菌群 XIVa 及部分相对丰度下降的菌群，但肠道菌群纷繁复杂，目前确定与 IBS 相关的菌群仍十分有限。本研究也发现，IBS 大鼠肠道菌群总体多样性和均一性均显著降低，且存在相对丰度增加的变形菌门细菌，其中以肠杆菌科细菌最为显著。小檗碱对肠道菌群的影响利福昔明作为 IBS 患者肠道局部抗生素治疗方案其疗效已被证实。研究表明，利福昔明可通过降低应激大鼠肠道菌群负荷，增加乳杆菌属的比例，改善应激引起的肠道炎症和内脏高敏感性。小檗碱与利福昔明具有相似的抗菌谱，对肠道局部作用明显，可有效改善患者腹痛、腹泻症状，而且在小檗碱对高脂饮食大鼠肠道菌群体外抑菌试验中发现，小檗碱可以直接调节肠道菌群的结构，而且不同浓度的小檗碱对肠道菌群结构及数量的影响也有较大差异。较高浓度的小檗碱可以抑制大部分细菌的生长（其中有很多为肠道条件致病菌），减少肠道微生物的多样性，富集 Enterobacteriaceae 科的细菌（Proteus、Escherichia/Shigella、Klebsielal）。研究发现，大剂量小檗碱可以显著降低大鼠回肠末端细菌的丰度和多样性，改变肠道细菌的组成结构，且剂量越大，对肠道菌群多样性的抑制作用越明显，这与上述研究结果是一致的。但在对肠道菌群科水平的研究中，我们发现大剂量小檗碱可以显著增加乳杆菌科细菌的比例，而降低肠杆菌科细菌的比例，这可能与小檗碱剂量不同有关。此外有研究表明，瑞士乳杆菌和鼠李糖乳杆菌可以有效防止应激介导的肠道菌群移位和病原菌定植增加；而副干酪乳杆菌可以使肠道黏膜通透性恢复正常，并缓解应激引起的内脏痛。这提示小檗碱治疗 IBS 大鼠可能与乳杆菌科细菌的改变相关。综上，肠易激综合征是一种多因素综合作用导致的肠道功能紊乱性疾病，微生物 – 肠 – 脑轴的提出，提示肠道菌群在其中扮演关键作用，肠道菌群的改变与肠道黏膜微炎症的形成、肠道免疫的激活以及脑肠互动紊乱的关系仍有待我们进一步研究[51]

三、厚朴温中汤的临床应用

杜国如[52]观察戊己丸合厚朴温中汤对腹泻型肠易激综合征的治疗效果。方法：将观察病例随机分为 2 组，治疗组 36 例，对照组 30 例。健康指导：两组患者平时均对其进行健康指导，包括向患者做好本病的解释工作，解除患者紧张疑虑情绪，指导患者饮食宜忌，避免进食生冷、肥腻及辛辣刺激食物。治疗组采用戊己丸合厚朴温中汤，药物组成：黄连 6g，吴茱萸 6g，白芍 15g，厚朴 9g，茯苓 15g，草豆蔻 9g（后下），木香 9g（后下），陈皮 9g，干姜 6g，炙甘草 6g，生姜 3 片。每日 1 剂，加 500mL 水煎至 150mL，早晚各服 1 次。对照组采用口服思密达 3g，普鲁本辛 15mg，每日 3 次。两组疗程均为 1 个月，停药后随访 6 个月。2 组病例均以 1 个月为 1 个疗程。结

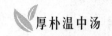

果：治疗组治愈 10 例，显效 12 例，有效 12 例，无效 2 例，治愈率 27.8%，总有效率为 94.4%；对照组治愈 4 例，显效 8 例，有效 13 例，无效 5 例，治愈率 13.3%，总有效率为 83.3%。两组疗效比较，经统计学处理，差异有显著意义（$P < 0.05$）。结论：戊己丸合厚朴温中汤对于腹泻型肠易激综合征有较好的治疗效果。

按： 腹泻型肠易激综合征属中医学的腹痛、泄泻、痞满等范畴。其病因病机主要是肝郁、脾虚、气滞、湿阻。脾主运化而胃主受纳，脾胃升降失职，不能运化水湿，湿阻气机，故见腹胀、腹痛，水湿下注大肠而为泄泻。肝的疏泄功能除了调畅情志外，也体现在对脾胃气机的调畅方面。本病肝郁、脾虚为本，湿阻为标，故临床常见患者病情每随情志失调、饮食失常而加重，导致腹痛、泄泻增加。戊己丸（黄连、吴茱萸、白芍）有疏肝和脾的功效，临床用于治疗肝脾不和所致的腹痛腹泻，或热痢下重。厚朴温中汤（厚朴、陈皮、炙甘草、茯苓、草豆蔻、木香、干姜、生姜）能温中行气、化湿除满，对寒湿困阻中焦所致的脘腹胀满疼痛、消化不良有良效。两方合用，能疏肝健脾，理气除湿，对肠易激综合征所出现的腹痛、腹胀、泄泻及黏液便均有较好的治疗效果。[52]

第六节　小儿肠痉挛

肠痉挛是小儿再发性腹痛的常见原因。再发性腹痛在儿童中患病率可达 5% ~ 10%，常见于 5 ~ 10 岁儿童，大约 1/3 可持续到成人。再发性腹痛可分器质性和功能性两类，其中功能性最常见，约占 95%。功能性再发性腹痛主要见于肠痉挛证。其特点为突然发作，脐周痉挛性、阵发性腹痛，伴或不伴呕吐、汗出等表现，发作间歇期缺乏异常体征，多在晨起、空腹、进餐时或受凉后诱发，虽然预后良好，但给患儿带来痛苦，使家长惊恐不安，成为现今社会非常关注的问题。目前西医治疗肠痉挛多为解痉、镇痛、抗过敏等药物对症治疗，病情易于复发且药物副作用较明显，中医治疗针对病因辨证论治，疗效明显，复发率低，且无明显副作用，易于为患儿及家长所接受。[53]

一、小儿肠痉挛的病因病机研究

小儿肠痉挛属中医学腹痛范畴。小儿脾胃薄弱，经脉未盛，易为内外因素所干扰。六腑以通为顺，经脉以流通为畅，凡腹内脏腑、经脉受寒邪侵袭，或肠胃为乳食所伤、中阳不振、脉络瘀滞等均可引起气机壅阻，经脉失调，凝滞不通而腹痛。如陈捷认为，腹部受凉、饮食不调及情绪紧张为常见诱因，中焦虚寒、气滞不畅为病机；徐震等认为，中焦虚寒、脾阳不振则脏腑失于温养，脉络因而凝滞，故而腹痛反复发作；陈刚等认为，小儿肝常有余、脾常不足，如果饮食不节，恣食生冷，或调护不当，寒气外客，或服药过寒，损伤中阳，均可致寒积中焦，脾阳不振，寒凝气滞而发为腹痛；陈建平认为，小儿肠痉挛的根本病机是脾失健运，中焦有积滞，这是导致本病反复发作的关键所在，而饮食不慎、受凉或情志不畅等因素则是诱因；崔明辰认为，本病多因受凉或过食生冷，寒邪直中胃肠，寒凝气滞，气血经脉受阻不通而见痉挛性腹痛；佘继林等认为，脏腑失于温养，经络凝滞不通而致中焦脏腑虚寒证型的腹痛；李霞认为，本病发病机理为腹部受寒邪侵袭，或肠胃为乳食所伤，

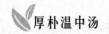

脉络受损，气血凝滞不通，不通则痛。另外，周跃庭根据中医辨证，认为小儿肠痉挛符合虫积腹痛的证候特点，指出此病的发生多同小儿饮食不节（洁），喜食生凉，嗜食甘炸，易感诸虫有关，过食生凉则伤中阳，虫因寒而动，扰动肠胃故腹痛。总之，概括其病因病机为脾胃虚寒，寒凝气滞，饮食积滞，肠虫内扰。[53]

二、小儿肠痉挛的诊治与鉴别

由于高频超声的广泛应用，小肠套、肠痉挛的诊断率较以往有了很大的提高。超声下无需灌肠或手术即可自行复位的较小同心圆包块，称之为肠痉挛；需灌肠或手术复位的，称之为小肠套。

田亚康等[54]对200例患儿疑似小肠套叠声像图进行分析，鉴别肠痉挛的声像图特点，旨在指导临床医生选择合理的治疗方案，避免过度治疗或延误治疗。方法：收集200例患儿肠痉挛、小肠套的声像图，分析比较包块位置、直径、长径、套叠处肠蠕动及肠壁水肿、套头上方肠管有无扩张等情况。结果：153个肠痉挛自行复位（A组），47个小肠套经灌肠或手术复位（B组）。A组小肠套包块平均直径（15.95±3.89）mm，平均长径（17.98±2.85）mm；B组平均直径（20.23±3.69）mm，平均长径（30.72±5.23）mm。两组平均直径、长径差异均有统计学意义（$P < 0.05$）。A组肠痉挛肠壁蠕动正常或活跃占98.04%，无肠壁水肿；B组小肠套处肠壁蠕动正常或活跃占2.12%，45个套叠包块肠壁轻度水肿，两组差异有统计学意义（$P < 0.05$）。结论：肠痉挛具有位置不固定、直径小、套入浅、套叠处蠕动正常或活跃及无肠壁水肿等特点；小肠套具有直径

大、套入深、套叠处蠕动减弱或消失、可伴有肠壁水肿等特点。明确诊断肠痉挛无须处理，可疑肠痉挛可不予干预措施或给予保暖、通便及药物解痉等简单处理后观察 1 ~ 12 小时，复查超声，视具体情况决定是否调整治疗方案；明确诊断或可疑诊断小肠套需灌肠或手术复位。

肠套叠是常见的小儿急腹症之一，临床可根据呕吐、阵发性腹痛、血便及腹部包块同时存在确诊肠套叠，高频超声检查的广泛应用大大提高了肠套叠的诊断准确率。目前超声检查已经成为肠套叠检查的首选方法。

不当饮食、受凉、炎症、病毒感染、药物或外界刺激等因素均可诱发肠痉挛。临床表现为呕吐、腹痛等症状，部分患者没有症状，在超声检查时偶然发现。肠痉挛不需要处理，或经过通便、药物解痉等简单处理后可自行复位。

鉴别肠痉挛可以避免过度治疗，让部分患儿免受不必要的灌肠或手术的痛苦。通过观察分析，肠痉挛其有位置不固定、直径小、长度短、套叠处肠蠕动正常或活跃及肠壁无水肿等特点。小肠套叠包块位置固定、直径较大、长度较长、套叠处肠蠕动减弱或消失、肠壁水肿等，小肠套叠患者需要及时行灌肠复位治疗，否则延误时间可能会导致肠缺血坏死。

三、厚朴温中汤的临床应用

肠痉挛是小儿急性腹痛中常见病证，以健康小儿突然发生阵发性或间歇性腹部绞痛为主要症状。西医多采用对症治疗，如解痉、镇静、抗过敏等，但有较明显的副作用。运用中药治疗本病，在提高疗效、减少副作用方面有较大优势。孙书坤[55]运用厚朴温中汤加减治疗本病 56 例，并与 15 例西药治疗组

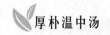

作了对照，疗效满意。治疗方法：厚朴温中汤基本方，厚朴10g，炒白术 12g，乌药 6g，木香 3g，干姜 2g，香附 10g，白芍 10g，炙甘草 6g。加减法：腹痛重者加元胡；腹胀者加莱菔子；恶心呕吐者加藿香、法半夏。常规服法温服，连服 5 天为1 个疗程，1 个疗程后观察疗效。对照组 15 例，全部使用颠茄片 4 ～ 10mg，氯丙嗪 0.5 ～ 1.0mg，连续服用 3 ～ 5 天，观察疗效。

四、典型案例

李某，男，6 岁。1996 年 4 月 17 日初诊。该患儿阵发性腹部绞痛二年余，每次发作持续数十分钟，自行缓解，三天前因过食冷饮腹痛发作，每天发作数次，疼痛以脐周为甚，局部得温则舒，手足发凉，面色苍白，食欲不振，大便正常。查患儿全腹柔软，无固定压痛点及腹肌紧张，血 WBC7.8 × 10^9/L，中性粒细胞 0.66，淋巴细胞 0.34。脉象弦紧，舌苔白滑，舌质粉红。诊断：肠痉挛。证属寒客中焦，寒凝气滞。治宜温中散寒行气止痛。厚朴温中汤加减：厚朴 10g，炒白术 10g，乌药 6g，木香 3g，干姜 2g，白芍 10g，元胡 6g，炙甘草 6。上药 5 剂，日服 1 剂，水煎 2 次，分 2 次温服。5 天后患儿复诊，述自服药后腹痛未曾发作，纳食增加，继服前方 5 剂巩固疗效。半年后随访，未见复发。[55]

按：小儿肠痉挛是儿科临床常见病证，近年来儿童饮食中生冷肥甘摄入过多，发病率呈上升趋势，中医药治疗本病，以其疗效可靠且无明显副作用而具有较大优势。小儿脏腑娇嫩，脾常不足，如果调摄失宜，饮食不节，恣食生冷，或过用寒凉药物，寒积于中，遏阻脾阳，寒凝气滞，脐气通降不利，致使腹痛，因此本病治疗应以理气散寒宣通气机、温中止痛为原则。厚朴温中汤出于李东垣《内外伤辨惑论》，具有温中散寒、行气止痛的功效，笔者在原方基础上进一步加减化裁，增加乌药、香附辛香行窜，理气止痛；白术甘苦微温，益气健脾；白芍与炙甘草共用，缓急止痛。临床应用治疗小儿肠痉挛效果明显。本方切中病机，治疗求本，复发率低，远期疗效满意。[55]

现代研究

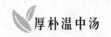

第六章　现代实验室研究概述

第一节　厚朴温中汤全方研究

一、抗腹泻和体外抗菌的作用

加味厚朴温中汤由厚朴、苍术、茯苓、陈皮、炙甘草、草豆蔻、木香、干姜、生姜、黄连等组成，在临床上能显著改善患者腹泻症状。贺卫和等在实验中采用灌胃大黄冷浸液制备小鼠腹泻模型，小鼠出现排便次数增多和粪便稀薄等症状。阿托品为 M 受体阻断药，可以缓解肠蠕动而止泻，加味厚朴温中汤亦可以降低腹泻小鼠稀粪便数、粪便总数及稀粪率。因大黄有效成分大黄酸蒽酮通过刺激大肠黏膜，使肠蠕动增加而引起腹泻，故推测加味厚朴温中汤可通过缓解肠蠕动而抑制急性腹泻。结合贺卫和等前期的小肠推进实验中抑制小肠推进功能的作用，进一步表明加味厚朴温中汤治疗腹泻的作用机制与抑制胃肠推进运动有关。[56]

腹泻原因有非感染和感染之分，细菌感染是腹泻常见原因，有文献报道引起腹泻的最常见细菌是志贺菌，其次为大肠埃希菌、伤寒杆菌、变形杆菌、霍乱弧菌等，金黄色葡萄球菌亦可引起。贺卫和等在实验中采用连续倍比稀释法测定了加味厚朴温中汤对常见致泻菌福氏痢疾杆菌、大肠埃希菌、变形杆菌、伤寒杆菌、金黄色葡萄球菌的 MIC，采用管碟法测定其 MBC。结果提示该方在体外对上述常见致泻菌有一定抑制、杀灭作用，该作用亦可能为其临床上治疗腹泻的机制之一。但是体外抗菌实验的环境与体内不同，因此该提取物还需进一步通过动物体内实验来证明其抗菌作用。[56]

二、调节水电解质代谢的作用

醛固酮（ALD）是肾上腺皮质球状带合成和分泌的类固醇激素，是细胞外液等容性调节的重要物质，能促进肾小管对 Na^+、水的重吸收及 K^+ 的排泄，增加细胞外液的容量。当过多的水液停留于细胞内时，引起血容量相对减少，可刺激肾脏压力感受器和钠感受器，激发肾素 – 血管紧张素 – 醛固酮系统，引起 ALD 的分泌增多，使血容量增加但血清 K^+ 浓度降低。研究表明心衰湿阻中焦大鼠血浆 ALD 分泌显著增多，郭金龙及肖桦等发现湿阻中焦证血清中 K^+ 浓度显著降低，Na^+ 浓度变化不大，红细胞内 Na^+ 浓度显著升高，有水钠潴留。黄秀深等研究表明中焦湿阻证大鼠红细胞和肝细胞膜 Na^+–K^+ATP 酶活性下降，导致过多的 Na^+ 滞留于细胞内，有效循环血量下降，刺激 ALD 的分泌，使肾小管保钠保水排钾能力增强，提高血容量，同时加强了远曲小管和集合管的 Na^+–K^+ 交换，使得 K^+ 浓度降低。贺卫和等实验结果同样表明：脾虚湿阻大鼠，血浆 ALD 显著上升，血清 K^+ 浓度显著下降。在造模过程中，大鼠都有便溏症状，而一般来说胃肠道电解质的丢失，K^+ 相对较为显著，这可能是血清 K^+ 下降的另一原因。实验结果发现，给予加味厚朴温中汤治疗后，血浆 ALD 水平能基本恢复正常，说明该方可以通过调整 ALD 水平来治疗脾虚湿阻证，且比自然恢复

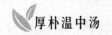

效果更为迅速和显著。[56]

三、促进胃排空的作用

邹志等[57]观察加味厚朴温中汤对大鼠胃液及小鼠胃排空的影响。方法：结扎大鼠幽门收集胃液后用酸碱中和法检测胃液中总酸度和游离酸度，Mett毛细管法检验胃蛋白酶活性、分光光度计比色法检测小鼠甲基橙胃残留率，观察胃排空率。结果：斯达舒胶囊组和加味厚朴温中汤低剂量组可以显著降低正常小鼠甲基橙残留率，差异具有统计学意义（$P < 0.01$），中、高剂量组胃甲基橙残留率比正常组低，差异具有统计学意义（$P < 0.05$）；加味厚朴温中汤各剂量组与正常组大鼠比较，胃液总量有不同程度降低（$P < 0.05$，$P < 0.01$），且中、高剂量组大鼠胃蛋白酶活性以及胃液游离酸度与正常组比较上升，差异具有统计学意义（$P < 0.01$），胃液总酸度上升具有统计学意义（$P < 0.05$），低剂量组大鼠胃液中游离酸度以及胃蛋白酶活性上升具有统计学意义（$P < 0.05$）。结论：加味厚朴温中汤可降低大鼠胃液总量，从而相对提高胃游离酸、总酸度和胃蛋白酶活性，并促进小鼠胃排空。

中医理论认为，"脾主升清，胃主降浊"，二者同处中焦，一升一降共同维护消化系统的正常功能。若脾胃为湿邪困阻，气化遏阻、清浊不分，则可致不欲饮食、脘腹胀满、泄泻等症状。胃液的主要成分是水，其含有盐酸、胃蛋白酶以及其他无机离子，对维持消化功能有重要作用，而胃酸和胃蛋白酶是反应消化功能的重要指标，对整个机体的消化功能有促进作用。实验结果显示，作为燥湿方剂的加味厚朴温中汤，能减少大鼠的胃液总量，尤以高剂量组明显，提示加味厚朴温中汤的燥湿的作用与减少胃液总量有密切的相关性。同时，加味厚朴温中汤各浓度组胃蛋白酶活性均升高，胃游离酸和总酸度增多。因胃蛋白酶活性以及游离酸、总酸度都属于相对性的指标，我们可以推测，加味厚朴温中汤可能是通过抑制胃液总量的分泌而相对性提高胃蛋白酶活性、提高胃液中游离酸度和总酸度，这可能是加味厚朴温中汤提高湿阻证患者消化能力的机制之一，但应当指出的是，另有实验证明，加味厚朴温中汤各剂量组饮水量增多，说明该方有伤阴之嫌，因此不能长时期大量服用。本实验证明了加味厚朴温中汤可以促进小鼠胃排空率，抑制大鼠的胃液分泌，提高游离酸、总酸度以及胃蛋白酶活性，为今后的进一步研究打下了基础。[57]

四、改善血浆胃动素及生长抑素水平的作用

唐荣伟等[58]探讨厚朴温中汤加味配伍吗丁啉对功能性消化不良血浆胃动素及治疗效果的影响。方法：选择115例功能性消化不良患者为研究对象，采用随机数字表法分为观察组58例及对照组57例。对照组给予吗丁啉口服治疗，观察组在对照组基础上联合厚朴温中汤加味口服治疗。两组疗程均为3周，观察两组患者治疗临床疗效、临床症状评分、两组治疗前后血浆胃肠激素水平及药物不良反应。结果：观察组治疗有效率明显高于对照组（94.83% VS 80.70%）；观察组腹胀感、早饱感、上腹痛及上腹灼烧感等症状评分临床症状积分均明显低于对照组；观察组血浆胃动素水平明显高于对照组（279.31 ± 60.47 VS 224.4 ± 7.62）ng/L。血浆生长抑素水平明显低于对照组（9.38 ± 4.14）VS（12.3 ± 3.79）ng/L，两组均无明显药物不良反应发生。结论：厚朴温中汤加味配伍吗丁啉有助于改善血浆

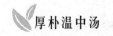

胃动素及生长抑素水平，缓解临床症状，提高临床疗效。

功能性消化不良（FD）证属中医学的胃痛、痞满等范畴，其主要病机为脾胃功能失调，患者多因感受寒湿外邪、饮食失调、劳倦内伤、情志所伤或素体虚弱等，致中焦气机阻滞，脾胃升降失常，治疗宜采用温中行气、燥湿除满为原则。本研究所用厚朴温中汤组成药物中，厚朴燥湿除满、行气消胀、运化中焦，草豆蔻温中燥湿散寒，茯苓渗湿健脾，陈皮、木香行气宽中，干姜温中散寒，炙甘草缓急止痛、调和诸药，整方具有温中散寒、行气消胀、燥湿除满、调和气机升降的功效。FD发病机制至今不明，但有研究表明，胃肠激素分泌异常与FD发病关系极为密切。胃动素是十二指肠及空肠分泌的一种消化道激素，当胃肠道功能障碍时分泌量减少，影响了胃肠道的正常蠕动功能。生长抑素对胃酸分泌具有负反馈调节作用，还可以通过中枢神经系统的调节加速胃排空，在胃动力调节中具有重要作用。现代药理研究表明，木香可通过刺激胃黏膜细胞促进内源性胃动素的分泌，厚朴亦具有提高血浆胃动素水平的作用从而增强胃肠道蠕动，促进胃排空，缓解腹痛、腹胀等一系列症状。此外，研究结果表明，两组患者经治疗后血清胃动素水平均较治疗前显著上升，生长抑素显著降低，但观察组改善幅度明显优于对照组，提示厚朴温中汤加味配伍吗丁啉的中西药结合治疗方案，既能针对FD的发病机制，又符合该病的治疗原则，因而相得益彰，可起到协同治疗作用，从而显著改善临床症状，提高临床疗效。本文研究表明，厚朴温中汤加味配伍吗丁啉有助于改善血浆胃动素水平，缓解临床症状，提高临床疗效。[58]

五、对血清胃动素、生长抑素以及小肠推进功能的影响

陈晓阳等[59]观察加味厚朴温中汤对湿阻证大鼠血清胃动素（MTL）、生长抑素（SS）以及小肠推进功能的影响。方法：建立湿阻证大鼠模型，将 80 只大鼠随机分为正常对照组，未造模加味厚朴温中汤组，模型组，自然恢复组，加味厚朴温中汤低、中、高剂量组及阿托品组，共 8 组，以墨汁法检测小肠推进功能，放射免疫法检测血清 MTL 及 SS 水平。结果：与正常组比较，模型 1、2 组血清 MTL、SS 水平及小肠推进率均显著上升（$P < 0.01$，$P < 0.05$）；与模型 2 组比较，加味厚朴温中汤能明显降低模型大鼠的 MTL 含量以及小肠推进率，差异具有统计学意义（$P < 0.01$），与正常组比较，SS 水平差异具有统计学意义（$P < 0.05$）。结论：加味厚朴温中汤降低 MTL 含量以及小肠推进率，调整胃肠激素失衡，可能是其对湿阻证大鼠发挥燥湿、运脾的作用机制之一。MTL（胃动素）是由小肠上部的 M 细胞分泌的脑肠肽，它的主要生理功能为刺激胃和肠的运动及促进胃蛋白酶分泌，能促进消化间期肌电（IMC）活动，促进胃肠向下运动，加速胃排空，在胃肠道起"清道夫"的作用。SS（生长抑素）由肠壁神经丛、胃及胰腺的 D 细胞分泌，SS 分布广泛，在机体的生理作用主要是对神经传递、腺体分泌、平滑肌收缩等广泛抑制。大鼠在造模后所表现出的倦怠乏力、便溏、腹胀等与湿邪侵袭人体后"湿胜则濡泻"所致的症状基本相符，再加上与正常组比较，模型 1 组小肠推进率、血清 MTL 水平均显著升高，表明湿阻证造模成功；模型 2 组检测指标居高不下，反证了需要药物干预的必要性。[59]

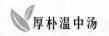

第二节 主要组成药物的药理研究

一、厚朴

厚朴为木兰科植物厚朴 Magnolia officinalis Rehd. et tails. 或凹叶厚朴 Magnolia officinalis Rehd. et Wils. var. biloba Rehd. et Wils. 的干燥干皮、根皮及枝皮。厚朴为我国传统的芳香化湿中药，是临床常用的中药材。厚朴味苦、辛，微温。归脾、胃、肺、大肠经，具有行气燥湿、降逆平喘的功效，主治湿滞伤中、脘痞吐泻、食积气滞、痰饮喘咳。近年来国内外对厚朴的研究不断深入，运用现代的科学试验验证古方运用的合理性，同时不断发现新的功效，使得其应用范围不断扩大。现对厚朴中化学成分、功效以及炮制后的一些改变进行介绍：[60]

1. 厚朴的化学成分

（1）酚类：厚朴含有多种酚类物质，在厚朴的活性成分中占 5%，其中主要的活性物质以厚朴酚与和厚朴酚为主，还含有四氢厚朴酚、异厚朴酚、龙脑基厚朴酚、辣薄荷基厚朴酚、辣薄荷基和厚朴酚、二辣薄荷基厚朴酚、厚朴木脂素 A、厚朴三醇、厚朴醛 B、台湾檫木醛，2,2'- 羟基 -5- 烯丙基 - 联苯 -5- 丙烯醛、丁香脂素、2,2',5'- 羟基 -5- 烯丙基连二苯、丁香脂素 4'-O- β -D- 葡萄吡喃糖苷、6'-0- 甲基和厚朴酚、8,9- 二羟基二氢和厚朴酚以及 8,9- 二羟基 -7- 甲氧基二氢和厚朴酚等。关于厚朴酚、和厚朴酚类化合物药效分子机制方面的研究不断深入，在分析分子几何构象、电子结构、电化学反应行为以及比较药理活性差异的基础上，对厚朴酚、和厚朴酚类化合物的构效关系和作用的生物靶分子进行探讨。一般认为厚朴中的主要活性成分为厚朴酚与和厚朴酚，高效低毒，具有开发分子药物的潜力。

（2）生物碱类：厚朴中的生物碱类成分主要为厚朴碱，还有木兰花碱、武当木兰碱、白兰花碱、木兰箭毒碱、氧化黄心树宁碱、N-降荷叶碱、番荔枝碱、鹅掌楸碱、lirinidine，罗默碱、瑞枯灵、lysicamine、isosalsoline、N-methylisosalsoline 及阿朴啡生物碱类化合物等。

（3）挥发油类：厚朴挥发油中含有多种成分，其中多种为有效成分。经 GC-MS 鉴定出 48 种化合物，其中以按叶醇及其异构体的含量最高，占挥发油总量的 40% ~ 50%，还含有 1-甲基-4-异丙基酚、γ-松油烯、龙脑烯醛、胡椒烯、邻-异丙基酚、γ-依兰虫烯、乙酸龙脑酯、乙酸芳樟醇酯、石竹烯、香橙烯、别香橙烯、榄香醇、愈创醇、茅苍术醇等。何小珍等通过对湖南厚朴与四川厚朴 2 个产地的厚朴进行研究，并运用 GC-MS 对两者的挥发油成分进行分析，得出结论：湖南厚朴挥发油中检测到 89 种成分，四川厚朴挥发油中检测到 88 种成分，两者共有组分为 66 种，各自特有组分分别为 23 种和 22 种，同时两者所含挥发油的含量差异也较大。尽管不同产地厚朴中挥发油的组分和相对含量存在差异，但它们仍然在很大程度上决定了不同产地的药材在药效上的相似性。

（4）其他：厚朴叶中提取得到芦丁、棕榈酮、β-谷甾醇、椰皮苷、花生酸、二十六烷醇、胡萝卜苷、丁香脂素 4,4'-双-O-β-D-葡萄糖苷、松脂素 4-O-β-D-吡喃葡萄糖苷。从厚朴中还可分离得到 1-（4-羟基-3-甲氧基苯基）-2-［4-

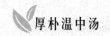

（ω－羟丙基）－2－甲氧基苯氧基］－1,3－丙二醇。此外，厚朴尚含少量的皂苷、鞣质以及微量元素钙、钠、钾、镁、铁、锰、锌、铜等。

2. 厚朴的药理活性

（1）抗氧化作用：紫外分光光度法测定厚朴酚与和厚朴酚的含量及活性研究中发现：厚朴酚与和厚朴酚具有清除1,1－二苯基－2－苦肼基自由基（DP-PH·）活性，实验结果证实厚朴酚与和厚朴酚均具有抗氧化活性。Schuhly 等研究表明，和厚朴酚对 COX－1/2 和 5-LOX 的 IC_{50} 分别为 18.21 和 4.2μmol/L，还能清除过氧、超氧自由基，具有抗氧化作用。厚朴酚的酚羟基易被氧化，而含有烯丙基的酚类化合物多具有清除 O_2^- 或羟自由基的能力，这些结构造就了厚朴酚具有出色的抗氧化能力，而这一特性也成为其他许多药理作用的基础。

清除自由基：Zhao 等报道厚朴酚及和厚朴酚均可有效降低硝基自由基 $ONOO^-$ 和单线态氧 $^1O_2$，清除 $ABTS^+$ 和 DPPH 自由基。Sun 等以总氧自由基清除能力分析法（TO-SC）证实厚朴中的 3 种有效成分均有较强的自由基清除能力，其中以丁香普最强，其次是和厚朴酚及厚朴酚。

对抗脂质过氧化：Li 等以 TBHP（叔丁基过氧化氢）预处理 NCI-H460 细胞（人类非小细胞肺癌细胞），24h 后以 20μmol/L 的厚朴酚干预，证实厚朴酚可以有效对抗 TBHP 引起的 DNA 单链断裂，细胞毒性和脂质过氧化，进一步研究证实这一保护作用部分是通过 P53 依赖性机制实现的。

增强抗氧化酶活性：Saito 等分别予小鼠腹腔注射间接诱变剂 benzo（a）pyrene（苯并芘）和 X-ray 照射，经厚朴酚（1，10，100mg/kg，ig）处理的小鼠肝脏解毒酶 UGT 和抗氧化酶

SOD 活性显著增加，同时厚朴酚还显示出一定的抗染色体断裂作用。[61]

（2）抗菌、抗病毒作用：厚朴煎剂具有广谱抗菌作用。其煎剂在体外对金黄色葡萄球菌、α-溶血性链球菌、白喉杆菌、枯草杆菌、伤寒杆菌、副伤寒杆菌、霍乱弧菌、大肠杆菌、变形菌、绿脓杆菌、须发癣菌、肺炎双球菌、痢疾杆菌、百日咳杆菌、炭疽杆菌均有抑制作用。冯瑾等研究了厚朴活性成分厚朴酚与和厚朴酚对变形链球菌、血链球菌、内氏放线菌、放线菌和乳酸杆菌几种致龋菌生长和产酸影响的体外研究。结果显示，厚朴酚与和厚朴酚对口腔致龋浮游菌均有明显的抑制作用，对变形链球菌分别在 15.7μg/mL 和 7.8μg/mL 可抑制其生长，厚朴酚及和厚朴酚对致龋菌产酸均有一定的抑制作用，且随着药物浓度增加，抑制作用增强。有研究表明，厚朴酚与和厚朴酚对牙周致病菌伴放线杆菌、中间普氏菌、牙龈卟啉菌、藤黄微球菌以及枯草芽孢杆菌的最小抑制浓度为 2.5mg/mL，具有良好的开发牙周保健药物的潜力。

和厚朴酚有抗病毒作用。对于持续病毒应答（SVR）细胞，和厚朴酚在 10μg/mL 和 15μg/mL 的浓度下，对其抑制率分别达到 60% 和 85%。而在人淋巴细胞中，其抗 HIV 活性的 EC_{50} 为 3.3μmol/L，具有非常强的抗病毒效果。

厚朴酚对多种细菌，尤其是革兰阳性菌如变形链球菌、炭疽杆菌等有较强的抗菌作用，同时对许多真菌如血红密孔菌、立枯丝核菌；须毛鲜菌、黑曲霉、白色念珠菌等有显著的抑菌效果。Park 等报道厚朴酚对引起痤疮的 2 种细菌 P.acnes（痤疮丙酸杆菌），P.granulosum（颗粒丙酸杆菌）均有较强的抑制作用，MIC（最小抑菌浓度）为 9mg/L，并且可有效降低由 P.acnes、

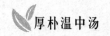

引起的 THP-1 细胞 IL-8, TNF-α 升高。Chan 等通过对鱼腥草、白茅根等 8 种植物的抗菌和抗氧化活性进行综合比较后提出，在所有被测植物中，厚朴提取物（以厚朴酚及和厚朴酚作为主要活性成分）对 M.Smegmatis（耻垢分枝杆菌），C.albicans（白色念珠菌），B.subtilis（枯草芽孢杆菌）和 S.aureus（金黄色葡萄球菌）抑菌作用最强，且抗氧化活性亦属最强。[61]

（3）抗内毒素作用：Tsai 等给予 Wistar 大鼠 LPS（脂多糖，10mg/kg，iv）制备成为脓毒血症，30min 后用厚朴酚 4μg/kg，iv，可以显著改善血液动力学改变（低血压和心动过缓），降低血浆 TNF-α、GOT、GPT 和 BUN 水平，减少诱导型一氧化氮合酶和过量的 NO、超氧阴离子、凝血酶 – 抗凝血酶复合物含量，显示了一定的对抗内毒素作用。[61]

（4）抗炎、镇痛作用：李杰萍等研究发现，厚朴酚可以明显影响白细胞的功能，对炎性介质 LTB$_4$ 和 5–HETE 的生物合成有较强的抑制作用，其 IC$_{50}$ 值分别为 8.5μmol/L 和 3.1μmol/L，厚朴酚还可以抑制趋化三肽（fMLP）刺激的白细胞内钙升高。另有报道说明，厚朴酚在 1 ~ 100μmol/L 可以使中性粒细胞中超氧阴离子的产生增加，在大于 10μmol/L 时可以明显地抑制激活的中性粒细胞 α 葡萄糖苷酸酶和溶菌酶的释放，而抑制溶酶体酶的释放可能是厚朴酚抗炎作用机理之一。

Chiang 等研究发现和厚朴酚通过下调 COX-2 诱导型 NO 合成酶基因的表达和 NF-kB 调控的前炎症因子来达到抑制大鼠的氧化应激和炎症，从而对经过特殊训练模式诱导的大鼠骨骼肌肉损伤有保护作用。和厚朴酚还能通过抑制细胞内 PI3K/Akt 信号转导通路介导对单核 / 巨噬细胞（U937/RAW264.7 细胞）、淋巴细胞（脾脏淋巴细胞及 CTLL-2 细胞）产生抗炎作用。和厚朴酚能够通过多方面发挥作用达到治疗血管球性肾炎和胃炎的效果，此外也有报道和厚朴酚对福尔马林诱导的炎症疼痛和对胶原蛋白诱导的小鼠关节疼痛均有治疗效果。

Schiihly 等以 LPS 预处理小鼠巨噬细胞 RAW264.7，观察北关木兰属植物 M.grandiflora 药理作用，发现在该植物种子的活性成分中，厚朴酚与和厚朴酚可显著抑制 COX-2 活性，IC_{50}（半数抑制浓度）为 1.2mg/L、2.0mg/L，研究者提出 2 种酚的抗炎活性主要是通过在环氧化酶代谢中抑制 COX-2，从而对前列腺素生物合成产生影响；Tse 等研究发现厚朴酚可以下调人类幼单核细胞 U937 因 LPS 等诱导的 NF-kB 相关炎症基因产物 MMP-9、IL-8、MCP-1、MIP-1α、TNF-α 的表达，免疫印迹分析显示厚朴酚可剂量依赖性抑制 TNF-α 引起的胞质 NF-kB 抑制单位 IkBα 的磷酸化和降解，进一步研究发现厚朴酚是通过抑制 IkB 激酶（IKK）发挥这一抗炎作用的。[61]

（5）抗肿瘤作用：厚朴抗肿瘤作用通过诱导肿瘤细胞凋亡、促进肿瘤细胞分化、抑制肿瘤细胞增殖、抑制肿瘤转移、抗肿瘤血管形成以及逆转肿瘤多药耐药实现。有研究显示厚朴酚与和厚朴酚在体内和体外均被发现可以抑制新生血管以及肿瘤的生长，并且在有效剂量范围内可以被宿主很好的耐受，其起作用的机制是：在人的内皮细胞通过干扰血管内皮生长因子受体 2（VEGFR2）的磷酸化来抑制血管的生成。Nagase 等研究发现日本厚朴的乙醇提取物具有显著抑制肿瘤侵袭的作用，并且其作用呈浓度依赖，但不影响肿瘤细胞的生长，未显示细胞毒性作用。Saito 等研究结果表明，无论是药物苯并芘，还是 X 射线辐射所造成的细胞突变，厚朴酚均表现出明显的抑制作用。另有报道证实，外用厚朴酚制剂还可以抑制光老化过程，厚朴酚

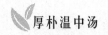

通过抑制 NF-kB 介导的基因表达，使皮肤角质化细胞过度增生以及胶原纤维的不适当降解过程得到抑制。大量报道证实和厚朴酚通过激活 caspase，并且促进凋亡诱导因子的释放，引起人肺鳞癌细胞、结直肠癌细胞、多发性骨髓瘤淋巴白血病细胞等的凋亡。

近年来，从中药中和已有的化合物库中寻找活性成分作为小分子靶向性药物，已成为抗肿瘤药物的研究方向。肿瘤细胞中普遍存在信号转导通路的失调，研发抑制这些通路中关键基因 "Driver" 的分子靶向药物或者多靶点的药物，将是肿瘤靶向治疗的重要发展方向。研究表明，和厚朴酚能够以时间及剂量依赖性方式诱导乳腺癌、恶性黑色素瘤、肺癌、结肠癌、胃癌等肿瘤细胞的凋亡以及抑制肿瘤细胞增殖。另外，和厚朴酚在抗肿瘤治疗中毒副作用低，在有效的治疗浓度下，正常细胞如成纤维细胞、淋巴细胞对其有很好的耐受性，表明和厚朴酚是一种具有开发潜力的抗癌小分子。在鼻咽癌的早期诊断、早期治疗及相关研究中，有关厚朴酚与和厚朴酚抑制鼻咽癌肿瘤细胞增殖、促进凋亡、抑制新生血管生成的研究等鲜有报道。秦洁等[62] 探讨了厚朴中小分子化合物厚朴酚与和厚朴酚对鼻咽癌细胞增殖、迁移、侵袭的影响。方法：分别采用 MTT 比色法、细胞划痕实验、Transwell 实验，观察厚朴酚与和厚朴酚对鼻咽癌细胞 HONE1 增殖、迁移、侵袭的影响。结果：厚朴酚与和厚朴酚对鼻咽癌细胞 HONE1 有较显著的抑制增殖、迁移和侵袭效应，而且这种效应呈显著的剂量依赖性。结论：厚朴酚与和厚朴酚能够抑制鼻咽癌肿瘤细胞增殖、迁移和侵袭，厚朴酚与和厚朴酚是具有开发潜力的抗癌小分子化合物。

鼻咽癌是我国南方及东南亚地区一种常见的恶性肿瘤，尤

以广东省珠江三角洲一带多见，发病率较欧美等其他国家高
25 ～ 30 倍，故有"广东瘤"之称。目前研究发现，鼻咽癌
的发病与爱波斯坦 – 巴尔病毒（Epstein.Barr.virus，EBV）感
染、遗传因素以及环境因素密切相关。尽管以调强放射治疗技
术为主的放化疗综合治疗使得鼻咽癌的局控率有明显提高，但
鼻咽癌起病隐匿、转移早、易复发，5 年生存率仍维持在 70%
左右，鼻咽癌的发患者群以 40 ～ 50 岁的青壮年多见，一旦发
病，对社会、经济和家庭造成较大影响。因此，全面解析鼻咽
癌的病因及其癌变的分子机制对于鼻咽癌的早期发现和患者生
存率的提高具有重要意义。厚朴为木兰科植物厚朴 Magnolia
offieinalisRehd.et Wils，凹 叶 厚 朴 Magnolia offeinalis Rehd.
etWils.var.biloba Rehd.et Wils 的干燥树皮、根皮以及枝皮。厚朴
是一味具有广泛药效作用的中药，在国内外用于多种疾病的治
疗。和厚朴酚是从厚朴的根、茎、叶中提取的一种小分子的天
然产物，属于带有烯丙基的联苯酚类化合物，是厚朴的主要活
性成分，其具有多种药理作用，其中抗肿瘤作用是其重要作用
之一，可以通过诱导肿瘤细胞凋亡，促进肿瘤细胞分化，抑制
肿瘤新生血管生长，抑制肿瘤转移，抑制细胞增殖等效应发挥
抗肿瘤作用，其抗肿瘤效应具有多靶点、多效应、毒副作用低
的特点，在抗肿瘤治疗中受到越来越多的关注。近年来，分子
肿瘤学、分子药理学的发展使肿瘤本质正在逐步阐明。恶性肿
瘤的侵袭和转移是其治疗失败的原因之一，抑制肿瘤的侵袭与
转移是目前肿瘤治疗研究的热点。目前，中医药配合现代医学
技术在预防和治疗肿瘤的许多方面能取长补短。本研究考察厚
朴中 2 种酚类小分子化合物对鼻咽癌细胞增殖、迁移、侵袭的
影响，结果表明，厚朴酚与和厚朴酚能明显抑制鼻咽癌细胞系

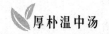

增殖、迁移和侵袭，而且这种作用效应呈显著的剂量依赖性，提示这类小分子化合物可能对鼻咽癌发生、发展具有重要调控作用。厚朴酚与和厚朴酚属同分异构体，本实验中，将2种化合物以相同质量浓度分别作用于鼻咽癌细胞系，从实验结果分析，它们对鼻咽癌细胞系细胞形态及迁移、细胞生长抑制以及细胞侵袭均有显著效应，初步说明它们抗癌效价和抗癌作用是相似的。2种化合物在鼻咽癌中的信号通路以及小鼠模型血清中内源性代谢物的变化，需要进一步的鉴定和筛选。

近年来的研究证实，厚朴酚具有较好的体外抗肿瘤作用，可抑制包括人膀胱癌细胞、前列腺癌细胞、卵巢癌细胞、神经胶质瘤细胞、甲状腺癌细胞、组织细胞淋巴瘤等多种恶性肿瘤细胞，且其抗肿瘤效应具有多靶点、多途径的特点。众所周知，细胞凋亡的调节紊乱是肿瘤形成和发展的重要原因，筛选促进肿瘤细胞凋亡药物是目前肿瘤研究的热点之一，诸多报道表明厚朴酚具有显著的促肿瘤细胞凋亡作用。You等报道厚朴酚对人类恶性黑色素瘤细胞A375-S2可诱导DNA寡聚核小体裂解，增加Caspase-3，8，9的活性，并且这一作用可以被Pan-caspase，Caspase-3，8，9的拮抗剂所抑制，同时可下调抗凋亡线粒体蛋白Bcl-2，上调促凋亡蛋白Bax的活性，提示厚朴酚对A375-S2可通过激活线粒体和死亡受体2条途径诱导凋亡；Seo等研究证实厚朴酚可抑制人类肺癌细胞A-549生长，增加乳酸脱氢酶释放，调整细胞周期，诱导Caspase-3激活，分解PARP，并降低细胞核NF-kB/RelA的表达水平；但也有研究发现高浓度的厚朴酚抑制人大细胞型肺癌细胞H460的DNA合成，并通过自噬而不是促凋亡作用诱导肿瘤细胞死亡，进一步的研究发现这一自噬作用可能与厚朴酚阻断PI3 K/PTEN/Akt信号通路有关。[61]

（6）对心脑血管的作用

①心肌保护作用：厚朴酚可明显抑制心室纤维颤动和死亡的发生，抑制缺血和再灌注诱导的心室心律失常，并减少缺血再灌注损伤引起的梗死范围。用厚朴酚进行静脉滴注预处理后研究区域性心肌功能的恢复，发现厚朴酚可防止心肌抑顿。

血管平滑肌细胞（VSMCs）的收缩、增殖及移行对于心血管疾病的形成具有重要意义。Chen 等以大鼠血管平滑肌细胞为研究对象，采用 TUNEL 法和流式细胞技术证实 5 ~ 20μmol/L 厚朴酚可剂量依赖性引起 VSMCs 凋亡，且这一作用可被 Caspase 拮抗剂所抑制，同时厚朴酚可显著增加 Caspase-3 和 Caspase-9 活性，降低线粒体电位，剂量依赖性下调 Bcl-2，但对 Bax 或 Bcl-xL 无影响；再狭窄是气囊血管成形术后常见的并发症，在动物模型中，厚朴酚可以显著抑制气囊血管成形术导致的新内膜形成，降低 Bcl-2 水平，由此认为，厚朴酚在体和离体实验中均是通过线粒体死亡途径下调 Bcl-2 水平诱导 VSMCs 凋亡，可作为动脉粥样硬化和再狭窄的潜在性治疗药物。Kim 等发现厚朴酚可以显著抑制以 TNF-α 干预的 VSMC 细胞增殖，这一作用与降低细胞外信号调节激酶（ERK）1/2 活性和 G1 细胞周期阻滞有关，厚朴酚还可诱导 p21 WAF1 的表达，引起 G1 期细胞周期蛋白依赖性激酶（CDKs）和细胞周期蛋白的降低。酶谱法和免疫印迹法证实厚朴酚对 TNF-α 引起的 MMP-9 升高有较强的抑制作用，还可降低 MMP-9 激活剂活性，抑制 NF-kB 和 AP-1 的转录活性。Ou 等采用人脐静脉内皮细胞（HUVECs），发现厚朴酚（2.5 ~ 20mol/L）可阻止铜诱导的 LDL 氧化修饰，减少 oxLDL 诱导的 ROS 产生及伴随

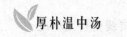

的 NF-kB 活化，抑制细胞内钙离子聚集及伴随的线粒体膜电势消失，细胞色素 C 释放和细胞凋亡蛋白酶的活化，提示厚朴酚可能具有通过抑制 ox-LDL 诱导产生的 ROS 以预防动脉硬化性血管疾病的潜在临床使用价值。近来有研究显示厚朴酚还可通过干扰 ROS（活性氧簇）的生成以抑制心脏成纤维细胞的增生。[61]

②对脑缺血保护作用：有报道证明，和厚朴酚可以通过抑制嗜中性粒细胞的渗入和活性氧的产生，达到保护大鼠脑部，修复局部脑缺血－再灌注损伤。其作用机制研究表明和厚朴酚是通过抗氧化和抗炎作用，降低脂氧化，减少嗜中性粒细胞的激活／渗入。因此和厚朴酚作为一种潜在的神经保护试剂，能有效地治疗局部大脑缺血。在肝脏缺血－再灌注损伤实验中，当大鼠肝脏用和厚朴酚（10mg/kg）处理 60min 后，线粒体呼吸控制速率和 ADP/0 率显著高于没有用和厚朴酚处理的对照组，表明和厚朴酚是一种强烈的抗氧化剂，在临床上具有心肌缺血再灌注损伤保护作用。

③钙调素拮抗：厚朴酚与和厚朴酚拮抗钙调素对环核苷酸磷酸二酯酶的刺激作用，IC_{50} 分别为 82 和 27μmol/L，表明厚朴酚对钙调素的拮抗作用弱于和厚朴酚，但两者均对钙调素的拮抗作用。和厚朴酚对钙调素刺激环核苷酸磷酸二酯酶活性的拮抗作用不能被钙离子所逆转，说明和厚朴酚不是对钙离子的拮抗，而是直接与钙调素进行作用。

④保肝、护肝作用：Cao 等研究和厚朴酚对四氯化碳诱导的大鼠肝脏损害的作用时发现，和厚朴酚（0.1mg/kg）可显著的减轻四氯化碳对大鼠肝脏的损害，由此可证实和厚朴酚有较强的保肝功能。伟忠民通过研究和厚朴酚对急性肝炎的肝保护作用发现：和厚朴酚能抑制 NF-kB mRNA 转录水平，显著减

轻 Con A 诱导的自身免疫性肝炎的肝功能损伤，从而起到保肝护肝作用。

（7）对中枢神经系统的作用

①抗焦虑：Kurihara 等在研究厚朴与日本厚朴的抗焦虑作用时，去除和厚朴酚的厚朴及日本厚朴提取液对小鼠无抗焦虑作用，结果表明，和厚朴酚是产生抗焦虑作用的主要成分。

②抗抑郁：有研究表明，和厚朴酚对紧张压力的啮齿类动物有明显的抗抑郁作用，并稳定啮齿类动物脑内 5-HT 和 5-HTAA 的表达。Qiang 等研究发现 20mg/kg 的厚朴酚及和厚朴酚混合物可明显增加慢性温和不可预知应激（CUMS）模型大鼠蔗糖摄取量，降低动物在强迫游泳实验和悬尾实验中的活力下降时间，尚可提高脑组织中 5-HT 含量；Xu 等报道 20 mg/kg 和 40mg/kg 的厚朴酚及和厚朴酚混合物可显著抑制慢性轻度应激（CMS）模型大鼠前额叶、海马、纹状体、下丘脑和伏核的 5-HT 水平下降，提高额叶皮质、纹状体、伏隔核 5-HIAA/5-HT 比例，抑制血清皮质酮水平升高，逆转 CMS 诱导的血小板 AC 活性的下降，另外还可通过上调环磷酸腺苷逆转 CMS 引起的血小板腺苷环化酶活性降低。[61]

傅强等[63]研究厚朴酚对慢性温和刺激抑郁模型小鼠的抗抑郁作用。方法：采用悬尾实验、强迫游泳实验、开野实验、糖水偏好实验，研究厚朴酚对慢性温和刺激抑郁模型小鼠的抗抑郁作用。采用免疫组化方法检测厚朴酚对抑郁模型小鼠海马内脑源性神经营养因子（BDNF）的表达和溴脱氧脲嘧啶核苷（BrdU）掺入 DNA 合成的影响。结果：厚朴酚（40mg/kg）能显著增加抑郁模型小鼠的体重；厚朴酚（40mg/kg）能显著增加抑郁模型小鼠开野实验的自发活动的水平穿格次数；厚朴酚（40mg/kg）能显著缩短抑郁模型小鼠悬尾和强迫游泳不动时间；厚朴酚（40mg/kg）能显著提高抑郁模型小鼠的基础糖水偏好值。厚朴酚能促进海马神经元再生，显著增加抑郁模型小鼠海马 BDNF 和 BrdU 阳性细胞的数。结论：厚朴酚（40mg/kg）具有显著的抗抑郁作用，通过增加海马表达 BDNF 来促进海马神经元再生是其抗抑郁的作用机制之一。

随着抑郁症发病率的逐年上升，学者们对抑郁症的研究也越来越关注，在实验研究方面选取的动物模型也多种多样，而良好、有效的动物模型能够促进抑郁症的研究并获得较好的实验结果。在众多的抑郁动物模型中，未预知的长期温和应激刺激模型的造模方法与临床上抑郁症发病原因接近，能较好地模拟抑郁状态。本实验采用长期不可预知温和刺激经典模型造模方法，制造小鼠抑郁模型，其理论依据与人类抑郁症中慢性、低水平的应激源导致抑郁症的发生并加速抑郁症发展的机理更接近，利用孤养模拟人类失去社会和家庭支持的孤独状态。本实验结果显示，与空白组相比，抑郁模型小鼠的自发活动和直立次数显著减少，自发活动减少反映了动物活动度的降低，直立次数减少反映了模型小鼠对新鲜环境的好奇程度降低，糖水偏好值显著降低表明模型小鼠对奖赏的反应性下降，体重下降反映了模型小鼠食欲减退，强迫游泳和悬尾不动时间的延长反映了动物的行为绝望状态的增加。由此可见，本模型抑郁动物表现出的抑郁状态、活动能力下降、兴趣丧失与抑郁症临床表现极为相似，且这种抑郁状态可保持较长时间，是较理想的抑郁动物模型。研究结果表明，与模型组相比，厚朴酚组小鼠的自发活动显著增加，可见厚朴酚具有较好的抗抑郁作用。本研究中的强迫游泳和悬尾不动时间的实验数据充分说明了厚朴酚具有明显的抗抑郁作用，且随着剂量的升高，效果也更好。糖水偏好实验结果说明了厚朴酚可以改善由抑郁症导致的兴致缺失。体重变化实验结果显示厚朴酚可以改善由抑郁症导致的食欲缺失所致的体重减少。最新的研究进展认为，海马神经元再生障碍是抑郁症发生的主要机制。BDNF 是神经营养因子家族中的一员，在脑中主要分布在海马和皮质，也存在于纹状体、基底前脑、丘脑、脑干和小脑，BDNF 通过促进细胞的增殖分化和存活而影响海马的神经发生。研究结果表明，小鼠经 21d 慢性应激刺激后，出现明显的抑郁行为，海马各区 BDNF 蛋白表达水平明显下降，说明抑郁模型小鼠的海马神经元再生出现障碍，厚朴酚能取消造模小鼠的抑郁行为，并能上调海马区 BDNF 蛋白表达，具有抗抑郁作用，并能改善海马神经元再生。由于 BrdU 可与细胞 S 期 DNA 稳定结合，是研究细胞分裂的特异性标记物。本实验中先以 BrdU 标记小鼠海马 S 期先祖细胞，然后用 BrdU 抗体进行免疫组化研究细胞分裂增殖状态叫。模型小鼠海马齿状回神经前体细胞分裂消失，厚朴酚显著增加上述脑区神经前体细胞的分裂与增殖，显示厚朴酚可促进抑郁模型小鼠海马齿状回神经前体细胞的增殖。实验结果证实，厚朴酚可以促进慢性应激小鼠海马齿状回神经前体细胞增殖，并上调 BDNF 表达，通过促进海马神经元再生起到抗抑郁作用。实验结果表明，厚朴酚具有显著的抗抑郁作用，通过促进海马表达 BDNF 来促进海马神经元再生是其抗抑郁的作用机制之一。

③抗老年痴呆：Lee 等研究表明，厚朴乙醇提取物与 4-0-methylhonokiol 对 AD（阿尔茨海默病）具有预防及延缓病情的作用。

④抗吗啡戒断反应：研究表明，通过建立吗啡依赖及吗啡

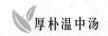

自然戒断大鼠模型，发现厚朴酚与和厚朴酚可明显抑制吗啡戒断反应，二者效应相当，并呈量效关系，通过测定脑脊液 β-内啡肽（β-EP）的含量，发现这一抑制效应与脑内 β-EP 的增加有关。

⑤抑制儿茶酚胺：厚朴酚与和厚朴酚可通过拮抗 Na^+ 和 Ca^{2+} 细胞内流，从而抑制 Ach 诱导的牛肾上腺嗜铬细胞中儿茶酚胺的分泌。

⑥对帕金森病中的神经保护作用：徐莹等研究和厚朴酚在帕金森病小鼠模型中的神经保护作用及机制时发现，和厚朴酚能对抗 1- 甲基 -4- 苯基 -1,2,3,6- 四氢吡啶（MPTP）诱导的帕金森病模型小鼠的神经损伤，具有神经保护作用，其机制可能与和厚朴酚能营养神经元，促多巴胺能神经元存活、分化和生长，从而部分恢复多巴胺的合成代谢有关。

Lin 等研究发现，厚朴酚及和厚朴酚可以降低 SD 大鼠小脑颗粒细胞因葡萄糖剥夺所引起的线粒体功能异常和细胞损害，对抗由兴奋性氨基酸诱导的神经毒性，并提出这种神经保护作用可能与抗氧化作用有关。另有报道称厚朴酚及和厚朴酚可通过激活不同级别的 MAPK 通路而具有促进神经轴突生长的作用。此外还有研究发现 10mg/kg 的厚朴酚可以改善 SAMP8 小鼠年龄相关性学习和记忆能力衰退，增强前脑 Akt（蛋白激酶 B）磷酸化和保护胆碱能神经元，提示其可能对多种神经变性疾病具有潜在性治疗价值。[61]

（8）抗凝血作用：厚朴酚与和厚朴酚具有抑制血小板凝集的作用，可抑制胶原蛋白和花生四烯酸引起的兔血浆的凝集以及 ATP 的释放，作用机理为阻止凝血因子的形成以及细胞内钙离子的流动。

（9）对消化系统的作用

抗溃疡作用：使用5种幽门螺杆菌属致病菌作为测试菌，对30种中国传统治疗胃溃疡植物乙醇提取物进行了活性测试，其中厚朴表现出明显的抗菌活性，其 MIC 接近 60.0mg/mL，显示厚朴具有潜在的抗胃溃疡开发价值。

厚朴酚在消化系统有着双向调节胃肠运动，肝脏保护等多方面的作用，离体实验发现厚朴酚（0.3 ～ 3μmol/L）可剂量依赖性增加回肠纵行肌收缩的频率和振幅。3μmol/L 厚朴酚可显著增强空肠纵行肌的自主收缩，但对胃底、胃窦和结肠纵行肌无作用；同时发现厚朴酚可显著加强近端和远端结肠环形肌的低频和高振幅收缩，但对纵行肌无作用。研究者证实其对胃肠道的调节作用至少部分是通过活化 Ach 和 5-HT 实现的；在大鼠脓毒症模型中，厚朴酚 1×10^{-5}g/kg，iv. 预处理可以显著增加肠道传输和环状肌机械活动，明显降低小肠组织 TNF-α，MCP-1 和 iNOS mRNA 水平，增加回肠 IL-10mRNA 表达，抑制肠道 NF-kB 活性（EMSA 法），提高回肠 SOD 活性和降低 MDA 水平。Loong 等以夹闭肠系膜上动脉法复制 SD 大鼠小肠缺血再灌注模型，以维生素 E 为阳性对照药物，于模型制备前后分别各给药1次，其中厚朴酚组予 1×10^{-7}g/kg，iv，在不同时间点取 4cm 末端回肠肌条行相关检测，结果发现厚朴酚组动物肠黏膜稳定性最好，小肠组织 MDA 水平最低，生存率最高。Chen 等以 APAP（对乙酰氨基酚）诱导 SD 大鼠肝损害，证实厚朴酚可呈剂量依赖性降低 APAP 引起的血清 ALT、AST、LDH 升高，改善肝中央静脉组织学改变、脂质过氧化、肝脏 GSH 耗竭等情况，从而发挥一定的保肝作用。[61]

（10）肌肉松弛作用：Lu 等报道厚朴酚及和厚朴酚呈剂量

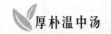

依赖性抑制自发和子宫收缩拮抗剂（卡巴可、前列腺素 F2α、催产素）、高 K^+、钙通道激活剂 BayK8644 等诱导的非孕大鼠子宫收缩，其中厚朴酚对自发性宫缩的抑制率快于和厚朴酚，其机制可能是因两种酚阻滞细胞外 Ca^{2+} 内流，引起 Ca^{2+} 浓度下降。[61]

（11）缓解急性炎性疼痛作用：Lin 等报道厚朴酚可有效缓解福尔马林引起的炎性疼痛，且无运动失调和认知功能减退的副作用；同一课题组还研究了厚朴酚及和厚朴酚对由谷氨酸受体拮抗剂（如谷氨酸、天门冬氨酸等）及炎症介质（如 P 物质、前列腺素 E2 等）诱导的小鼠舔足反应和热痛觉过敏的影响，证实二者在缓解谷氨酸，P 物质和 PGE2 诱导的炎症性疼痛效果相近，均可显著降低谷氨酸诱导的 L4–L5 脊髓灰质后角表层的 c-Fos 蛋白含量，而厚朴酚对于促代谢型谷氨酸受体 5 抗体 CHPG 介导的温热痛觉更为有效。[61]

（12）抗糖尿病作用：PPARγ（过氧化物酶体增殖物激活受体 γ）在脂肪细胞的分化中发挥了重要作用，包括噻唑烷二酮类在内的它的配体在 2 型糖尿病中可提高胰岛素的敏感性。Choi 等报道厚朴酚显示了同 PPARγ 的亲和力，在成熟 3T3–L1 脂肪细胞，厚朴酚增加了基础和胰岛素刺激后的葡萄糖摄取量并上调 Glut4（葡萄糖转运蛋白 4）的表达，提示厚朴酚可通过激活 PPARγ 提高胰岛素的敏感性。Sohn 等证实厚朴酚对 GK 大鼠糖尿病肾病模型有一定的保护作用，100mg/kg 厚朴酚可降低血糖和血浆胰岛素，降低尿蛋白和内生肌酐清除率，阻止肾小球肿大，降低肾山梨醇、晚期糖基化终末产物——N_ε 羧甲基赖氨酸、IV 型胶原和 TGF–β 1mRNA 的升高。Kim 等证实厚朴酚可通过抑制 ERK/MAPK/Akt 信号通路剂量依赖性降低人视网膜色素上皮细胞因高浓度葡萄糖和 S100b 引起的 TGF-β1 和纤连蛋白升高，提示厚朴酚可能对糖尿病视网膜病变有一定预防作用。[61]

（13）其他：厚朴酚与和厚朴酚具有抗组胺和降胆固醇作用，均可抑制 C48/80 诱导的组胺释放，IC_{50} 分别为 1.04μg/mL 和 2.77μg/mL，均为胆固醇酰基转移酶（ACAT）抑制剂，IC_{50} 分别为 27μmol/L 和 35μmol/L。厚朴酚对家兔有降胆固醇作用，可明显抑制低密度脂蛋白氧化物的产生及动脉粥样硬化的形成。现代药理研究证实，两者均具有中枢抑制作用和肌肉松弛作用。Chan 等研究发现，和厚朴酚在离体豚鼠回肠中能抑制乙酰胆碱，具有抗痉挛作用。

3. 炮制对厚朴活性成分及药效的影响

郭健等研究表明，厚朴经炮制后，挥发油成分、木脂素类成分和木兰花碱含量无显著差异，苯乙醇苷类成分含量显著下降。同时也有文献提出厚朴在炮制的过程中要考虑尽可能地采用低温操作，以避免厚朴中挥发性成分的散失。厚朴生品中厚朴酚的含量较低，但是加以姜汁和加热处理后厚朴酚的溶出量有所增加，蔡丽蓉研究表明厚朴经炒法、煮法、烘法后，厚朴酚、和厚朴酚的含量高于生品 15.09% ~ 22.78%。在药效方面，周新蓓等的研究显示，姜厚朴对金黄色葡萄球菌具有较强的抑制作用，生品和酒制的厚朴抑制作用次之，醋制与水制也具有一定的抑制作用。针对姜厚朴的药效研究较少，值得深入。

二、姜汁

生姜为姜科植物姜 Zingiber officznale Rosc. 的新鲜根茎，全国大部分地区有产。姜汁的制备方法始见于汉代张仲景的

《金匮玉函经》："生姜一斛出汁三合半。皆薄切之，乃捣绞取汁……无生者用干者，一两当二两。"这里的姜汁并非作为炮制辅料应用，只是作为单味药汁入药。南北朝时期葛洪著的《肘后备急方》及陶弘景所著《本草经集注》先后提出了生姜汁解半夏毒的经验和姜汁制半夏的道理"中半夏毒：以生姜汁、干姜并解之"，半夏有毒，用必须生姜。此是取其所畏，以相制耳。而生姜汁作为炮制辅料亦始见于这一时期，《刘涓子鬼遗方》对半夏的炮制是采用生姜汁制的"半夏：汤洗七遍，生姜浸一宿，熬过"，即是多次漂洗处理后，用姜汁浸炒的。另外，增加的有姜自然汁拌蒸、姜汁炙的炮制方法。同一时期我国最早的一部炮制专著雷敩的《雷公炮炙论》中均有记述到唐代姜制饮片新增有草乌、南星、骨碎补3种，其制法、多以姜汁炒、生姜自然汁浸焙为主，并出现姜汁煮等。宋代姜制饮片有了很大的发展，与前朝相比姜制饮片增加了草豆蔻、何首乌、白附子、杜仲、枇杷叶等41种，姜制的方法也有所增加，除沿用姜汁炒、姜汁浸焙、姜汁煮等法外，增加的有姜汁煨、姜汁浸炒、生姜汁淬、姜汁浸、生姜捣碎蕃焙等。金元时期，新增白矾、五灵脂、昆布3种，沿用前人有厚朴、半夏、白扁豆等12种，制法多为沿用姜汁煮、姜汁浸、生姜炒等。在明代姜制又增加了竹沥、益智仁、天雄、菖蒲、紫菀、寒水石等26种，沿用有厚朴、黄连、桔梗、郁金等37种。清代姜制增加新品有苍术、山楂、洋参、木瓜等20种，沿用有当归、半夏、枇杷叶等29种。历代文献中姜制饮片多达90多种，大多是散见于处方饮片的脚注，与饮片配伍、剂型、煎法及服用等相联系。姜汁作为炮制辅料的确切制备方法、姜的确切用量等未见有专门记载，一般多在姜制饮片制法中提及，多以生姜捣取自然汁，加适量水拌、润透后炒干为主。姜汁制埋论方面，明代的《本草蒙荃》中，提出"姜制发散"的理论概述。《医学入门》有中"入脾姜制"的记载。此外，有依据中药配伍理论中的相畏、相杀以达到减轻或消除药物毒性或副作用的目的，并增强药物止呕化痰作用，如生姜制半夏、天南星；有依据相须、相使以达到引使归经、协同增效的作用，如姜制竹沥（竹茹）、吴茱萸等。《本草发挥》中记载："竹沥滑痰，非佐以姜汁，不行经络。"综上可见，姜制法在中药炮制及临床应用中的地位和作用是极其重要的。[64]

姜是一种在临床中广泛使用的中药材，是姜科姜属植物的根茎，分为干姜、炮姜和生姜等，不同种类其主要治疗方向不同，如生姜性味辛，较为温和，主要用于风寒感冒、咳嗽等；干姜性味辛，可温中祛寒，主治寒饮咳喘、呕吐等；炮姜性味苦，较为温和，可温中止痛，主要用于便血、吐血等。针对姜的药理作用进行研究，一般分为临床研究和实验研究，试验研究又包括在体实验和离体实验。研究发现，姜的主要成分姜酚或其脱水产物姜烯酚，是姜内重要的活性部分，有学者发现，其在降血压、降血脂、抑制血小板聚集、消炎止痛、抗氧化方面有很大的疗效。为了探究分析姜在心脑血管系统中的治疗效果，搜集了姜对心脑血管疾病在临床上较常使用的方法，并就此展开药理作用研究。姜汁的治疗：选取 20 例冠心病、心绞痛患者处于绝对卧床静养状态，必要时给予氧气吸入，口服硝酸异山梨酯、阿司匹林、硝酸甘油，静脉注射硝酸异山梨酯 25mg/d、地尔硫卓 30mg/d、美托洛尔 12 ~ 20mg/d，每天定时定量规律服药。在此基础上，给予患者生姜汁，将生姜去皮洗净后打烂，若严重者可不去皮直接打烂，取其汁水入药。生姜

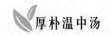

汁味道带有辛辣感，以患者能够承受的浓度为准，一般在水中滴入 3 ~ 10 滴，直接饮用；或将生姜汁滴入日常饮食中，每日中餐、晚餐食用即可。条件允许情况下，可让患者配以姜附逐瘀汤服用，效果更佳。结果：20 例使用姜汁辅助治疗的冠心病、心绞痛患者显效 12 例，有效 6 例，无效 2 例，无加重病例，总有效率为 90.0%。[65]

姜在消化系统、中枢神经系统、免疫系统以及心脑血管系统中都有相应的药理作用。它不仅可以用来祛寒，还能对清除自由基、阻止被氧化、治疗过敏、消炎止痒、抗肿瘤和抗运动类疾病等有一定作用，可见姜不仅可以用作调味食材，还在治疗疾病方面有重要作用。从姜中提取的姜辣素，近年来被认为可以作为一种非常有效的强心剂用于临床治疗中。相关研究表明，其作用机制是激活心肌细胞内的 Ca^{2+}–ATP 酶，促进了心肌细胞中内质网摄取 Ca^{2+}，间接促进钙泵释放，增加了能量供应，促进心肌收缩，从而增加了心肌的收缩力。但姜酚与姜烯酚的强心作用要比姜辣素更好。姜酚或者姜烯酚可以兴奋生物的运动中枢，应用一定剂量的姜酚或姜烯酚约 4min 后，可以让心脏的收缩力增加一半或以上，持续时间在 10 ~ 30min，因此可用于紧急抢救中。研究结果表明，姜可以降低血压，有利于高血压患者的治疗。但值得注意的是，当给予患者小剂量的姜烯酚或姜酚时，可以降低患者的血压，剂量过大时，则会产生三相反应。所谓三相反应，即血压先迅速下降，然后又渐渐升高，后期血压又下降。岳卫刚认为可以按以下操作缓解上述情况：注射阿托品或切除迷走神经即可缓解患者血压下降的情况，但 Ca^{2+} 拮抗剂、α 受体阻断剂以及神经节阻断剂对此毫无作用；对于血压升高的情况，可以选择 Ca^{2+} 拮抗剂与 α 受体阻断剂联合使用。姜烯酚对血压的影响除了与剂量有关外，还与脊髓是否损坏也有一定关联。注射同等剂量的姜烯酚，对于脊髓受到损坏的患者来说，三相反应中的升压效果会明显减弱，但注射 10mg/kg 的去甲肾上腺素，其升压效应则与脊髓是否损坏无关。研究表明，生姜可以抑制血小板的聚集。血小板聚集和血栓形成的机制人类早已明确，腺苷二磷酸（ADP）、花生四烯酸（AA）、肾上腺素均可引起血小板聚集，生姜可以阻断这些物质发挥其作用，通过抑制血栓素和环氧化酶的合成来抑制血小板的聚集，且随着剂量的增加，作用效果也逐渐增加。生姜通过抑制前列腺素 E、前列腺素 D 等的合成来阻止血栓的形成，说明姜是一种纯天然可抑制血小板聚集的物质。因此，姜酚与阿司匹林相似，通过抑制血小板中环氧化酶的活性，从而抑制血小板释放以及聚集作用，进而延长血浆凝血酶原的时间，增强其抗凝效果。通过了解脑梗死及冠心病的发病机制，可以看出，脑梗死是患者脑部血栓形成，栓子脱落或脑损伤、炎症等原因造成患者的脑组织发生急性缺血，从而引起坏死。冠心病是冠状动脉发生粥样硬化性改变，从而阻塞心脏血管，导致心肌发生缺血或缺氧，进而发生坏死，两种疾病常常互相伴随发生。临床治疗脑梗死或冠心病的主要药物为抗血栓药物，包括抗凝药物和抗血小板聚集药物。本研究表明，15 例脑梗死患者在静脉滴注姜酚 7d 后，其血常规显示总胆固醇和三酰甘油均较治疗前降低。可见姜有很强的降血脂以及抗冠状动脉粥样硬化的作用。综上所述，姜汁在心脑血管系统中有良好的药理基础，对于治疗该方面疾病有很好的辅助作用。[65]

据报道，多种新鲜果蔬能在一定程度上抑制亚硝胺的合成。果蔬对亚硝酸盐的消除能力取决于果蔬中还原性食品成分的种

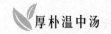

类、含量及其氧化还原特性。但有关姜对亚硝酸盐的清除尚未见报道。姜的成分中的线形二苯基庚烷类、环状二苯基庚烷类化合物具有抗氧化性，抑制氧自由基生成的作用，而且对 N-二甲基亚硝胺（DNMA）的合成有一定的阻断作用。本研究目的是确定影响姜汁提取液清除亚硝酸盐的因素以及确定对亚硝酸盐最佳清除率的姜汁提取条件。张平等进行了姜汁对亚硝酸盐清除作用的研究，通过正交实验确定影响姜汁提取液清除亚硝酸盐的因素。结果：影响姜汁对亚硝酸盐最佳清除率的因素有浸提温度、反应时间、姜汁提取液用量。浸提温度对清除亚硝酸盐的影响试验：将数份 50g 去皮生姜于组织捣碎机中分别加入 100mL 水捣碎 1min，经组织捣碎机捣碎的生姜分别在不同温度下水浴 10min，然后用纱布过滤，静置，取上清液在离心机上离心 10min，取上清液用滤纸过滤取滤液 25mL，测得对亚硝酸盐的清除率。姜汁提取液与亚硝酸盐反应时间试验：取6 份 15mL 姜汁提取液于 6 个 25mL 容量瓶中，均加入 5μg/mL $NaNO_2$mL，分别反应不同时间，均加入对氨基苯磺酸，盐酸萘乙二胺定容、显色，测得提取液对亚硝酸盐的清除率。姜汁用量对亚硝酸盐清除率的影响试验：取不同量的上清液，测其对亚硝酸盐的清除率。由以上试验可以看出，姜汁对亚硝酸盐的清除率的影响因素主要是姜汁的浸提温度、姜汁的用量，反应时间影响不大。结论：姜汁提取液对亚硝酸盐的清除作用，试验表明姜汁提取液对亚硝酸盐具有一定的清除作用。1μg 的亚硝酸钠完全清除大约需要 5.03g 姜汁。姜汁提取最佳条件为70℃水浸提 10min，反应时间 15min。这为姜汁的抗癌、防癌作用提供了一定的依据，也可为姜的进一步应用奠定了基础。[66]

三、陈皮

陈皮（Pericarpium Citri Reticultae）为芸香科植物橘（Citrus reticulate Blanco）及其栽培变种的干燥成熟果皮。陈皮味辛、苦，性温，无毒；入脾、肺经，为脾肺气分之药。理气健脾，燥湿化痰。辛散苦降，芳香醒脾，入脾、肺经。既理气运脾而调中快膈，又燥湿理气而化痰浊，凡气滞、湿阻、痰壅之证即可投用，兼寒者最宜。功能理气健脾燥湿、调中快膈、导滞消痰；入和胃药留白，入下气消痰药则去白。用于胸脘胀满，食少吐泻，咳嗽痰多。

陈皮的化学成分主要包括：挥发油，多由单萜、倍半萜等萜类组成，以 D-柠檬烯（limonene）为主要成分，其他还有 γ-松油烯、β-月桂烯、α-松油醇、α-旅烯、β-蒎烯、α-异松油烯、芳樟醇、α-侧柏烯、α-合金欢烯等；类黄酮主要类型有黄酮、黄酮醇、黄烷酮、原花色素等。橙皮苷（hesperidin）、新橙皮苷、柚皮苷属于黄烷酮，为类黄酮糖苷，在陈皮、青皮、枳壳、枳实等柑橘类植物果皮中含量最高；橘皮中还含有微量的特殊黄酮类物质多甲氧基黄酮（polymethoxylated Flavones，PMFs），为橘类所特有而其他蔬菜水果中至今尚未发现。PMFs 属于低极性的脂溶性物质，难溶于水，易溶于热乙醇、醋酸乙醋、乙醚、石油醚等有机溶剂。Wang X 等从 150mg 橘皮原药材提取物中分离得到川陈皮素（nobiletin）26mg，橘皮素（tangeretin）35mg 和 3,5,6,7,8,3',4'-七甲氧基黄酮 6 mg，5-羟基 6,7,8,3',4'-五甲氧基黄酮 11mg；其他成分：橘皮中还包括少量生物碱、类胡萝卜素、维生素 C以及微量元素等。台湾学者 Chau CF 研究了由甜橙皮制备的不

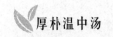

同纤维的化学成分和物理化学特性，结果显示橙皮富含不溶性的纤维成分，其主要由果胶物质、纤维素以及富含果胶多糖的不溶性膳食纤维组成，这些物质具有很强的保水、保油、阳离子交换以及膨胀特性。[67]

1. 对消化系统的作用

（1）对胃肠平滑肌的作用：陈皮水提取物能抑制动物离体胃肠平滑肌活动。杨颖丽等用陈皮水煎剂对兔和大鼠胃、十二指肠和结肠平滑肌进行了多次实验，几乎所有结果均显示水提物对各部位平滑肌均有抑制作用。在比较陈皮和青皮对大鼠小肠纵行肌条的作用时，发现青皮的抑制作用比陈皮强，中性陈皮液只减弱十二指肠肌条的收缩。由于青皮和陈皮均含对经福林（辛弗林），且青皮的含量比陈皮更高，而辛弗林为 α - 肾上腺素受体激动剂，因此青皮对回肠纵行肌条的抑制效应可能部分经辛弗林激动 a- 受体介导。[67]

在整体实验中，陈皮水提取物有促进胃排空和肠推进作用。李伟等观察了陈皮水煎剂灌胃对小鼠胃排空及肠推进作用的影响，结果发现，陈皮大剂量（40g/kg）促进小鼠胃排空；陈皮中、大剂量（30、40g/kg）促进小肠推进作用，对阿托品所致的肠推进抑制有拮抗作用，但对去甲肾上腺素和异丙肾上腺素所致的肠推进抑制无明显作用。王贺玲等研究结果表明，陈皮水煎剂显著降低小鼠胃残留率，并显著提高小肠推进率。从这些实验来看，陈皮水提物具有中等强度的促胃肠动力作用，机理可能与肾上腺素能 α - 受体无关，但是否与拮抗多巴胺能神经有关，以及何种成分起主要作用，值得进一步探讨。[67]

陈皮提取物能抑制动物离体胃肠平滑肌运动。陈皮对兔离体肠管有抑制作用，可能系阻滞胆碱能 M 受体及直接抑制肠肌收缩；对大鼠离体胃各部位肌条表现为抑制作用，可能与肾上腺素能 A 受体和前列腺素途径有关。不同浓度陈皮水煎剂均能显著抑制家兔离体十二指肠的自发活动，使收缩力降低，且呈量效反应关系。陈皮对乙酰胆碱、氯化钡（$BaCl_2$）、5-羟色胺（5-HT）引起的回肠收缩加强均有拮抗作用，可使预先用阿托品、肾上腺素、多巴胺引起紧张性降低的离体兔肠进一步松弛。橙皮苷可能不是陈皮抑制肠运动的主要成分，陈皮的抑制效应主要通过胆碱能受体、5-HT 受体介导或对平滑肌直接作用。将大鼠离体小肠纵行肌条置于灌流肌槽中，记录肌条自发收缩活动的变化，观察陈皮对各肌条运动的影响。结果表明，陈皮明显减小收缩波平均振幅，主要是其酸性成分对小肠肌条起抑制作用。在体实验中，利用琥珀色树脂小球和碳末混合物推进率，观察陈皮水煎剂对大鼠胃排空及小鼠胃肠推进运动的影响。结果显示，陈皮具有促进胃排空和抑制胃肠推进运动的作用，为临床上用理气类中药治疗脾胃病提供了依据。但在通过营养半固体糊的胃内残留率和用碳末法计算碳末在小肠的推进百分比时，观察陈皮对在体小鼠胃排空及肠推进作用的影响研究中，发现陈皮水煎剂有促进小鼠胃排空和肠推进作用，对阿托品所致的肠推进抑制有拮抗作用，提示其促进肠推进作用可能与胆碱能 M 受体有关。采用改良的酚红含量测定法，观察到陈皮水煎剂对胃肠有抑制性作用，表现为拮抗新斯的明所致的小鼠胃排空、小肠推进加快；协同肾上腺素、阿托品所致的胃排空减慢。提示陈皮对胃排空、肠推进有一定抑制作用，作用机制可能与胆碱能受体和肾上腺素受体有关，橙皮苷不是其抑制胃肠运动的主要成分。通过以上实验报道可见，陈皮对肠平滑肌的作用是双向的，既能抑制胃肠运动，又能兴奋胃肠运动，主要

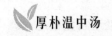

与消化道的机能状态有关。胃肠道的活动受外来神经、内在神经丛和多种体液因素共同调节，离体情况下胃肠道主要受内在神经丛的调节。陈皮本身成分较复杂，其对离体和在体胃肠运动的作用机制，有待进一步探讨。[68]

陈皮能缩短绵羊空肠回肠移行性运动复合波（MMC）周期，使 MMC 由 II 相很快进入III相，提高III相的发生率，诱发小肠的位相性收缩，从而有效改善和提高小肠的消化功能。陈皮还可通过延长愈创木酚的平均溶出时间（MDT），延长口服木馏油丸大鼠愈创木酚的平均滞留时间，从而发挥其持续止泻作用。[68]

（2）对消化酶的影响：陈皮挥发油对胃肠道有温和的刺激作用，促进大鼠正常胃液的分泌，有助于消化。将陈皮水煎剂与正常人唾液的生理盐水稀释液等量混合，采用比色法测定唾液淀粉酶的活性，结果表明，陈皮水煎剂对离体唾液淀粉酶活性有明显促进作用。[68]

（3）利胆作用：皮下注射甲基橙皮苷，可使麻醉大鼠胆汁及胆汁内固体物排出量增加；用桔皮油制成的复方乳剂，对胆固醇结石和胆色素结石有很强的溶解能力，表明陈皮具有一定的利胆、排石作用。[68]

（4）抗消化性溃疡的作用：众所周知，幽门螺杆菌是慢性胃炎和消化性溃疡致病和复发的原因之一。Bae EA 等发现一些经肠内菌丛转化而来的类黄酮如橙皮素和柚皮素等体外具有抗幽门螺杆菌活性的作用。研究显示从巴伦西亚橙皮中提取得到的类胡萝卜素也有抗幽门螺杆菌活性的作用。[67]

2. 对心血管系统的作用

（1）强心作用：陈皮对心脏有兴奋作用，能增强心肌收缩力、扩张冠状动脉、升高血压、提高机体应激能力。陈皮水提物静脉注射，可显著增加实验动物的心输出量和收缩幅度，增加脉压差和每搏心排出量，提高心脏指数、心搏指数、左室做功指数，并可短暂增加心肌耗氧量。[68]

（2）降脂作用：国外早已证实橙皮苷能抑制过多的胆固醇，显著降低血 TC、LDL、TG 和脂质总量，升高 HDL 水平。机理是抑制血浆和肝脏 HMG–CoA 还原酶和乙酰 CoA– 胆固醇转移酶活性；橙皮苷还通过抑制胰脂酶活性、增加甘油三酯从粪便中排出而降低血浆 TC 水平。最近，Kurowska EM 研究小组给仓鼠高脂肪食物诱发高脂血症，发现含 1% 多甲基黄酮（PMFs）的饮食显著降低仓鼠血清总胆固醇和 VLDL + LDL 胆固醇含量（分别降低 19% ~ 27% 和 32% ~ 40%），然而给食含 3% 橙皮苷和柚皮苷的混合物（质量比 1 : 1）才能达到相当的效果，显然 PMFs 降胆固醇的作用比橙皮苷 / 柚皮苷强。[67]

（3）抗血栓和血小板聚集作用：国外早期的研究采用能引起血栓的饲料喂大鼠，发现橙皮苷的使用能使大鼠的存活期延长 16 ~ 71d，说明橙皮苷具有很强的抗血栓作用。后来的人血小板实验证明，0.08mg/mL 橙皮苷即能有效抑制肾上腺素和 ADP 诱导的血小板凝聚，还能阻止白细胞和红细胞聚合。国内吉中强等用试管比浊法进行了 15 种理气药体外抗血小板聚集实验，结果显示橘类药材枳实、青皮、陈皮水煎剂具有最强的抑制肾上腺素诱导的人血小板聚集作用，陈皮的作用（聚集抑制率为 64.7%）与阿司匹林相当。[67]

（4）对血压和血管的作用：陈皮水溶性生物碱可显著升高大鼠的血压，使动脉收缩压（SAP）的最大上升百分率平均达 53%，维持升压 4min；在一定剂量范围内量 – 效、时 – 效呈线

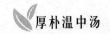

性相关，其作用具有时间短暂、清除快的特点。通过对家猫血流动力学参数的测定和研究发现，陈皮注射液静脉注射后可使猫血压迅速上升，脉压差增大，心输出量和收缩幅度增加，左室内压及其最大上升速率均明显上升，增加每搏心输出量，提高心脏指数、心搏指数、左室做功指数，短暂增加外周血管阻力，并在约 10min 后恢复正常血压，从而达到抗休克作用。[68]

陈皮可使兔主动脉平滑肌收缩，此作用可能与激活平滑肌细胞膜上的肾上腺素能 A 受体、胆碱能 M 受体及异搏定敏感 Ca^{2+} 通道有关，并对胞外 Ca^{2+} 有一定的依赖性，与平滑肌细胞膜上的组胺 H_1 受体无关。陈皮素对去甲肾上腺素（NA）和高浓度氯化钾（KCl）引起的大鼠主动脉肌细胞环核苷酸，包括环磷酸腺苷（CAMP）和环磷酸鸟苷（cGMP）的抑制有显著的拮抗作用，能降低由 NA 和 KCl 引起的内皮保留及内皮裸露大鼠主动脉 Ca^{2+} 内流，能缓解由 NA 和高浓度 KCl 引起的大鼠离体胸主动脉环的等长收缩作用，具有浓度依赖关系。显示陈皮素的血管舒张作用主要是其抑制 PDEl 和 PDE4（PDE，磷酸二酯酶）的结果。[68]

（5）降低毛细血管透性：橘皮苷能抑制透明质酸酶活性，从而降低毛细血管透性和毛细血管壁的脆性。可用于多种渗出性疾病如水肿、出血、高血压、糖尿病、慢性静脉机能不全、痔疮、坏血病、各种溃疡和血管挫伤等。研究证实，给患有胸膜炎、肺结核、革雷夫斯病（Grave`s disease）和脚气病的患者每日补充 30mg 的桔皮苷能降低毛细血管透性，缓解症状。[69]

3. 抗肿瘤作用

日、韩学者更多地研究了橘类黄酮对结肠癌的预防作用。

日本的 Tanaka T 等在临床前动物模型试验中证实，天然存在的类黄酮物质如橙油素、川陈皮素、橙皮苷等可以预防化学剂诱导的结肠癌的发生；Zheng Q 等在结肠癌细胞进行的研究中发现橙油素、川陈皮素等能以浓度依赖和时间依赖性方式诱导肿瘤凋亡，并使复制 DNA 的合成减少。因此认为是通过凋亡和/或细胞增殖依赖性机制而发挥肿瘤预防作用的。因为传统上柑橘具有疏肝理气和促消化系统机能的功效，所以韩国学者把研究方向主要放在柑橘（CR）青皮提取物对胃癌和结肠癌的作用及其机理上。Kim MJ 等发现 CR（50μg/mL）促进人胃癌细胞株 SNU-668 以典型凋亡特性进行凋亡，与对照组比较，CR 减少抗凋亡基因 BCL-2 的表达，而增加凋亡前基因 BAX 和主要凋亡基因 CASP-3 的表达，且显著增加 CASP-3 活性和 CASP-3 蛋白的表达，这个研究小组在人结肠癌细胞株 SNU-C4 得到相似的结果。[67]

《日华子本草》和《中国医药大辞典》记载：陈皮有"破癥瘕痃癖"的功效，癥瘕痃癖泛指腹腔内肿物，包括胃、肝胆、胰、脾、盆腔与腹膜后之肿物。据此，国内钱士辉等采用四氮唑蓝快速比色法（MTT）法观察了陈皮提取物对人多种癌细胞的影响，发现人肺癌、直肠癌和肾癌细胞对陈皮石油醚提取物（主要成分为多甲氧基黄酮）最敏感，最大抑瘤率分别达到 31.92%，48.66%，54.31%（与空白对照比 $P < 0.05 \sim 0.001$）。该研究小组还进行了体内抑制肿瘤实验，结果发现陈皮提取物对小鼠移植性肿瘤肉瘤 180（S180），肝癌（Heps）具有明显的抑制作用，最大抑瘤率分别为 57.02%，54.42%，且不抑制骨髓造血系统和免疫功能。主要作用于癌细胞增殖周期 G2-M 期，使 Go-G1 期细胞同步化，具有促使癌细胞凋亡的作用。采用肉

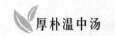

瘤 180（S180）、肝癌（Heps）、艾氏腹水癌（EAC）移植性肿瘤模型，进行了抑制肿瘤的实验，结果表明，陈皮提取物对小鼠移植性肿瘤 S180，Heps 具有明显的抑制作用，使癌细胞增殖周期 G2–M 细胞减少，使 Go–G1 期细胞增多，同时具有促使癌细胞凋亡的作用。[68]

4. 抗氧化、抗衰老作用

陈皮提取液可延长果蝇寿命和增强其飞翔能力，提高果蝇头部超氧化物歧化酶（SOD）活性，降低过氧化脂质含量，提示陈皮提取液具有延缓果蝇衰老及提高生命活力的作用，可能与抗氧化有关。有人研究证实，桔皮苷具有强烈的清除活性氧的能力，并有降低髓过氧化物酶活性的作用。通过柚皮、甜橙皮渣、红桔皮的水、70% 乙醇、正丁醇、乙酸乙酯提取液对过氧化氢（H_2O_2）清除作用的研究，表明水提液有较强的清除作用，而正丁醇、乙酸乙酯提取液基本无清除作用。用不同浓度的甲醇和乙醇作为溶剂，提取桔皮中的黄酮化合物，结果表明，80% 甲醇和 70% 乙醇提取的黄酮化合物清除自由基的效果最好，清除率分别是 36.50% 和 36.40%。柑桔皮中主要含有黄酮类化合物等食用和药用成分，体外实验表明，柑桔皮渣提取物对抑制猪油的自动氧化、清除 OH 自由基（·OH）等都具有较强的作用；体内实验表明，柑桔皮水提液对小鼠脑、心、肝组织的脂质过氧化具有较强的抑制作用，还可明显增强 SOD 酶的相对活性。以 Fenton 反应产生的轻自由基引发人红细胞膜氧化损伤，并以此为实验模型研究橙皮苷对红细胞膜氧化损伤的影响。结果显示，·OH 能引起红细胞膜脂质过氧化，丙二醛（MDA）含量显著升高，而橙皮苷可使膜 MDA 含量明显减少，显著提高膜脂流动性和膜重封闭能力，对膜氧化损伤有一定的保护作用；橙皮苷对·OH 有明显的清除作用，且呈浓度依赖关系。陈皮提取物可清除次黄嘌呤 – 黄嘌呤氧化酶系统产生的超氧阴离子自由基和 Fenton 反应产生的·OH，抑制氧自由基发生系统诱导的小鼠心肌匀浆组织过氧化作用，表明陈皮具有抗氧化作用。最新研究表明，陈皮素及橙皮苷不能直接减少四氮唑蓝（NHT），不能清除由无酶的 PMS/NADH（PMS，吩嗪硫酸甲酯；NADH，烟酰胺腺嘌呤二核苷酸）系统产生的超氧阴离子自由基，与标准组 SOD 对照无统计学意义，提示陈皮素及橙皮苷可能不是陈皮抗氧化的主要成分。[68]

大量的研究表明：陈皮提取物有明显的清除氧自由基、经自由基和抗脂质过氧化作用，对自由基引起的细胞膜氧化损伤有保护作用。并能抗衰老，增强生命活力。苏丹等人用人参皂苷为阳性对照，研究发现，陈皮不但能延长果蝇的平均寿命，还能延长果蝇的最高寿命，且对雌蝇的延寿作用优于人参皂苷。[69]

5. 抗菌作用

利用管碟法进行陈皮提取液抗菌实验，并与制霉菌素的抗菌效果进行比较，结果证明，陈皮提取液有较好的抗菌能力，在室温条件下储存 1 年后仍有一定的抗菌活力。另外，试管内抑菌实验发现，25% 陈皮对常见浅部真菌有抑菌作用。[69]

6. 平喘作用

离体实验表明，陈皮挥发油能松弛气管平滑肌，水提物或挥发油均能阻滞或解除氯化乙酰胆碱所致的气管平滑肌收缩，且挥发油对豚鼠药物性哮喘有保护作用。[70]

7. 对免疫系统作用

陈皮对豚鼠血清溶血酶含量、血清血凝抗体滴度、心血 T

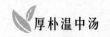

淋巴细胞 E 玫瑰花环形成率均有显著增强作用，促进体液及细胞免疫。丁光等研究了陈皮对草鱼淋巴细胞转化率的影响，并证实陈皮作为饲料添加剂可非常明显提高草鱼的免疫功能，添加量以 0.12 最佳。

8. 抗过敏作用

陈皮水提物和挥发油均有抗过敏作用，可能是通过抑制过敏介质释放的某个环节或是直接对抗过敏介质而发挥作用。[68]

9. 神经、内分泌系统的作用

橙皮苷可抑制蛋白非酶糖基化，明显减轻糖尿病肾小球系膜增生和基底膜增厚的现象；改善运动神经传导速度，减轻神经脱髓鞘等病理改变，在预防糖尿病的肾脏和神经系统并发症方面具有与阳性药物氨基相似的作用。橘皮苷还能调节雌激素水平，用于因雌激素不平衡引起的疼痛、炎症和肿胀。有人给 94 位患有热潮红和其他绝经症状的妇女每天补充桔皮苷，1 个月后 53% 的患者症状得到明显缓解。[70]

10. 抑制酪氨酸酶的作用

日本学者佐佐木健郎在筛选抑制酪氨酸酶活性物质时，对陈皮（温州蜜橘的果皮）进行了研究发现：陈皮乙酸乙酯组分的抑制活性最显著；进行硅胶柱层析分离得到 12 种组分，对活性强的组分进一步分析，得到纯化结晶；根据各种光谱数据鉴定为蜜橘黄素 21。这一结果为陈皮用于美白祛斑提供了依据。[70]

11. 其他作用

陈皮及其提取物还有许多药理作用，如抗菌、抗病毒，抗炎、平喘、抗过敏，对射线诱发的 DNA 损伤的放射保护作用，减轻抗癌药环磷酰胺等的基因毒性，以及抗动脉粥样硬化、抗炎、抗血小板和细胞凝聚、避孕、调节激素平衡作用，等等。

抗疲劳：单味陈皮、单味人参及人参配伍陈皮均能显著延长小鼠游泳时间，并使小鼠运动后 50 分钟血乳酸明显降低，表现出抗疲劳作用，但陈皮组的作用更为明显，其次为单味人参组。

抗紫外线辐射：橘皮苷能防止紫外线引起皮肤细胞脂质的过氧化而导致的红斑和皮肤癌，这意味着它可作为防晒化妆品的理想原料。避孕：橘皮苷能抑制精细胞的透明质酸酶活性，使精子在与卵细胞结合时不能水解卵泡上的透明质酸，阻止其进入卵细胞，达到避孕目的。橘皮苷不仅无毒副作用，且在停止服用 48 小时后可恢复怀孕，口服与阴道用药同样能取得较好的效果。抑制真菌：试管内抑菌实验和临床观察均表明，25% 浓度的陈皮对几种常见浅部真菌均有抑制作用，临床疗效与达克宁相当。杀虫及抑制微生物活性的作用：据樊瑛等报道，陈皮、桔皮和橙皮各种提取物对胡萝卜微管蚜、豆芽、红花指管蚜和桃蚜及截形叶端、山楂叶螨均有较强的杀虫活性。石油醚提取物的活性优于乙醇提取物，说明活性成分主要在脂溶性部分，杀螨活性优于杀蚜活性，同一种提取物在相同浓度下对不同蚜虫的毒力差异较大，可能与虫体大小或敏感程度有关。方玉复等对陈皮水提物采用药基法考察不同浓度的水提液对 5 种常见浅部真菌的抑菌作用，结果表明 25% 的陈皮水提液对 4 种常见浅部真菌有抑菌作用，同时经 160 例由浅部真菌引起的皮肤病用 25% 的陈皮酊及 25% 陈皮软膏的疗效比较，其疗效与达克宁（2%）相当。据孙红祥对一些中药及其挥发性成分抗霉菌活性研究中，采用液体小培养法测定 9 味中药和 7 种中药挥发性成分对饲料中某些霉菌的最低抑菌浓度，比较它们的抗霉菌活性。结果表明，所选 9 种中药中以陈皮、藿香、艾叶的抗霉菌

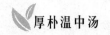

活性较强。[71]

四、炙甘草

甘草，味甘，性平。归入心、肺、脾、胃经。切片，蜜炙。功效主治为补脾和胃，益气复脉。用于脾胃虚弱，倦怠乏力，心动悸，脉结代，可解附子毒。《本草汇言》曰："甘草，和中益气，补虚解毒之药也。健脾胃，固中气之虚赢，协阴阳，和不调之营卫。"《本草通玄》曰："甘草，甘平之品，合土之德，故独入脾胃。盖土位居中，而能兼乎五行，是以可上可下，可内可外，有和有缓，有补有泄，而李时珍以为通入十二经者，非也。稼穑作甘，土之正味，故甘草为中宫补剂。"《药品化义》曰："甘草……生用凉而泻火，主散表邪，消痈肿，利咽痛，解百药毒，除胃积热，去尿管痛，此甘凉除热之力也。炙用温而补中，主脾虚滑泻。"[72]

甘草为豆科植物甘草（GLycyrrhizauralensisFisch.）、胀果甘草（G. inflataBat.）或光果甘草（G. glabraL.）的干燥根及根茎，始载于《神农本草经》，作为传统中药已有上千年的应用历史，其化学成分多样，药理作用明显。古代甘草的炮制品十分丰富，现代甘草的炮制加工品主要有炙甘草和炒甘草两种，其中炙甘草最为常用，为2010版《中国药典》单列炮制品种。大量研究表明炙甘草的药理作用以及临床应用不同于生甘草，认为炮制对甘草物质基础变化起到作用。近年来，从甘草中已分离鉴定了一百多种化学成分，主要为三菇和黄酮类化合物，以及少量的生物碱、木质素、多糖和一些微量元素。研究发现，甘草经蜜炙后其化学成分发生了变化，包括甘草苷和甘草酸等成分的含量发生了改变，甚至一些成分在炮制过程中消失。[73]

罗成贵等对炙甘草汤的药理研究现状进行了总结[74]，现将炙甘草的药理作用归纳如下：

1. 对心血管系统的影响

（1）抗心律失常作用：用乌头碱诱发家兔心律失常出现2分钟后，按1g/kg静脉注射炙甘草提取液（1mL含中药1g），对照组给等量生理盐水。结果显示，对异位节律和室性节律的作用有非常显著性差异。表明炙甘草有明显的抗乌头碱诱发的心律失常作用。炙甘草煎剂灌流蟾蜍离体心脏，可使心脏收缩幅度明显增加。甘草甜素对离体蟾蜍心脏有兴奋作用，此作用与乙酰胆碱及毒扁豆碱等具有明显的对抗作用，与肾上腺素具明显的协同作用。

（2）降脂作用和抗动脉粥样硬化作用：甘草甜素对兔实验性高胆固醇症及胆固醇升高的高血压患者均有一定的降低血中胆固醇的作用。甘草甜素每天10mg/kg肌内注射，连续5天，对实验性家兔高脂血症有明显的降脂作用：血浆胆固醇对照组为（89±4）mg%，给药组为（43±4）mg%；血浆甘油三酯对照组为（168±10）mg%，给药组为（90±4）mg%。小剂量的甘草甜素（2mg/d）在一定时间内能使实验性动脉粥样硬化家兔的胆固醇降低，粥样硬化程度减轻，20mg/d能阻止大动脉及冠状动脉粥样硬化的发展，但剂量更大时（40mg/d）反而无效。甘草次酸盐（10mg/kg，口服）对高血脂大鼠和实验性动脉粥样硬化的家兔有降血胆固醇、脂蛋白和β-脂蛋白甘油三酯的作用；家兔主动脉内的和大鼠肝脏内的胆固醇和β-脂蛋白含量下降，甘草次酸盐的降血脂和抗动脉粥样硬化作用较之聚合皂苷更强。体外实验观察到甘草甜素1mM对CP50和AP50均能抑制50%溶血。其抑制部位，用同样剂量在Cis的

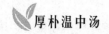

A–Tee 水解能系统中可见有 35％的抑制效果，因而结论是由于抑制了 Cis 从而影响了补体效价 CH50。在 AP 中的作用是 C3 的降低，由于补体反应被甘草甜素所抑制，相关的炎症的反应趋向缓解和静止，脂质系统和肝功能改善，动脉症的病理进程被阻断。

2. 对消化系统的作用

（1）抗溃疡作用：甘草的主成分甘草甜素对由组胺及幽门结扎所形成的大鼠实验性溃疡有明显的保护作用。据报道，甘草甜素能明显减少大鼠幽门阻断导致的溃疡发生率，但对胃液分泌量不但无减少反有增加趋势。动物实验中也发现甘草浸膏等对大鼠结扎幽门，犬由组胺形成的溃疡有明显抑制作用。甘草苷元、异甘草苷元和甘草根的甲醇提取物 Fm100 等对动物实验性溃疡有明显的抑制作用。甘草次酸对幽门结扎的大鼠有良好的抗溃疡作用，其治疗指数较高。

（2）对胃酸分泌的影响：甘草流浸膏灌胃能直接吸附胃酸，对正常犬及实验性溃疡大鼠都能降低胃酸。Fm100 十二指肠内给药对急慢性胃炎及幽门结扎的大鼠，能抑制基础的胃液分泌量，与芍药花苷合用显协同作用。Fm100 对蛋白脉、组胺及甲酰胆碱引起的胃液分泌有显著抑制作用。

（3）对胃肠平滑肌的解痉作用：临床上使用甘草所含黄酮苷类对兔、豚鼠的离体肠管呈抑制作用，使收缩次数减少，紧张度降低，并对氯化钡、组胺所引起的离体肠平滑肌痉挛有解痉作用，但甘草甜素、甘草次酸对平滑肌则无抑制作用。甘草煎液、甘草流浸膏、Fm100、甘草素、异甘草素等，也对离体肠管有明显的抑制作用。若肠管处于痉挛状态时，则有明显的解痉作用。

（4）保肝作用：甘草流浸膏（0.2mL/10g）预先给小鼠灌胃能降低扑热息痛（AAP）（200mg/kg，腹腔注射）中毒小鼠的致死率，并对扑热息痛所致小鼠肝损害有明显保护作用。小鼠给扑热息痛后 2 ～ 3 小时的肝糖原下降效应并非肝坏死的伴随结果，而与其毒性代谢产物密切相关。甘草能对抗这一效应，说明它的保护作用可能部分地是由于毒性代谢物的量减少所致。甘草甜素可明显阻止四氯化碳中毒大鼠谷丙转氨酶的升高，还能减少肝内甘油三酯的蓄积。病理组织学观察可见，经甘草甜素、甘草次酸治疗的大鼠其肝损伤均较对照组轻。组织化学观察显示，甘草次酸治疗的大白鼠肝糖原明显增加，甘草甜素与甘草次酸的血清甲胎球蛋白检出率也高于对照组。提示这两种成分无胶原溶解与重吸收的作用。在四氯化碳所致的肝损害动物模型中，甘草甜素、甘草次酸对肝损害呈强抑制作用。甘草次酸还能强烈抑制四氯化碳生成游离基及过氧化脂质的生成，可抑制 Ca^{2+} 流入细胞内所引起的细胞损害，提示甘草次酸在对肝损害的抑制效果上，抗氧化作用与抑制 Ca^{2+} 流入细胞内的作用很重要，甘草皂苷可能是在机体内水解后而呈现显著作用。

（5）对胆汁分泌的影响：甘草甜素能增加输胆管瘘兔的胆汁分泌，甘草甜素 5mg/kg 能显著增加兔的胆汁分泌，对兔结扎胆管后胆红质升高有抑制作用。

3. 对呼吸系统的作用

甘草浸膏和甘草合剂口服后能覆盖发炎的咽部黏膜，缓和炎症对它的刺激，从而发挥镇咳作用。甘草次酸有明显的中枢性镇咳作用，甘草次酸的氢琥珀酸双胆盐口服，其镇咳作用与可待因相似。甘草次酸胆碱 50mg/kg 能抑制豚鼠吸入氨水所致的 80% 的咳嗽发作，效力与可待因 1mg/kg 皮下注射无差异。

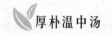

大剂量的甘草次酸（1250mg/kg）可使小鼠呼吸抑制；甘草次酸对5-羟色胺等物质引起的支气管痉挛，有较弱的保护作用。对电刺激猫喉上神经所致的咳嗽也有明显的镇咳作用。在与甘草相同剂量水平时，氢化可的松也显示镇咳作用，但剂量反应曲线与甘草不同，并且对刺激猫喉上神经引起的咳嗽无效，因此认为甘草镇咳作用与抗炎无关而是通过中枢产生的。甘草还能促进咽喉及支气管的分泌，使痰容易咳出，呈现祛痰镇咳作用。

4.对中枢神经系统的影响

（1）抗炎作用：甘草具有保泰松或氢化可的松样抗炎作用，其抗炎成分为甘草甜素和甘草次酸。甘草次酸对大鼠的棉球肉芽肿、甲醛性脚肿、皮下肉芽肿性炎症等均有抑制作用，其抗炎效价约为可的松或氢化可的松的1/10。对大鼠角叉菜胶性脚肿和抗炎效价，如以氢化可的松为1，则甘草甜素、甘草次酸分别为0.14和0.03。甘草甜素有抑制肉芽形成的作用，对延迟型过敏症的典型结核菌素反映出有抑制效果。甘草甜素和甘草次酸，对炎症反应的Ⅰ、Ⅱ、Ⅲ期都有抑制作用。小鼠静脉注射甘草甜素25mg/kg、50mg/kg，可明显抑制天花粉引起的被动皮肤过敏反应。甘草黄碱酮有抑制小鼠角叉菜胶浮肿和抑制敏感细胞释放化学传递物质作用。甘草抗炎作用可能与抑制毛细血管的通透性有关，或与肾上腺皮质有关，也有认为，甘草影响了细胞内生物氧化过程，降低了细胞对刺激的反应性从而产生了抗炎作用。

（2）炙甘草有肾上腺皮质激素样作用

①盐皮质激素样作用：甘草浸膏、甘草甜素及甘草次酸对健康人及多种动物都有促进钠水潴留的作用，这与盐皮质激素

去氧皮质酮的作用相似，长期应用可致水肿及血压升高，但亦可利用此作用治疗轻度的阿狄森病。

②糖皮质激素样作用：小剂量甘草甜素（每只 100μg）、甘草次酸等能使大鼠胸腺萎缩及肾上腺重量增加（与促肾上腺皮质激素相似），另外还有抗黄疸及免疫抑制等糖皮质激素样作用。而在用大剂量时则糖皮质激素样作用不明显，只呈现盐皮质激素样作用，这可能与其作用机制有关。认为其作用机制可能是由于抑制了皮质激素在体内破坏，或减少其与蛋白质的结合，而使血中游离的皮质激素增多，从而增强其活性。但糖皮质激素与垂体前叶间的反应量调节较强，故血中含量升高达一定程度后即停止。盐类皮质激素受此影响较小。本品所含的先甘草宁有雌激素活性，未成熟大鼠口服能增加子宫重量，但对卵巢重量影响不大。

（3）镇静作用：甘草次酸 1250mg/kg 对小鼠中枢神经系统呈现抑制作用，可引起镇静、催眠、体温降低和呼吸抑制等。

（4）解热作用：甘草次酸和甘草甜素分别对发热的大鼠与小鼠、家兔具有解热作用。甘草次酸 40mg/kg 腹腔注射，对发热大鼠有退热作用，相当于水杨酸钠 600mg/kg 的效果；对体温正常的大鼠则无降温作用。

（5）对泌尿、生殖系统的影响：静脉注射甘草酸及其钠盐增强茶碱的利尿作用。对醋酸钾则无影响；能抑制家兔实验性膀胱结石的形成；能抑制雌激素对成年动物子宫的增长作用，切除肾上腺或卵巢后仍有同样作用。甘草甜素对大鼠具有抗利尿作用，伴随着钠排出量减少，钾排出量也轻度减少。对切除肾上腺的大鼠，甘草甜素仍能使钠和钾的排出减少，说明此作用通过肾上腺皮质激素来实现的。甘草次酸及其盐类也有明显

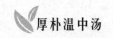

的抗利尿作用。认为甘草能增强肾小管对钠和氯的重吸收而呈现抗利尿作用，其作用方式与去氧皮质酮不同，可能是对肾小管的直接作用。

（6）对免疫功能的影响

①抗过敏作用：从甘草中提取得一种复合体，含有蛋白质、核酸、多糖及甘草酸。豚鼠经静脉注射青霉噻唑（BPO）和人血清白蛋白（HAS）受到攻击后，均立即出现过敏休克症状，5分钟内死亡，休克发生率和死亡率均为100%。豚鼠预先经给予 Lx，然后进行抗原攻击，Lx 小剂量组的过敏反应率为25%，大剂量组为21%，且无死亡发生，表明 Lx 对豚鼠过敏性休克具有明显的保护作用，且随剂量增大保护作用增强。Lx 小剂量组豚鼠血清抗青霉噻唑抗体的效价为416，大剂量组未测出血清抗体，而致敏对照组抗体效价为256。Lx 可明显抑制豚鼠肺中组胺的合成，且随剂量增加作用增强。在小鼠注射卵蛋白抗原前3天给予小鼠 Lx 0.2mL 腹腔注射，连续15天，分别测定血清 IgE、IgG 总量和肺组胺含量。结果表明，Lx 对小鼠过敏性休克有明显的保护效应，亦有显著抑制抗体产生的能力。

②对非持异性免疫功能的影响：小鼠给予甘草甜素 75mg/kg 腹腔注射，每日1次。共4天，末次给药后，给予印度墨汁，取血检查廓清指数 K 值。结果甘草甜素组的 K 值为 0.048 ± 0.020，对照为 0.029 ± 0.015，相比较有显著差异（$P < 0.01$），表明甘草甜素能显著提高小鼠对静脉注射碳粒的廓清指数，提示它能增强网状内皮系统的活性。生甘草与蜜炙甘草亦有同样的作用。

③对特异性免疫功能的影响：通过体外抗体产生系统研究了甘草酸对多克隆抗体产生的影响。结果表明一定浓度的甘

草酸能使抗体产生显著增加。另外，从人末梢血单核细胞分离黏着性细胞，加各种浓度甘草酸培养后，将培养上清液中加入单核细胞，探讨对 PWM 刺激诱导抗体产生的影响。结果体外抗体产生增强，测定培养上清液中白细胞介素 1（IL-1）活性时，证明 IL-1 显著增多。提示甘草酸的体外抗体产生增强作用与 IL-1 产生增强有关。小鼠腹腔注射甘草酸，同时静脉注射绵羊红细胞（SRBC）予以免疫，抗原注射后第 4 天分离脾细胞，计算对绵羊红细胞的空斑形成细胞数。发现以剂量 30m/kg 的甘草酸可使抗体产生显著增强。改变给药时间与静脉注射绵羊红细胞的时间表明，两者同时给予或给抗原前 1 天给甘草酸，可促进抗体产生，而抗原注射 2 天后给甘草酸则不能增强抗体产生，由此可认为甘草酸在体内也能增强抗体产生。甘草还可明显促进刀豆球蛋白 A 活化的脾淋巴细胞 DNA 和蛋白质的生物合成，促进 DNA 合成的最适浓度为 100μg/mL。DNA 合成高峰在 48 小时，对白介素 -2（IL-2）产生也有明显的增强作用。对 DNA、蛋白质的生物合成及 IL-2 产生的影响基本上是相平行的。家兔用牛血清白蛋白（BSA）为抗原造成免一过性急性血清病模型。实验组动物给予牛血清白蛋白后第 3、5、7、9 天以 18β - 甘草次酸 200mg/kg 肌内注射。结果实验组与对照组动物血清中抗牛血清白蛋白 -IgG 抗体均于牛血清白蛋白免疫后第 6 天检出，第 12 天达最高峰，实验组明显高于对照组。两组动物循环中特异性牛血清白蛋白 - 抗牛血清白蛋白复合物与免疫前比较均有提高，但两组间无统计学差异。血中补体值，实验组较对照组显著提高。18β - 甘草次酸对可溶性循环免疫复合物形成未见影响。甘草甜素可提高刀豆球蛋白 A 诱导人脾细胞产生的 γ - 干扰素（γ-IFN）的水平，但对 PHA

诱生的干扰素水平无影响，其增加刀豆球蛋白 A 诱导干扰素产生的最适浓度为 200μg/mL，最适诱生时间为 48 小时，细胞浓度以 1×10^{-7}/mL 为宜。产生的干扰素以 γ 型为主。甘草酸铵 100mg/（kg·d）×7d，灌胃昆明种小鼠后，经放免测定，可显著抑制肺和肾前列腺素 E2、前列腺素 F2a 的合成。甘草酸单胺给小鼠灌胃 100mg/（kg·d）（1/20 LD50 量）5 天后，其脾脏前列腺素 E2 和环磷酸腺苷（cAMP）量显著增加；大鼠淋巴细胞在 8×10^{-10}mol/L 和 8×10^{-7}moL/L 的甘草单胺浓度下，分泌前列腺素 E 量也显著增加，可能是甘草酸类免疫调节的途径之一。通过乳酸脱氢释放试验法，于体外测定甘草酸铵对 BALB/C 小鼠自然杀伤细胞（NK 细胞）活性时，表明 1×10^{-7} ~ 1×10^{-1}mg/mL 浓度时，对小鼠自然杀伤细胞活性均有显著增强，表明对机体免疫功能具有重要调节作用。

（7）抗病毒、抗菌作用

①抗艾滋病毒的作用：甘草皂苷能够破坏试管的艾滋病毒细胞（HIV），0.5mg/mL 的甘草皂苷对艾滋病毒的增殖抑制 98% 以上，50% 空斑形成抑制值为 0.125mg/mL。由于甘草皂苷不能抑制艾滋病毒的逆转录酶，提示它是通过恢复 T 辅助细胞而发挥作用。近报道西北甘草中的新多酚类在低浓度时与甘草甜素相比，显示出对艾滋病毒细胞的更强的增殖抑制效果。

②抗其他病毒的作用：甘草多糖具有明显的抗水泡性口炎病毒、腺病毒 3 型、单纯疱疹病毒 1 型、牛痘病毒等活性，能显著抑制细胞病变的发生。使组织培养的细胞得到保护。感染前 24 小时给药对水泡性口炎病毒、腺病毒 3 型有作用（$P < 0.01$）；感染后给药对以上 4 种病毒均有作用（$P < 0.01$）；药液与病毒液混合同时加入细胞层，或药液与病毒液混合置

37℃作用2小时后加入细胞层，对上述4种病毒也均有作用。表明作用机制可能是多方面的，但主要是直接作用。甘草酸对单纯疱疹病毒，甘草甜素对试管内水痘－带状疱疹病毒均有抑制作用。甘草次酸8mM浓度在37℃处理I型单纯性疱疹病毒15分钟，病毒的感染价从107减至102。但对其他病毒无效。表明甘草次酸似乎对单纯性疱疹病毒具有特异的作用。甘草甜素对属于疱疹病毒群的水痘－带状疱疹病毒（VzV）感染的人胎儿成纤维抑制浓度为0.55mg/mL。这个浓度对成纤维细胞完全没有毒性。在体外2mg/mL甘草甜素可使99%以上水痘－带状疱疹病毒失活，且其浓度低至0.08mg/mL时也可使少量的水痘－带状疱疹病毒失活。

③抗菌作用：甘草的醇提取物及甘草次酸钠在体外对金黄色葡萄球菌、结核杆菌、大肠杆菌、阿米巴原虫及滴虫均有抑制作用，但在有血浆存在的情况下，其抑菌和杀阿米巴原虫的作用有所减弱。甘草次酸钠在体外对滴虫的最低有效浓度为30～60μg/mL。

（8）解毒作用：甘草浸膏及甘草甜素对某些药物中毒、食物中毒、体内代谢产物中毒都有一定的解毒能力，解毒作用的有效成分为甘草甜素，解毒机制为甘草甜素对毒物有吸附作用，甘草甜素水解产生的葡萄糖醛酸能与毒物结合，以及甘草甜素有肾上腺皮质激素样作用增强肝脏的解毒能力等多方面因素综合作用的结果。甘草甜素能对抗小鼠由士的宁引起的中毒；当给小鼠注射硝酸士的宁0.1mg，在10分钟内对照组死亡率为100%，而实验组（预先注射甘草甜素12.5mg）的死亡率为58%；当士的宁剂量减少为0.03mg，则对照组的死亡率为58.3%，而实验组则无死亡。

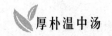

甘草浸膏和甘草甜素都有解毒作用，对水合氯醛、士的宁、乌拉坦和可卡因都有较明显的解毒作用；对印防己毒素、咖啡因、乙酰胆碱、毛果芸香碱和巴比妥的解毒作用次之；对索佛拿及阿托品几无解毒作用，而对肾上腺素的中毒则有加强的倾向。解毒作用的成分为甘草甜素。有报道研究了甘草及其成分对组胺所引起的中毒的影响，结果证明甘草甜素与维生素 B_1 结合的化合物解毒作用最强，甘草甜素次之，而其分解产物葡萄糖醛酸的解毒作用则较差，曾报告甘草甜素对破伤风毒素有解毒作用，对白喉毒素也有解毒作用。总之甘草及其制剂对药物中毒、食物中毒、体内代谢产物中毒及细菌毒素等，都有一定的解毒作用。生甘草可使小鼠肝匀浆细胞色素 P-450 含量明显增加，表明对肝药酶具有诱导作用，可能是生甘草解毒的机理之一。

（9）抗肿瘤作用：甘草酸对大鼠腹水肝癌及小鼠艾氏腹水癌（EAC）细胞能产生形态学上的变化，还能抑制皮下移植的吉田肉瘤，其单铵盐对小鼠艾氏腹水癌及肉瘤均有抑制作用，口服也有效。甘草次酸对大鼠的移植 Oberling Guerin 骨髓瘤有抑制作用，其钠盐在最大耐受剂量时对小鼠艾氏腹水癌（EAC）及肉瘤 -45 细胞的生长有轻微的抑制作用。甘草苷对大鼠腹水肝癌及小鼠艾氏腹水癌细胞能产生形态学变化。大戟酯二萜醇对二甲苯蒽（DMBA）致小鼠皮肤癌的促发作用，可被甘草甜素显著抑制。

五、茯苓

茯苓味甘、淡，性平，归心、肺、脾、肾经。茯苓为多孔菌科真菌茯苓 Poria cocos（Schw.）Wolf 的干燥菌核。中药茯苓有利尿渗湿、健脾，宁心之功效，主要用于水肿尿少、痰饮眩晕、脾虚食少、便溏泄泻、心神不安、惊悸失眠等症，是常用中药。主要产于云南、安徽、湖北、河南、四川等地。茯苓核内侧的部分称为白茯苓，外侧部分称为茯苓皮，带有松树根的菌核被称为茯神。茯苓药用价值在我国古代早有应用和记载，在国内外享有盛名。中医学认为，茯苓药性平"利水而不伤正，补而不助邪"，无伤正之弊，既能扶正，又能祛邪，故脾虚湿盛、正虚邪实之证尤为适宜。《神农本草经》将茯苓列为上品，言其"久服，安魂养神，不饥延年"。茯苓常与其他中药配伍使用，代表方剂有四君子汤、五苓散、桂枝茯苓汤等。茯苓含有 β – 茯苓聚糖（β–pachyman）、茯苓多糖（pachymaran）、茯苓酸（Tumulosic acid）、乙酰茯苓酸（Pachymic acid）、松苓酸、层孔酸、3-β–羟基羊毛甾三烯酸、组氨酸、胆碱、腺嘌呤等成分；另外，还含有松等新酸和各香树脂醇乙酸酯（β–Amyrin acetate）。[75] 茯苓临床运用频率颇高，其功效及有效成分的功效归纳如下：

1. 抗肿瘤作用

王颜佳[76] 归纳了茯苓抗肿瘤的可能机制：一是增强机体免疫功能。免疫调节是目前公认的抗肿瘤作用的主要机制之一。中医防治肿瘤讲究扶正固本，其最突出的就是提高患者的免疫功能。茯苓药性缓和，淡而能渗，甘而能补，能泻能补，两得其宜，利水而不伤正，补而不助邪，是中药"四君八珍"之一。

茯苓中具有抗肿瘤作用的化学成分主要为茯苓多糖和三萜类成分。未经化学改造的茯苓多糖生物活性低，对肿瘤的抑制率仅为 0% ~ 3%，而其羧甲基化产物及羧甲基茯苓多糖（CMP）则具有良好的抗肿瘤活性[77]。茯苓多糖既可增强细胞免疫，又可增强体液免疫，是很好的免疫增强剂。茯苓多糖的免疫抑癌作用是多靶点的，几乎遍及非特异性免疫和特异性免疫应答的多个环节。二是活化巨噬细胞、NK 细胞和 T、B 淋巴细胞。陈春霞等研究表明，羧甲基茯苓多糖（CMP）不仅能明显增强荷瘤小鼠或者免疫低下小鼠的巨噬细胞的吞噬功能和 NK 细胞活胜，还能显著激活 T、B 淋巴细胞，从而提高机体的免疫能力。三是调节细胞因子分泌。药理实验证明，CMP 能诱导人血淋巴细胞产生 IFN-α、IFN-y、IL-2、IL-6、TNF-α 与粒-巨噬细胞集落刺激因子（GM-CSF），是一种抗肿瘤免疫增强剂。刘媛媛等研究发现，羧甲基茯苓多糖还能降低小鼠机体内 IL-10 的含量，并能较好地调节机体内 Thl/Th2 细胞因子的分泌作用，从而增强机体的细胞免疫和体液免疫。

何珊在茯苓抗肿瘤细胞多药耐药性有效成分及作用研究中证明茯苓具有逆转肿瘤多药耐药性的特点。硫酸酯化茯苓多糖（sulfation pachymaran，SP）具有抗肿瘤作用：近年来研究表明，硫酸酯化茯苓多糖能溶于水，在抗肿瘤、抗病毒、抗凝血、增强机体免疫、治疗心血管疾病方面具有特殊的疗效。陈群等研究表明，以氯磺酸为磺化剂，吡啶为溶剂半合成茯苓多糖硫酸酯（SP），在体外可显著提高小鼠 NK 细胞杀伤淋巴瘤 Yac-1 细胞的活性，并发现 500μg/mL 剂量的 PS 可提高 NK 细胞的杀伤率高达 4.2 倍，且在一定的试验范围内，NK 细胞的杀伤率随 PS 剂量的增加而不断提高。羧甲基茯苓多糖（carboxymethyl pachymaran，CMP）及其抗肿瘤作用：羧甲基化茯苓多糖能够显著提高茯苓多糖的电负性和水溶性，进而增强其生物活性，因此在增强茯苓多糖抗肿瘤活性的研究上具有重要的意义。

茯苓聚糖无抗癌活性，而其化学结构改造型茯苓多糖有抗

癌活性，茯苓多糖小鼠腹腔注射 5mg/kg，每日 1 次，连续 10
日，对肉瘤 180（S180）实体瘤抑制率为 95%。茯苓多糖 A（为
多糖粗提物）腹腔注射 200mg/kg、500mg/kg。茯苓多糖 A 的组
分 Asp30mg/kg、100mg/kg，F_1 15mg/kg、30mg/kg、60mg/kg，
以及 H_{11} 4mg/kg、8mg/kg，每日 1 次，连续 10 日，对 S180 实
体瘤抑制率为 60% ～ 99%。提取物 A_{100} 100mg/kg，$F_1$15mg/kg
腹腔注射，每日 1 次，连续 10 日，对小鼠艾氏腹水癌（EAC）
抑制率为 60%。$F_1$200mg/kg、400mg/kg，灌胃每日 1 次，连续
10 日，对 EAC 抑制率为 37% 和 20%。A_{100}100mg/kg 腹腔注射，
每日 1 次，连续 10 日，对 S180 腹水瘤生命延长率为 29% 和
36%。此外，成分 F_1 腹腔给药对 IMC 肿瘤有效，成分 H_{11} 对小
鼠黑色素瘤 B_{18}、白血病 P388 以及 L1210 均无效。目前认为茯
苓多糖抗癌机理与增强免疫，特别是增强巨噬细胞功能有关。
茯苓多糖粗提物精制的小分子化合物茯苓素体外实验可以抑制
HL-60 细胞增殖，半数抑制有效浓度（IC50）为 58μg/mL，并
且茯苓素可以诱导 HL-60 细胞分化成为单核巨噬细胞。茯苓素
抑制肿瘤细胞的机理为抑制细胞 DNA 合成，使得 G0、G1 期
细胞增多，S 和 G2 期细胞减少。其作用环节在于与细胞膜核苷
转运载体蛋白结合，改变了核苷正常转运。另外，茯苓素与环
磷酰胺、丝裂霉素、更生霉素、5- 氟脲嘧啶合用对小鼠移植瘤
有明显的增敏作用。[78]

　　茯苓多糖可与化疗药物合用于癌症治疗，能提高疗效，减
少化疗药物的毒副作用。杨宏新等用 CMP 和硒治疗 P388 白血
病模型，该实验中将白血病模型随机分两组，一组用 CMP，硒
与环磷酰胺联合治疗，一组单独用环磷酰胺治疗。采用原位杂
交和免疫细胞化学技术检测淋巴细胞 bcl-2 基因，利用流式细

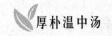

胞术检测细胞凋亡、增生指数（PI）及细胞周期，结果 CMP，硒与环磷酰胺联合用药使荷瘤小鼠生命延长 75.09%，PI 降低，bcl-2 基因表达下调，凋亡指数增高，但凋亡率比单独用环磷酰胺组低。表明 CMP、硒与化疗药物合用后具有协同抗白血病癌细胞效应，能显著抑制癌细胞增生。杨勇等通过建立 P388 白血病动物模型，并给予 CMP 进行治疗，发现可使荷瘤小鼠生命延长 35.88%，当其与化疗药物环磷酰胺（CTX）合用，可使小鼠生存期延长 70.05%，说明 CMP 有着很好的抗白血病作用。刘可人等用化学方法提取茯苓多糖，并观察其对受照射白血病 K562 细胞 N-乙酰氨基半乳糖转移酶和自由基的影响，结果发现茯苓多糖可使照射后 K562 细胞中的自由基增多，PP-FaLNAC-T9 表达增高，G1 期受阻明显，同时增加 ppGaLNAC-T9 在 mRNA 的表达，从而降低了放疗引起的不良反应。另有研究发现，茯苓多糖中 PCM-II 对人的乳腺癌细胞有一定的抑制作用。[79] 茯苓三萜类化合物抗肿瘤作用的报道和相关研究已较多。仲兆金等从茯苓中分离得到三萜类成分及其衍生物，发现对 K562 细胞（人慢性髓原白血病细胞）抑制作用明显，可影响小鼠 T 淋巴细胞增殖。Kwon Ms 等发现，茯苓三萜对多种肿瘤具有抑制活性，尤对肺癌、卵巢癌、皮肤癌、中枢神经癌、直肠癌等作用明显。

有研究表明，茯苓素对艾氏腹水瘤、肉瘤 180、白血病 L1210 细胞有显著抑制作用，对小鼠 Lewis 肺癌的转移也有一定作用，与环磷酰胺等抗癌药合用有一定的协同作用及免疫增强作用等。徐榕等发现，茯苓中羊毛甾烷三萜类化合物与抗癌药物合用，能促进小鼠巨噬细胞产生 CSF（集落刺激因子），提高由 γ 线照射所致白细胞减少症小鼠的外周血白细胞水平和血小板的数量，促进粒细胞增殖和造血细胞再生，进而提高放疗和化疗的疗效，降低毒副反应。Yu S.J 等得出茯苓 50% 甲醇提取物通过增强免疫促进剂（IL-1β，IL-6，TNF-α）分泌同时抑制免疫抑制剂（TGF-β）的分泌而实现其免疫反应的药理作用。

2. 增强免疫作用

茯苓粉末灌胃 100mg/kg，两次，可明显抑制小鼠实验性接触皮炎。茯苓等多糖灌胃 250mg/kg、500mg/kg、1000mg/kg，每日 1 次，连续 7 日，可促进正常及荷瘤小鼠巨噬细胞吞噬功能，增加 ANAG 阳性细胞及脾脏抗体分泌细胞的数量。体重 22 ~ 24g 小鼠腹腔注射茯苓素，每只动物 1mg，可使腹腔巨噬细胞百分数增加，吞饮率升高。细胞内酸性磷酸酶和 N- 乙酸氨基葡萄糖苷酶含量升高。使得细胞膜中 5- 核苷酸酶、碱性磷酸二醋酶活性下降，而碱性磷酸酶，非特异性醋酶及亮氨酸氨基肽酶活性升高。细胞释放葡萄糖醛酸酶及半乳糖苷酶增加，RNA 及蛋白质合成增加。上述剂量连续给药 3 次，可增强巨噬细胞抑制 HSV-1 病毒对 Vero 细胞的致病作用，同时可以促进细胞膜 Na^+-K^+-ATP 酶的活性。[75]

茯苓多糖具有抗胸腺萎缩及抗脾脏增大和抑瘤生长的功能。羧甲基茯苓多糖还具有免疫调节、保肝降酶、间接抗病毒、诱生和促诱生干扰素、减轻放射副反应、诱生和促诱生白细胞调节素等多种生理活性，无不良毒副作用。有实验证明，茯苓多糖确有针对性地保护免疫器官，增加细胞免疫功能，从而改善机体状况，增加抗感染能力，尤其对老年人免疫功能有较强作用。[79]

羧甲基茯苓多糖对荷瘤小鼠的免疫功能有增强作用。纪芳等将茯苓多糖进行适当的结构修饰，制得羧甲基茯苓多糖

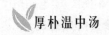

（CMP）后对荷瘤小鼠进行腹腔注射，发现 CMP 不仅可提高荷瘤小鼠淋巴细胞转化率和 NK 细胞杀伤活性，还可提高小鼠血清中 TNF-α 的含量，可改善荷瘤小鼠的免疫功能，具有抗肿瘤作用。

3. 抗氧化、延缓衰老作用

实验研究表明，茯苓多糖能不同程度增加血清中超氧化物歧化酶（TSOD）和 C-SOD 的活性，显著降低动物体内自由基水平，降低丙二醛（MDA）含量，但对单胺氧化酶（MAO）活性无明显影响。此外，茯苓多糖能提高动物体内自由清除酶的活力，这提示茯苓多糖可起到抗氧化、延缓动物衰老的作用。梁亦龙等以果蝇为动物模型，对茯苓多糖进行抗氧化延缓衰老研究，结果表明茯苓多糖可提高果蝇的抗氧化能力，抑制脂质过氧化，延长果蝇寿命。程水明等通过测定修饰后的茯苓多糖 – 羧甲基茯苓多糖（CMP）的总还原能力及对羟基自由基、超氧阴离子和过氧化氢的清除作用，证明 CMP 的体外抗氧化作用；通过测定小鼠血清和肝脏中的 MDA 含量和 SOD 活性的变化，证明了 CMP 对小鼠体内的抗氧化作用。

4. 免疫抑制作用

李春雨等从茯苓总提取物中分离提纯单体化合物茯苓酸，鉴定其分子式为：$C_{33}H_{52}O_2$。同时观察到茯苓酸具有抗排斥作用，认为茯苓酸可从多个环节抑制急性排斥反应。因此中药茯苓酸可能是一种极有前途的抗排斥反应药物，为今后进一步开发研究茯苓，以及从中药中筛选出具有明确免疫抑制作用和低毒副作用的免疫抑制剂奠定良好的基础。茯苓素也具有抑制肾移植急性排斥反应的作用，且呈剂量正相关性；但作用效果不如 CsA。他们认为茯苓素可能从多环节分步骤地抑制急性排斥反应的发生，但尚不知哪一种或几种成分起到关键作用。因此，进一步研究茯苓素的免疫抑制作用，对茯苓有效成分加以开发利用，发掘新药，对传统中药茯苓的开发有重要意义。[80]

5. 抗病毒、抗炎作用

羧甲基茯苓多糖（CMP）具有抗病毒的作用，可用于病毒病的治疗，对急慢性炎性反应也具有一定抑制作用。张华贵等通过 CMP 对 HIV-1 ⅢB 诱导感染 C8166 细胞致细胞病变的抑制实验及对 HIV-1 ⅢB 感染 MT4 细胞的保护实验，证实了 CMP 体外有一定的抗 HIV 病毒的作用。张信岳等采用细胞病变抑制试验法，发现羧甲基茯苓多糖钠（2.0mg/mL）对 HSV-1 的致猪肾传代细胞的细胞病变（CPE）具有抑制作用，在感染 HSV-I110TCIC50 的情况下，羧甲基茯苓多糖钠的 IC50 为 0.5mg/mL，提示羧甲基茯苓多糖钠在体外有较好的抗 HSV-1 作用。侯安继等研究发现茯苓多糖对二甲苯所致小鼠急性炎性反应及用无菌棉球所致大鼠慢性炎性反应均有较好的抑制作用。[80]

日本学者从茯苓（日本产）的甲醇提取物中分离得到三萜化合物，认为该化合物可以抑制 TPA（12-氧-14醇-13-乙酸）引起的鼠耳肿。神长知宏心列从茯苓的二氯甲烷提取物中分离出新三萜衍生物，认为该三萜衍生物对 TPA 诱发的炎症有抑制作用。汪电雷等得出茯苓总三萜对二甲苯致小鼠耳廓肿胀、小鼠腹腔毛细血管通透性等急性炎症有抑制作用，对大鼠棉球肉芽肿亚急性炎症也具有较强的抑制作用，表明茯苓总三萜成分，是茯苓抗炎作用的主要有效部位之一，其机制可能与其含有的三萜成分抑制磷脂酶 A2 的活性有关。沈思等认为茯苓皮三萜对大肠杆菌、金黄色葡萄球菌、绿脓杆菌都有较好的抑制作用，可作为治疗化脓性感染药物及祛痘活性的天然护肤品加以研究

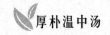

开发。周宏超认为茯苓酸可能通过抑制 SLT–Ⅱe 诱导的肠黏膜微血管内皮细胞 sICAM–1 的过量分泌，达到减弱白细胞与微血管内皮细胞之间的牢固黏附，从而防止过多白细胞穿出微血管壁到达炎症部位，进而防止机体出现过度炎症反应。因此，茯苓三萜的抗炎作用机制可能与其含有的三萜成分抑制磷脂酶 A2 的活性有关，还可以作为我们更深入的研究，以期得到确切的答案。[80]

6. 抑菌作用

茯苓 100% 水煎剂平板打洞法实验中对金黄色葡萄球菌，大肠杆菌及变形杆菌有抑制作用。但也有报告，茯苓 100%、50% 和 20% 水浸剂对金黄色葡萄球菌、溶血性链球菌、肺炎球菌、白喉杆菌、类白喉杆菌、肠伤寒杆菌、志贺氏痢疾杆菌、绿脓杆菌、变形杆菌及大肠杆菌无效。茯苓与培养基混合 20mg/100mL，对结核杆菌无抑制作用。[81]

7. 抗惊厥作用

张琴琴等在以往的实验研究中发现茯苓总三萜可以不同程度对抗最大电休克及戊四唑惊厥发作，证明茯苓总三萜具有明显的抗惊厥作用，并发现其可延长青霉素诱发大鼠痫性发作的潜伏期，减轻发作程度。他们认为茯苓总三萜可延长青霉素诱发大鼠痫性放电潜伏期，减少痫波发放频率、降低放电最高波幅，明显抑制阵发性去极化飘移形成，其抑制青霉素诱发大鼠的痫性放电机制可能与抑制谷氨酸诱导的升钙作用有关。最终发现茯苓总三萜抗痫作用机制与通过降低海马区 Asp 和 Glu 含量进而降低兴奋性神经元的兴奋功能关系密切。[80]

8. 抗 HBV 保肝作用

大鼠皮下注射茯苓注射液 1.4g/kg，每日 1 次，连续 8 日，可对抗四氯化碳所致肝损伤的谷丙转氨酶升高。羧甲基茯苓多糖（CMP）可用于治疗肝炎，并对肝脏具有一定的保护作用。段会平等将 CMP 药液作用于体外培养的细胞 2.2.15，观察其对 2.2.15 细胞分泌 HBsAg 和 HBeAg 影响，结果发现 CMP 对 HBsAg 和 HbeAg 的分泌有较好的抑制作用，对 HBsAg、HBeAg 分泌的半数抑制浓度（IC50）为 4.45g/L、5.61g/L，治疗指数（TI）值为 3.06 和 2.42，高于阿昔洛韦。侯安继等研究发现 CMP 在 0 ~ 500mg/L 浓度对 HBV 转基因小鼠无毒性作用，并能显著促进 HBV 转基因小鼠树突状细胞（DC）分泌 ILK2，在混合淋巴细胞反应中，能显著促进 T 淋巴细胞分泌 IFN-y 并抑制 ILK 的分泌，从而上调了 DC 功能。陈春霞通过实验发现，CMP 注射液能提高肝脏部分切除的大鼠肝再生能力、增加再生肝重和体质量之比，降低血清谷丙转氨酶，同时对四氯化碳引起的小鼠肝损害具有保护作用。另有研究表明茯苓多糖对肝硬化、慢性迁延性肝炎也有较好的疗效。[79]

9. 抗糖尿病作用

郑彩云[82]观察了茯苓多糖的抗糖尿病作用，采用四氧嘧啶诱导糖尿病模型大鼠，将茯苓多糖灌胃给大鼠，观察 5d、15d 和 30d 的空腹血糖浓度（FBG）的改变，以及肝脏中 MDA、SOD、谷胱甘肽过氧化物酶（GSH-Px）的含量。结果发现茯苓多糖可减缓糖尿病模型大鼠体质量的负增长，降低 MDA，升高 SOD，降低糖尿病模型大鼠的血糖，且与处理浓度和时间呈正相关性，但茯苓多糖对 GSH-Px 无明显影响。

10. 利尿作用

茯苓 70% 乙醇浸剂家兔腹腔注射 0.5g/kg，每日 1 次，连续 5 日，有利尿作用，而相同剂量灌胃无利尿作用。健康成人

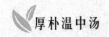

口服煎剂 15g，5 人中 4 人尿量有一定的增加。但煎剂大鼠灌胃则无效。[75]

11. 镇静作用

茯神（抱松根生长的茯苓）水煎剂腹腔注射 5g/kg、10g/kg、20g/kg，可对抗咖啡因（皮下注射 50mg/kg）所致小鼠的过度兴奋。灌胃 10g/kg、20g/kg、40g/kg 则无此作用，但可以增强戊巴比妥（腹腔注射 60mg/kg）的麻醉时间。

12. 其他

茯苓注射液小鼠皮下注射 10g/kg，每日 1 次，连续 3 日，可促进红细胞系统的造血功能。茯苓水提取物体外实验浓度为 50mg/mL 时可使健康人红细胞的 2，3-DPG 水平上升约 25%，并能有效地延缓温育过程中 2，3-DPG 的耗竭。如果静脉注射给药也有同样的结果；茯苓多糖还具有较好的防石、防治肾功能衰竭等作用。[79]

13. 茯苓毒副作用

茯苓毒副作用较小，茯苓性味甘淡平，无毒副作用，对体细胞和生殖细胞均无潜在致突变性。茯苓对小鼠体细胞遗传物质无致突变毒性，对 $CdSO_4$ 诱发的体细胞遗传物质损伤具有明显的拮抗作用，是良好的抗诱变剂。硫酸化茯苓多糖灌胃给药的 LD50 7.358g/kg，LD50 的 95% 平均可信限为（7.358±0.894）g/kg，属低毒性物质。半夏茯苓胶囊可抑制正常小鼠胃排空，并可抑制新斯的明引起的胃排空加快，对阿托品所致的胃排空减慢无影响；未测出小鼠一次灌胃给药的 LD50，其最大耐受量为 10g/kg，毒性低。[83]

六、草豆蔻

草豆蔻，亦称草蔻，为姜科植物草豆蔻（Alpiniakatsumadai Hayata）的种子团，具有燥湿健脾，温胃止津的功能，用于寒温内阻，脘腹胀满冷痛，嗳气呕逆，不思饮食。原植物产我国福建、广东、广西和云南，为热带、亚热带低海拔地区林下较常见之多年生草本。此外，云南草蔻（Alpinia blepharoealyx K Schum.）的种子团亦可作草豆蔻用。成药"再造丸""洁白丸""散风活络丸"等均含草豆蔻。草豆蔻宜在夏秋间果实转黄时采收，晒干后，除去果壳。以圆球形、个大、饱满、保持团状、无杂质者为佳。1914～1943年海南岛年产量为2600～3000kg。草豆蔻之鉴别通常藉种子形态及解剖学特征以区别其他姜科中药材。草豆蔻种子团呈圆球形，直径1.5～2.7cm，表面灰褐色，被黄白色隔膜分成了3瓣，每瓣有紧密粘连而不易散落的种子多粒，种子为卵圆状多面体，长3～5mm，直径约3mm，外被淡棕色膜质假种皮，一面有纵沟，质硬，种仁白色，有香气，味辛，微者。文献中报道草豆蔻种子精油化学成分的有：Kimura等分离出良姜丁亭（Alpinetin）和小豆蔻明。Saiki等发现有1，8桉叶油素、松油醇–4、樟脑、α–葎草烯、芳樟醇、橙花叔醇、桂皮酸甲酯、香芹酮、反，反–法呢醇、乙酸牦牛儿酯和乙酸龙脑酯。Kuroyanagi等鉴定出以下成分：良姜丁亭、小豆蔻明、反，反–法呢醇、反式–肉桂醛、松属素、反，反–1,7–二苯–4,6–庚二烯–3–酮、（3s，5R）–3,5–二羟–1,7–二苯基庚烷、反–1,7–二苯–5–羟–1–庚烯–3–酮、反，反–1,7–二苯–5–羟–4,6–庚二烯–3–酮、（3s，5s）–反–1,7–二苯–3,5–

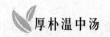

羟-1-庚烯和（5R）-反-1,7-二苯-5-羟-6-庚烯-3-酮。
Okugawa 等检测到 α-蒎烯、β-蒎烯、樟脑、对-聚伞花素、
1,8-桉叶油素、柠檬烯、△3-蒈烯、芳樟醇、龙脑、α-水芹
烯、萜品-4-醇、α-萜品醇、石竹烯、乙酸龙脑酯、乙酸乙
酯、桂皮酸甲酯、α-古吧烯、葎草烯、香橙烯、γ-荜澄茄烯、
γ-绿叶烯、α-muurolene、去氢白菖烯、白里香酚、α-荜澄
茄烯、桧萜醇和橙花叔醇等成分。原子吸收光谱显示种子内含
锰（287ppm）、铁（3.3ppm）、镍（1.6ppm）、铜（10.4ppm）锌
（36.2ppm）和镉（0.13ppm）等元素。[84]

　　谢鹏等[85]将草豆蔻的药理作用及其机制进行了归纳总结。
现代药理学研究表明，草豆蔻有抗胃溃疡、保护胃黏膜、促胃
肠动力、镇吐、抗氧化、抗菌、抗肿瘤、细胞保护等多种药理
作用。

　　1. 保护胃黏膜、抗胃溃疡作用

　　草豆蔻对大鼠醋酸性胃溃疡有较好的治疗作用，其作用机
制可能为清除自由基。吴珍等研究发现挥发油能显著提高溃疡
抑制率及降低胃液酸度和胃蛋白酶活性，明显升高大鼠血清的
SOD 活性，亦显著下调 MDA 的含量。

　　草豆蔻中的双苯庚酮类化合物为镇吐止呕的有效成分。现
代药理学研究认为草豆蔻对治疗胃炎胃溃疡等症有较好的作
用，而最近研究表明导致胃炎、胃溃疡的罪魁祸首为幽门螺杆
菌（Helicobacter pylori）。它是人类慢性活动性胃炎及胃、十二
指肠溃疡的重要病原菌。由于草豆蔻的水提物对金黄色葡萄球
菌等具有显著的抑菌活性，因此，为了确定草豆蔻治疗胃部疾
患的活性成分，对草豆蔻中含量较高的黄酮及双苯庚酮类化合
物，即豆蔻明、乔松素、反，反-1,7-二苯基-4,6-庚二烯-3-

酮和山姜素对幽门螺杆菌的抑菌活性进行了研究，同时，就体外抑制金黄色葡萄球菌等 18 个菌株的活性也进行了探讨，以期为更深入细致的活性成分筛选提供理论依据。黄酮和双苯庚酮类化合物对幽门螺杆菌的抑菌作用：甲硝唑对 $NCTC_{11637}$ 菌株的 MIC 为 1.0μg/mL，空白对照组 6 种菌株均生长良好。与阳性对照品甲硝唑相比，草豆蔻中的 4 个化合物对所测试的幽门螺杆菌均有不同程度的抑菌活性，其中的双苯庚酮类化合物反，反 –1,7– 二苯基 –4,6– 庚二烯 –3– 酮和二氢黄酮类化合物山姜素的 MIC 达到了 1.25μg/mL，其抑菌效果与阳性对照品相当，较豆蔻明和乔松素的抑菌效果为好。豆蔻明和乔松素对幽门螺杆菌的 MIC 分别为 2.56 和 0.32mg/mL，也具有一定程度的抑菌作用。黄酮和双苯庚酮类化合物对金黄色葡萄球菌等的抑菌作用：黄酮和双苯庚酮类化合物对金黄色葡萄球菌、表皮葡萄球菌、大肠杆菌等菌株的抑菌活性，金黄色葡萄球菌和表皮葡萄球菌为革兰氏阳性菌，其余均为革兰氏阴性菌。筛选结果表明，与阳性对照物大黄素相比，草豆蔻中的 4 个化合物在所测试的浓度范围内对各菌株均有较好的抑菌活性。其中反，反 –1,7– 苯基 –4,6 庚二烯 –3– 酮对 18 个菌株的抑菌效果较其他 3 个化合物为好，抑菌浓度在 0.208 ～ 1.667mg/mL 之间，对洋葱假单胞菌的抑菌活性最强。豆蔻明的抑菌效果也比较好，抑菌浓度在 0.122 ～ 1.955mg/mL 之间。这 2 个化合物对菌株的抑菌活性均强于阳性对照品大黄素。二氢黄酮类化合物乔松素和山姜素的抑菌活性则相对较弱，抑菌浓度分别在 1.275 ～ 2.550mg/mL 和 1.925 ～ 3.850mg/mL 之间，其中乔松素的抑菌活性与阳性对照品大黄素相当。双苯庚酮类化合物反，反 –1,7– 苯基 –4,6– 庚二烯 –3– 酮、二氢黄酮类化合物乔松素

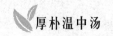

和山姜素及查尔酮类化合物豆蔻明是草豆蔻抑制幽门螺杆菌的活性成分，而草豆蔻具有对幽门螺杆菌的抑菌活性也是其治疗胃部疾病的主要原因之一。这 4 个化合物也是草豆蔻抑制金黄色葡萄球菌、表皮葡萄球菌、大肠杆菌等细菌的活性成分。目前，临床上治疗幽门螺杆菌感染主要采用抗生素联合用药，而抗生素类药物的副作用及耐药性一直是困扰人们的难题之一。对草豆蔻中黄酮和双苯庚酮类化合物抑制幽门螺杆菌的实验作进一步深入研究，有潜在的实际应用价值。4 个化合物中，只有双苯庚酮类化合物反，反 –1,7– 苯基 –4,6– 庚二烯 –3– 酮对幽门螺杆菌和金黄色葡萄球菌、表皮葡萄球菌、大肠杆菌等都表现出了较强抑菌活性。据文献报道，双苯庚酮类化合物是草豆蔻镇吐止呕的有效成分，这类化合物是主要分布在姜科植物中结构特殊的一大类成分，目前为止对其生理活性研究较少，已报道的活性主要有抗氧化、活血、抗肝毒和杀虫消炎等，利用各种方法对这类具有开发前景的天然产物进行更深入细致的活性筛选，是一项具有社会意义的研究工作。[86]

2. 促胃肠动力作用

草豆蔻提取物具有显著的促进胃肠动力作用。李海英等研究胃肠动力与神经递质的影响关系，发现草豆蔻促胃肠动力作用可能与血液和胃肠道 MTL、SP 含量的增加有关。

3. 镇吐作用

日本学者研究表明，草豆蔻中的双苯庚酮类化合物为镇吐止呕的有效成分。

4. 抗炎作用

草豆蔻抗炎的化学成分及作用机制研究主要集中在黄酮类成分。YANG Y 等研究表明，黄酮可抑制促炎性介质如肿瘤坏死因子。IL-1β、iNOS 的上调，抑制 JNK、p38MAPK 的活化。说明了草豆蔻的水提物对金黄色葡萄球菌等具有显著的抑菌活性。黄文哲等证明，豆蔻明、乔松素、反，反 -1，7- 二苯基 -4，6- 庚二烯 -3- 酮和山姜素对幽门螺杆菌有抑制作用。杨等进一步研究表明，化合物豆蔻明能明显抑制 LPS 诱导的小鼠腹腔巨噬细胞产生 NO 和 PGE，有强烈的抗脓毒症作用。YANG J 等研究口服草豆蔻的作用，结果表明，能显著提高败血症小鼠的存活率和平均动脉压，组织学检查和血清 ALT、AST 表明，草豆蔻能治疗动物的肺和肝组织损伤及功能障碍。尽管草豆蔻缺乏直接抑菌或杀菌活性，但是它能增加腹膜细菌膜间隙和脓毒性小鼠的白细胞数量，显著降低血清炎性因子（TNF-a，IL-13）水平，对鼠败血症有预防作用。HUO M 等研究发现，草豆蔻中山姜素能明显抑制体外和体内 TNF-α、IL-6 和 IL-1β 的产生。此外，山姜素在脂多糖诱导 RAW264.7 癌细胞中抑制 IKB，蛋白质的磷酸化、p65、p38 和细胞外调节蛋白激酶。体内研究发现山姜素减弱模型小鼠肺组织病理变化，表明山姜素可能是治疗炎症疾病的代表。CHEN H 等研究发现，山姜素对脂多糖诱导的乳腺炎具有抑制作用，可能是由于其抑制 TLR4 介导的 NF-KB 信号传导途径。李元圆等研究小豆蔻明的抗炎机制可能与降低 MDA、cox-2、NF-kB、MAPK 的水平，抑制 NO、TNF-α、IL-1β、IL-6 因子，诱导 HO-1 表达，增加 CAT 和 SOD 的活性等因素有关。彭芙等研究草豆蔻不同提取部位的抗菌作用，发现挥发油是对抗奶牛乳腺炎病原菌的活性成分。申德堰等研究草豆蔻挥发油能降低模型动物局部组织的肿胀度，其作用机制可能是通过抑制炎症早期毛细血管扩张，降低毛细血管通透性，从而减少炎性物质渗出组织。A.

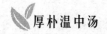

Klancnik 等首次报告了草豆蔻乙醇提取物抗菌和抗修饰活性。草豆蔻提取物具有抗弯曲杆菌活性，且具有抗修饰活性，表明至少有两个抑制系统与草豆蔻提取物抗菌活性有关。

5. 抗肿瘤作用

草豆蔻可通过多种途径，如通过对免疫系统的调节、影响细胞有丝分裂 G0/G1 期、下调肿瘤细胞中抗凋亡基因蛋白以及上调拮抗促凋亡基因蛋白的表达等，抑制肿瘤细胞的生长和转移，最终导致肿瘤细胞的凋亡。对肺癌、肝癌等肿瘤细胞都表现出抑制作用。李元圆等研究表明，草豆蔻乙酸乙酯部位化学成分恺木酮能显著抑制 Be17402 和 LO-2 细胞增殖作用。唐俊等研究草豆蔻乙酸乙酯部位说明查耳酮类化合物具有较强的 NF–KB 激活抑制作用和细胞毒活性，二苯基庚烷类成分能抑制 NF–KB 激活，有效阻止受 TNF 诱导肺癌 A549 细胞 NF–KB 的人核转移。化合物对胃癌 SGC-7901 细胞未显示毒性作用。叶丽香等研究表明，草豆蔻成分具有体外抗肿瘤的活性，草豆蔻总黄酮对人胃癌细胞株 SGC-7901 有较强抑制作用；对人肝癌细胞株 HepC2 和 SMMC-7721、人慢性粒细胞白血病细胞株 K562 也有一定的抑制作用。TBO 等研究山姜素抑制肝癌细胞增殖，可能是通过上调 P-MKK7 的表达水平，在 G0/G1 期影响细胞增殖；还可以增强对肝癌细胞的敏感性，MKK7 可能是治疗肝癌的一个分子靶标。B Sung 等研究表明，小豆蔻明能抑制肿瘤细胞 RAW264.7 的破骨细胞的形成，阐明其与破骨细胞 RANKL 信号有关。YJ Kim 等研究了小豆蔻明抑制 HCT116 细胞增殖，机制是影响细胞有丝分裂的 G2/M 期，抑制肿瘤蛋白 p53 形成，使细胞周期停滞，同时诱导增强自噬能力，有望成为治疗结肠癌的替代药物。

6.抗氧化作用

草豆蔻具有较强的抗氧化作用，既减少氧化剂的产生，又能够调节抗氧化的防御目标系统，维持细胞能量。Lee S 评价了草豆蔻甲醇提取物具有显著的抗氧化活性，机制为清除 DPPH 自由基、抑制脂质过氧化物形成。Lee MY 等得出草豆蔻乙醇提取物可用于治疗哮喘，机制可能为抑制 Th2 因子和支气管肺泡中的 IL-4、IL-5 和肝组织中 mRNA 的表达；且抑制哮喘模型小鼠 IgE、IgG2a、嗜酸性细胞产生和黏液的分泌，减少活性氧的生成。吴珍等研究草豆蔻总黄酮具有较强的抗氧化能力，且抗氧化作用随浓度的增加逐渐增强。这也可能是其抗衰老的作用机制之一。

7.其他作用

辛本茹等发现草豆蔻中黄酮（2R，3S）-pinohanksin-3-einnamate 具有神经保护作用，机制可能是通过清除 PC12 细胞内 ROS。

七、木香

木香又名蜜香（《名医别录》）、青木香（《木香经集注》）、南木香（《世医得效方》）、广木香（《普济方》）。木香始载于《神农本草经》，为菊科植物木香的根。原产于印度，唐代以后都由广州引进，故称广木香，曾引种到云南，称云木香，在云南省的丽江地区和迪庆州产量较大，供应全国并出口。近年来湖北、湖南、广东、广西、陕西、甘肃、四川、西藏等省区亦有生产。以其根茎入药，味辛、苦，性温。归脾、胃、大肠、肝经。中医常用以治疗胃部胀满、消化不良、呕吐、腹痛和腹泻等症，具有芳香健胃、行气止痛的功效，为常用理气药。多年生草本，高 1～2m，主根粗壮，呈圆柱形或半圆柱形，长 5～10cm，直径 0.5～5cm，表面黄棕色至灰褐色，有稀疏侧根，有明显的皱纹、纵沟及侧根痕。质坚，不易折断，断面灰褐色至暗褐色，周边灰黄色或浅棕黄色，形成层环棕色，有放射状纹理及散在的褐色点状油室。气香特异，味微苦。以质坚实、香气浓、油性大者为佳。茎不分支，上部被稀疏短毛。基叶大型，具长柄，叶片三角状卵形，长 30～100cm，基部心形，通常沿叶柄下延成不规则分裂的翼，边缘具不规则的浅裂或呈波状，疏生短刺，两面有短毛。木香的药用部位为其干燥根，主要含挥发油 1%～2.8%（冰蒸气蒸馏）或 4%～7%（溶剂提取），油中含香叶烯（myrcene）、对伞花烃（p-cy-mene）、芳樟醇等。尹宏权等对云木香进行了研究，从中分离得到 8 个化合物，并通过 1H-NMR13C-NMR 和 MS 鉴定它们的结构分别为脱氢木香内醋（1）、木香烯内酯（2）、arbusculinA（3）、白桦脂醇（4）、5- 羟基糠醛（5）、3,5 二甲氧基 -4- 羟苯甲醛（6）、正丁基 -β-D- 吡喃果糖苷（7）、油酸 -1- 甘油单酯（8），可见倍半萜和倍半萜内酯为广木香的主要成分，也是其重要的活性成分。经药理实验表明，有利胆作用。曾志等应用水蒸气蒸馏法提取了两个不同样品木香的挥发油，应用 GC-MS 方法对木香挥发油的化学成分进行了鉴定。结果是两个不同样品的含油量分别为：0.82%（样品Ⅰ）和 0.76%（样品Ⅱ）。从挥发油中鉴定出 28 个化合物，发现两个样品木香挥发油的化学成分基本相同。4-（1,5 甲基 -1,4- 己二烯基）-1- 甲基环己烯役药烯提主要成分，分别占挥发油的 33.4%（样品Ⅰ）和 35.7%（样品Ⅱ）；含量占第二位的是去氢木香内酯，分别占挥发油的 9.9%（样品Ⅰ）和 6.5%（样品Ⅱ）。除了去氢木香内酯外，还检测出 3 个内酯类化合物，它们是：环广木香内酯，分别占挥发油的 0.70%（样品 I）0.30%（样品 II）；广木香内酯，分别占挥发油的 0.3%（样品 I）和 0.5%（样品 II）；风毛菊内酯，分别占挥发油的微量 < 0.05%（样品 I）和 0.4%（样品 II）。除此之外，还检测出 1 个含咪唑环的生物碱类化合物：1,2- 苯基 -1- 咪唑 -1- 乙醇，分别占挥发油的 2.7%（样品 I）和 1.5%（样品 II）。钟惠民等的研究表明，木香根部至少含有 17 种氨基酸，其中有 7 种是人体必需的氨基酸，谷氨酸含量最高。与青刺尖中的氨基酸比较，氨基酸的组成两者相似，除 serVal、Leu 和 Gly 的含量稍低外，其他氨基酸含量均较青刺尖高，其中谷氨酸含量为青刺尖的 1.7 倍。[87]

1. 对消化系统的作用

（1）调节胃肠运动：临床研究表明，木香能促进胃排空。另有报道木香对胃肠运动有抑制作用。朱金照等应用在体内动物实验观察不同剂量的木香煎剂对大鼠胃肠运动的影响，结果表明，不同剂量的木香煎剂对胃排空及肠推进均有促进作用，并呈剂量依赖关系，这种量效关系在促胃动力作用方面更为明显，结果与临床报道木香对胃肠动力障碍症状有效较为相符。[87]

（2）促胃动力作用：陈少夫等发现木香汤剂能加速胃排空和增强胃动素的释放；朱金照等通过动物试验发现，不同剂量木香煎剂对胃排空及肠推进均有促进作用（剂量依赖性）。此外，周晓棉等也考察了木香动力胶囊内容物（木香为主要成分）对小鼠胃排空的影响，发现其对阿托品、左旋麻黄碱负荷下胃排空抑制有一定拮抗作用。[88]

（3）对胃黏膜的直接保护作用：王小英等通过实验发现，木香提取物对盐酸 - 乙醇和利血平诱发的大鼠急性胃黏膜损伤

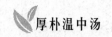

均有明显的保护作用，提示理气药木香对胃黏膜可能有直接保护作用，此与木香传统用药理论基本一致。[87]

（4）抗腹泻和抗炎作用：木香 75% 醇提物 5g/kg 和 15g/kg 抑制二甲苯引起的小鼠耳肿、角叉菜胶引起的小鼠足趾肿胀和乙酸提高小鼠腹腔毛细血管通透性，也减少蓖麻油引起的小鼠小肠性腹泻和番泄叶引起的小鼠大肠性腹泻次数，对小鼠墨汁胃肠推进运动也有弱的抑制作用，推测抗炎是木香抗腹泻的主要机理。[87]

（5）促进胆囊收缩：木香煎剂口服可使健康人胆囊体积较空腹胆囊体积缩小 31.90%，其发生机理可能是由于木香能使血中的胆囊收缩素或胃动素水平增高。[87]

（6）利胆作用：Yamahara 等研究发现，木香丙酮提取物和木香烃内酯具有利胆和抑制小鼠胃溃疡的功效；邵芸等比较了木香醇提物对大鼠给药前后胆汁流量的影响，结果表明，木香醇提取物能增加胆汁流量，具有利胆作用；刘敬军等探讨了木香对犬胆囊运动的影响及其机制，结果表明，在灌服木香药液后犬胆囊明显收缩，但血浆中胆囊收缩素无明显改变。[88]

（7）抗胃溃疡作用：陈少夫等用木香煎剂 ig 带有海氏小胃的犬，发现木香煎剂对胃酸及血清胃泌素浓度无显著影响，但能使血浆生长抑素明显升高，说明木香能促进生长抑素分泌，可能益于消化性溃疡治疗；木香提取物对盐酸 – 乙醇和利血平诱导的大鼠胃黏膜急性损伤均有明显的保护作用。从木香中分离到的 3 种有效成分（saussureamines A，B 和 C）对盐酸、乙醇引起的胃损伤显示出良好的抗溃疡活性，saussureamine A 对胁迫引起的小鼠胃溃疡也有抑制活性。除 saussureaminesA，B，C 外，木香烃内酯和去氢木香内酯对大鼠胃溃疡有明显改善作用。[88]

2. 对呼吸系统的作用

将胸内套管刺入麻醉猫胸膜腔描记呼吸，静注云木香碱可出现支气管扩张反应。脑破坏后再给药无效，提示其作用与迷走中枢抑制有关。木香水提液、醇提液、挥发油、生物碱对豚鼠的气管、支气管收缩有对抗作用，对麻醉犬呼吸有一定的抑制作用。[88]

3. 解痉镇痛作用

木香提取物中的生物碱对组胺引起的豚鼠肠平滑肌和气管平滑肌具有显著解痉作用；其总内酯、木香烃内酯、二氢木香烃内酯和二氢木香内酯对离体兔十二指肠有舒张作用，能减轻由组胺和乙酰胆碱气雾剂引起的豚鼠支气管痉挛，且木香烃内酯和去氢木香内酯能抑制由氯化钾引起的兔离体主动脉收缩。此外，木香与延胡索的热水混合提取液对乙酰胆碱引起的小鼠离体肠管收缩有较强的抑制作用，能增强延胡索抗胆碱活性；木香甲醇提取物的解痉作用对自发收缩和经阿托品处理的兔空肠表现明显，这种作用是通过其钙离子通道阻滞作用介导的。这些结果为木香的解痉镇痛疗效提供了科学依据。[88]

4. 对心血管系统的作用

低浓度的木香挥发油对离体兔心有抑制作用，从挥发油中分离出的多内酯部分均能不同程度地抑制豚鼠、兔和蛙的离体心脏活动。小剂量的木香水提液与醇提液对在体蛙心与犬心有兴奋作用，大剂量则有抑制作用。通过离体兔耳与大鼠后肢灌流实验表明，木香中含有的去内酯挥发油、总内酯可使血流量分别增加 14% 和 35%，有明显的血管扩张作用，其他内酯部分作用较弱。[88]

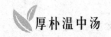

木香对心血管系统的作用首先表现在降血压和抗血液凝集方面。经动物实验筛选，木香提取物中含有降低血液中胆固醇和三酰甘油水平的成分，以及扩张血管和降压的成分（去内酯油、总内酯、生物碱、木香内酯、二氢木香内酯、去氢木香内酯和1,2-甲氧基二氢木香烃内酯）；木香水煎剂体外对纤维蛋白溶解有增强作用，木香挥发油、去氢木香内酯和木香烃内酯成分具有抑制ADP诱导的血小板聚集作用。木香中白桦酯酸、白桦酯酸甲酯、川木香内酯，去氢木香内酯和蒽醌类成分还表现出对PTP-1B（一种与2型糖尿病的胰岛素信号传导、高血脂、肥胖密切相关的酶）的抑制活性。[88]

5. 溶解纤维蛋白酶的作用

木香水煎剂2g/kg浓度能增强体外纤维蛋白的溶解作用。

6. 抗病原微生物作用

木香或木香配伍中药临床上用于治疗胃炎、胃溃疡、肝炎、反流性食管炎、痢疾、皮肤病以及某些口腔疾病等，这可能与木香抗病原微生物的药理作用有关。1：3000浓度挥发油能抑制链球菌、金黄色与白色葡萄球菌的生长，对大肠杆菌、白喉杆菌作用微弱，总生物碱无抗菌作用；100%煎剂除了对副伤寒甲杆菌有轻微抑制作用外，对金黄色葡萄球菌、痢疾杆菌等7种致病菌无效；煎剂对许兰氏黄癣及蒙古变异等10种真菌也具有抑制作用。[87]

（1）抗幽门螺杆菌作用：幽门螺杆菌是导致多种疾病的重要病原微生物，主要包括消化道功能性疾病（如胃炎、胃癌、消化不良等），也包括消化道功能性以外的疾病，如某些自身免疫性疾病和内分泌紊乱性疾病等。Yang等研究了木香醇提物对5种临床幽门螺杆菌株的体外作用，结果表明，木香提取物对所有受试菌株都有很强的抑制作用（MIC 约为 40mg/mL）。[88]

（2）抗变异链球菌作用：变异链球菌是目前公认的最重要的致龋菌，也是传染性内膜炎的致病菌，木香传统上具有治疗口腔疾病的效用，如口臭、龋齿和牙周炎，提示木香可能对变异链球菌有一定抑制作用。Yu 等考察了木香醇提取物对变异链球菌生长、产酸、黏附和非水溶性葡聚糖合成的作用，结果表明，木香醇提物（0.5～4mg/mL）能显著抑制变异链球菌生长和产酸，显著降低变异链球菌的黏附性，且能显著抑制非水溶性葡聚糖的合成。这些研究结果证明木香对变异链球菌的致龋作用具有显著抑制活性。[88]

（3）抗其他微生物作用：木香中的有效成分还表现出抑制福氏志贺菌 R 质粒接合传递、乙型肝炎表面抗原（HBsAg）和核心相关抗原（HBeAg）基因表达网的作用，以及抑制真菌（或细菌）生长的药理作用。[88]

7. 抗炎作用

木香或木香配伍的中药临床上多用于治疗食管炎、胃炎、消化性溃疡、风湿性及类风湿性关节炎等炎症疾病，其抗炎作用的药理学基础主要表现为其有效成分对致炎性因子的抑制作用。致炎因子包括 NO、细胞因子诱导中性粒细胞化学趋化因子（CINC）、肿瘤坏死因子 α（TNF-α）、白细胞介素（IL）、γ-干扰素（IFN-γ）等。木香醇提物能抑制角叉菜胶、弗氏佐剂引起的大鼠足蹠肿胀和炎性细胞的积累，能抑制脂多糖（LPS）诱导的 CINC、IL-8、TNF-α 产生，也能增强白细胞的吞噬功能，并可抑制淋巴细胞增殖和 IFN-γ 分泌。木香中抗炎的主要成分是倍半萜类，其也有稳定溶酶体膜和抗增殖的作用。Cho 等通过活性筛选实验分离出的 3 种倍半萜内酯（菜蓟

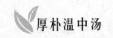

苦素、reynosin 和珊塔玛内酯）在一定剂量下能抑制 TNF-α 活性，其中，菜蓟苦素可能是木香中抑制 TNF-a 的主要成分；进一步的实验证明，菜蓟苦素是通过抑制炎症介质产生和淋巴细胞增殖来参与炎症反应的。去氢木香内酯能使核转录因子（NF-kB）失活而抑制诱导型一氧化氮合酶（iNOS）基因的表达，进而使 NO 产生减少，也能降低脂多糖（LPS）诱导的 TNF-a 水平。saussureamine A 和 saussureamine B 能有效抑制 LPS 诱导的 NO 的产生和 NF-kB 的活化；木香烃内酯除抑制 NO 产生和 NF-kB 活化外，也能降低 MAPKs 蛋白激酶的活化和 AP-1 蛋白的 DNA 结合活性，从而抑制 IL-1β 基因的表达。[88]

8. 抗肿瘤作用

临床上常用含木香的复方治疗肿瘤，王绪颖等对普济方数据库中的肿瘤用药规律分析得出，在与肿瘤相类似的病名与症状中，木香应用频次位列第 2。近年来，大量药理学研究也证实木香中有效成分对多种癌细胞具有杀伤作用。借助于生物活性导向分离方法，具有抗肿瘤作用的有效成分从木香中逐渐被发现。Jung 等从木香粗提物中得到 3 种 shikokiols 类化合物，其对肺癌细胞 A549、卵巢癌细胞 SK-OV-3、黑色素瘤 SK-MEL-2、中枢神经瘤 XF498 和结肠癌细胞 HCT15 等人类肿瘤细胞有一定的细胞毒活性；Sun 等从木香中得到了 8 种对人类癌细胞具有细胞毒活性的化合物，其中，lappadilactone、去氢木香内酯和木香烃内酯显示出非特异性的细胞毒活性，它们对 HepG2、OVCAR-3 和 HeLa 等癌细胞的作用相似。构效关系研究表明，α-methylene 和 γ-lactone 部分是细胞毒性所必需的结构，羟基的出现会导致活性的降低。Kanetoshi 等推测木香丙酮提取物中的 β-盾叶鬼臼素（β-peltatin）和木脂素衍生物对 3 种人类癌细胞（胰腺癌细胞、肺癌细胞和鳞状癌细胞）可能具有抑制作用。Park 等的研究表明，去氢木香内酯和木香烃内酯还具有显著抑制人类乳腺癌细胞 MCF-7 和 MDA-MB-453 的活性。Choi 等研究发现 1β-hydroxy arbusculin A、木香烃内酯和 reynosin 能抑制 B16 小鼠黑色素瘤细胞，且对磷酸二酯酶抑制剂（IBMX）诱导的黑色素生成有抑制作用，其 IC50 值分别为 11.3 和 2.5mg/mL，远低于熊果苷的 ICso 值（29mg/mL）。Robinson 等从木香中分离得到了异二氢木香烃内酯和其他几种已知抗肿瘤化合物（木香烃内酯，β-环木香烃内酯，二氢木香烃内酯和去氢木香内酯），其中，异二氢木香烃内酯对人结肠癌（Colo-205）、皮肤癌（A-431），乳腺癌（MCF-7）细胞表现出强细胞毒活性，对 A549 的细胞毒活性一般。[88]

　　近年来，对木香中部分有效成分的抗肿瘤机制进行了研究。木香烃内酯、川木香内酯通过引起线粒体通透性转换（MPT）、细胞色素 C 释放或破坏线粒体膜电位而诱导人白血病细胞 HL-60 凋亡；莱蓟苦素能有效抑制 U937、Eol-1 和 Jurkat T 等白细胞性的癌细胞增殖，但对张氏肝细胞和人类成纤维细胞无显著抑制作用。另有研究表明，去氢木香内酯有抑制 Rb 蛋白和癌细胞生长的作用，其通过抑制 CDK2 激酶活性和诱导细胞凋亡来阻止癌细胞增殖，通过阻止 HL-60 细胞中 I-kBa 蛋白的降解和磷酸化（由 TNF-α 引起）来抑制 NF-kB（能诱导癌细胞抗药性）活化，并通过增强 caspase-8 和 caspase-3 活性使 HL-60 癌细胞发生凋亡。作为木香中倍半菇内酯的主要成分去氢木香内酯显著的抗肿瘤活性已得到大量研究的证实。最近，Choi 等用 MTT 法研究了去氢木香内酯对人类乳腺癌细

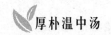

胞（MDA-MB-231，MDA-MB-453，SK-BR-3）和卵巢癌细胞（SK-OV-3，OVCAR3）的抗增殖作用。去氢木香内酯对受试癌细胞表现出剂量依赖性抑制作用，对 MDA-MB-231、MDA-MB-453、SK-BR-3、SK-OV3 和 OVCAR3 的 IC50 值分别为 21.5、43.2、25.6、15.9 和 10.8mmol/L。流式细胞术结果表明，去氢木香内酯通过促进细胞凋亡和细胞周期停滞（停滞于 G_2/M 期）而起到抗细胞增殖作用。[88]

乳腺癌严重威胁着女性健康，居于女性肿瘤患者致死率的第 2 位，发病率在发展中国家呈逐年上升趋势。木香烃内酯是从中药木香中提取的倍半萜内酯，研究发现其具有抗炎等生物活性，可诱导早幼粒白血病 HL-60 细胞及 U937 细胞、乳腺癌 MDA-MB-31 细胞的凋亡，对正常细胞无毒性。它可以通过引起 ROS 的升高、MTP 的崩溃诱导膀胱癌细胞的凋亡，研究表明，其通过与微管蛋白作用、抑制端粒酶活性等抑制乳腺癌 MCF-7 细胞的增殖。肿瘤细胞内 ROS 的含量比正常细胞高，在以 ROS 为靶点的药物作用下肿瘤细胞内 ROS 首先达到氧化应激状态，因此可有选择性地杀死癌细胞 MTP 的降低可以引起肿瘤细胞的凋亡，ROS 含量升高可以引起线粒体通透性转运孔的打开而引起 MTP 降低，最终促进细胞凋亡。因此，ROS 升高、MTP 的降低与细胞凋亡之间存在密切联系。代谢组学被称为"基因型和表型之间的桥梁"，不仅可以测定药物本身的代谢及药代动力学变化，还可以测定药物作用引起的内源性代谢产物的变化。因此，将代谢组学与传统生物学研究方法相结合，对于深入探究药物作用机制有重要的意义。目前，代谢组学结合传统生物学的方法考察药物抑制肿瘤细胞增殖作用的研究已有文献报道，但是将此方法用于细胞凋亡作用机制方面的研究仍未见报道。本研究以木香烃内酯作用于 MCF 7 细胞，基于细胞内 ROS 含量以及 MTP 的变化，结合气相色谱领谱联用（GC-TOF/MS）技术分析药物作用前后细胞内代谢产物的变化，王桂明等[89]研究了木香烃内酯诱导人乳腺癌细胞 MCF-7 细胞凋亡的作用机制。采用流式细胞仪测定不同浓度木香烃内酯（0，2，4，8μg/mL）作用于 MCF-7 细胞后细胞凋亡、活性氧（Reactive oxygen species ROS）含量及线粒体跨膜电位（Mitochondrial transmembrane potential MTP）的变化，气相色谱领谱联用（GC-TOF/MS）技术分析加药组与未加药组的代谢差异物。结果表明，木香烃内酯能诱导 MCF-7 细胞凋亡，并具有浓度依赖性，能够促使 ROS 含量升高；MTP 在 2μg/mL 木香烃内酯作用时升高，在 4 和 8μg/mL 时显著下降；基于 GC-TOF/MS 的细胞代谢组学研究，最终发现 15 种代谢差异物。基于上述结果，推测木香烃内酯通过引起 ROS 含量升高、MTP 降低，扰乱线粒体的正常功能，进一步阻碍 TCA 循环，抑制 ATP 合成，扰乱了细胞内代谢物的平衡，并引起位于膜间隙的凋亡相关蛋白释放，最终导致 MCF-7 细胞的凋亡。

9. 降血糖作用

有报道称木香水提取物无降血糖作用，而木香醇提物降血糖作用的研究尚未见报道。细胞对葡萄糖的消耗常被用来筛选降血糖药物，金清等[90]设计的实验采用 HepG2 细胞消耗葡萄糖模型和四氧嘧啶致糖尿病小鼠模型，研究木香乙醇提取物，乙醇提取物乙酸乙酯部位、正丁醇部位和水提取部位的降血糖活性，为木香应用于治疗糖尿病提供参考。方法：制备木香乙醇提取物，乙醇提取物乙酸乙酯部位、正丁醇部位和水提取部位；用 HepG2 细胞消耗葡萄糖模型和四氧嘧啶致糖尿病小鼠模型测定各提取物的降血糖活性；降血糖活性强的醋酸乙酯部位用柱色谱法继续分离、精制，得 2 个化合物，经 NIVIR 等鉴定化合物结构；并对 2 个化合物进行降血糖活性研究。结果：木香乙酸乙酯部位有较强的降血糖作用，从木香乙酸乙酯部位中分离得到木香烃内酯和去氢木香内酯，且两者均可降低四氧嘧啶所致糖尿病小鼠的血糖，并显示很好的抗氧化作用。结论：木香烃内酯和去氢木香内酯可能是木香的降血糖活性成分，抑制氧化应激从而减轻胰岛素抵抗可能是其降血糖机制。本研究利用肝细胞消耗葡萄糖模型和四氧嘧啶致糖尿病小鼠模型，筛选出木香中降血糖活性部位为乙醇提取物的乙酸乙酯部位，并从中分离出去氢木香内酯和木香烃内酯。有研究表明，木香烃内酯对链脉佐菌素诱导的大鼠糖尿病有较好的降血糖作用。由于去氢木香内酯与木香烃内酯的结构相似，故推测两者为木香降血糖的有效成分，本实验结果验证了这 2 个化合物的确有较好的降血糖作用，并且作用略强于阳性对照药物二甲双胍片，提示去氢木香内酯和木香烃内酯作为抗糖尿病先导化合物具有广阔的开发前景。糖尿病的发生、发展与自由基的关系是近年来糖尿病研究的热点，有研究表明胰岛素抵抗是机体在细胞水平上对活性氧产生过多的一种生理性防御机制，且氧化应激是引起胰岛 β 细胞功能缺陷并加剧其恶化的主要原因。SOD、MDA 和活性氧是反映体内氧化损伤的重要指标，木香烃内酯和去氢木香内酯降血糖机制可能与减少体内活性氧的量，提高机体抗脂质氧化能力，增强 SOD 活力，减轻胰岛素抵抗有关。但这 2 个化合物具体抗糖尿病作用机制有待于进一步的深入研究，木香中是否还存在其他降血糖有效部位及有效成分也尚需进一步研究确认。

10. 毒性作用

大鼠的长期蓄积性毒性表明，青木香生品中、高剂量（相当于临床用药 10、20 倍量）连续长期用药后，随给药时间的延长，逐渐显示出对肾脏、肝脏细胞的毒性，并使胃黏膜表面出现病理性改变。证明青木香生品连续长期大剂量用药主要的毒性靶器官为肝、肾、胃。木香有健脾和胃、调气解郁、止痛等作用，常用于胸胁、脘腹胀痛、呕吐泻痢、胸胁挫伤、呃逆不止等症。木香资源丰富，治疗疾病范围广泛，应大力合理开发利用木香资源，在采挖的同时应积极进行人工栽培，防止资源因过度采挖而枯竭，应采用先进的栽培技术，促进木香的发展和利用。[87]

八、干姜

干姜（Zingiheris Rhizoma）为姜科（Zingiheraceae）姜属植物姜（Zingiber officinale Rosc.）的干燥根茎。又名白姜、均姜，主产于四川、贵州，冬季采挖，除去茎叶及须根，洗净晒干或低温干燥后，即成干姜。其始载于《神农本草经》，味辛，性热，归脾、胃、肾、心、肺经，具有温中散寒、回阳通脉等功效，临床多用于风寒感冒，心腹冷痛，阳虚晕吐等症。据文献报道，干姜中含有挥发油、二苯基庚烷、姜辣素等多种化学成分。干姜作为用途广泛的传统中药材已被多版药典收载。

（一）化学成分

姜的化学成分复杂，已发现的有 100 多种，可归属为挥发油、姜辣素、二苯基庚烷三大类。

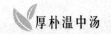

1. 挥发油类

挥发油是干姜中的一类主要成分，多为萜类物质，占姜的 0.25% ~ 3.0%。其中。α-姜烯含量最高，占总挥发油的28.49%，反-β-金合欢烯，α-金合欢烯、β-红没苪烯的含量也相对较高。汪晓辉等采用 GC-MS 比较了四川犍为产干姜和生姜的挥发油成分，干姜检出 63 个峰，经过鉴定发现干姜较生姜有 10 个特有成分，分别为：反，反-金合欢醛，γ-松油烯，外-甲酸-茨尼醇，龙脑，α-莳基乙酸，香橙烯，δ-毕澄茄烯，橙花叔醇，姜醇，δ-芹子烯。干姜挥发油中单萜类和倍半萜类的含氧衍生物大多有较强的香气和生物活性，是医药、食品、香料和化妆品工业的重要原料。

2. 姜辣素类

姜辣素是姜中的辣味成分，也是姜属植物中特有的成分。是含有 3-甲氧基-4-羟基苯基官能团的酚类化合物的统称。根据该官能团所连脂肪链的不同，可把姜辣素分为姜酚类、姜烯酚类、姜酮类、姜二酮类、姜醇类等。干姜中主要为 6-姜酚、8-姜酚、6-姜稀酚，其中 6-姜酚含量最高，占三者总量的一半以上。Jiang 等发现干姜中还有一些微量的姜辣素成分，如甲基姜酚、甲基姜醇、甲基姜烯酚等，并且通过实验研究证明甲基-姜酚类化合物并不是姜酚的衍生物，而是干姜中自身存在的，只是含量极低。近年来国内外学者还从干姜中发现了新的化合物和含氮的结构类型，丰富了姜辣素类化合物。

3. 二苯基庚烷类

二苯基庚烷（DiarylhePtanoids）是主要存在干姜科植物中的一类比较特殊的化合物，是具有 1，7-二取代苯基并以庚烷骨架为母体结构的化合物的统称，可分为线性二苯基烷类和环状二苯基庚烷类化合物。该类化合物属多酚类物质。此类化合物，具有多种生物学和药理学活性，包括抗氧化、抗肝毒性、抗炎、抗增殖、止吐、抗肿瘤等。Kikuzaki 等人在 1991 年首先分离得到 13 个化合物，并检测了其抗氧化活性，1996 年 Kikuzaki 等人又从姜的二氯甲烷提取物中分离到 5 个新的环状二苯基庚烷类化合物。2007 年 Zhou 等人，从姜中分离得到 3 个新的链状二苯基庚烷类化合物，并检测了其抗氧化活性；同年 Zhao 等人，得到了一个新的环状二苯基庚烷；2010 年王治远等人从干姜乙醇提取物中分离得到 2 个新的链状二苯基庚烷类化合物。

4. 其他成分

除上述主要成分外，干姜中还含有少量黄酮类、糖苷类、氨基酸、多种维生素和多种微量元素。糖苷类化合物主要有一些萜类化合物和单个葡萄糖基所构成，除此之外，在少数姜辣素中有时也会接上糖基。

（二）药理作用

干姜临床药理作用丰富，现将干姜的药理作用介绍如下：[91]

1. 抗氧化作用

姜中起抗氧化作用的成分主要为姜酚、姜酮、姜脑等化合物。Masuda 等将分离得到的化合物进行了清除 DPPH 自由基实验和 AAPH 诱导的微粒体抗氧化实验，结果表明，姜辣素类化合物和二苯基庚烷类化合物都有抗氧化活性，此类化合物的脂肪链可以阻断并清除自由基，特别对 AAPH 诱导的微粒体抗氧化活性作用明显。王丽霞等用超临界 CO_2 流体萃取的方法从生姜中提取姜辣素，通过三种不同的自由基体系研究了姜辣素的

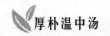

抗氧化活性，结果表明，姜辣素对超氧阴离子自由基、羟自由基（·OH）、DPPH自由基都有清除能力，并且随着浓度升高清除能力也增强。

2. 抗炎、解热作用

现代药理研究发现，干姜中的姜酚类化合物有明显的镇痛消炎效果，民间也有用干姜水煎剂治疗患者炎症的例子。王梦等人实验发现干姜乙醇提取物能抑制二甲苯引起的小鼠耳肿胀，说明干姜醇提取物有一定的抗炎作用。余悦等人分别用内毒素、干酵母、2,4-二硝基酚制造三种大鼠发热模型，用CO_2超临界提取干姜总油灌服给药，结果显示干姜油对这三种发热模型均有抑制作用，0.5，1g/kg抑制实验性发热的体温升高，15～30min后即能使实验动物发热体温下降，解热作用能持续4小时以上。由此可以认为，干姜有明确的解热作用，其脂溶性成分，包括挥发油与姜辣素类是干姜解热作用的主要有效部位。干姜的镇痛抗炎成分主要是脂溶性姜酚类，还有一些未知的水溶性成分。王梦等研究表明，干姜醇提物具有抑制二甲苯所致小鼠耳壳肿胀及醋酸所致小鼠扭体反应。另一研究表明，干姜醚提物和水提物也都具有显著镇痛抗炎作用，而其醚提物抗炎作用机制可能与促进肾上腺皮质激素释放有关。[92]

3. 对心血管系统的作用

实验及临床研究表明，姜辣素有很好的改善心脑血管系统的功能，其中起主要作用的是姜酚。沈云辉等分别用氯仿、乌头碱、哇巴因药物制备3种心律失常模型，观察干姜醋酸乙酯提取物对心律失常的拮抗作用。结果显示，干姜醋酸乙酯提取物可降低室颤发生率，提高引起室性早搏、心搏停止的药物用量，而3种心律失常模型的机制各不相同，但干姜的醋酸乙酯提取物可显著抑制这 3 种不同类型的心律失常，说明其抗心律失常的作用可靠。周静等人采用气管夹闭窒息法制作大鼠心脏骤停 – 心肺复苏后造成心衰模型，考察干姜水煎液对该模型大鼠血管紧张素（AngII）、血清肿瘤坏死因子 α（TNF-α）、丙二醛（MDA）及一氧化氮（NO）的影响，得出干姜水煎液对急性心肌缺血大鼠 AngII、TNF-α、MDA、NO 均有一定调控作用。表示干姜可以改善心功能，缓解急性心肌缺血缺氧状态，发挥"回阳通脉"功效。

　　许庆文等通过戊巴比妥钠造模来研究干姜提取物对兔心衰的保护作用。结果显示，灌服干姜提取物可增加戊巴比妥钠所致兔急性心力衰竭模型形成所需的时间和造模剂用量，明显改善血流动力学指标。表明干姜提取物对兔急性心力衰竭模型形成具有保护作用。卢传坚等进一步研究了干姜提取物对兔心力衰竭时心功能的影响。结果表明，干姜提取物能改善心衰兔的心肌舒缩性能，减轻心衰症状，且作用随剂量增加而增强。[93]

　　4. 对消化系统对的作用

　　蒋苏贞等研究显示，干姜醇提物对水浸束缚应激致胃溃疡模型、无水乙醇致胃损伤模型和幽门结扎致胃溃疡模型的胃黏膜损伤均有良好保护作用，可使实验动物溃疡指数显著降低。但对幽门结扎型大鼠胃液量、胃酸浓度、胃蛋白酶活性无抑制作用，提示其机制可能与增强胃黏膜防御能力有关。王梦等采用胆总管插管引流胆汁方法，观察干姜醇提取物对大鼠对胆汁分泌的作用。结果显示，干姜醇提取物经口或十二指肠给药均能明显增加胆汁分泌量，维持时间长达 3 ~ 4 小时，口服作用更强。干姜含芳香性挥发油，对消化道有轻度刺激作用，可使肠张力、节律及蠕动增强，从而促进胃肠的消化机能。

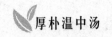

干姜醚提物能对抗水浸应激性等多种胃溃疡形成，能对抗蓖麻油引起的腹泻，但对番泻叶引起的腹泻无作用；干姜水提物能对抗结扎幽门性溃疡形成，对抗番泻叶引起的腹泻；而2种提取物对小鼠胃肠功能都具有一定的影响作用。[94]

5. 保肝利胆

采用原代培养的大鼠肝细胞实验发现干姜中的姜酚类、姜烯酮类及二芳基庚烷类成分有对抗四氯化碳（CCl_4）和半乳糖胺的肝细胞毒作用。实验采用乙醚麻醉后再用乌拉坦麻醉，剖腹，用聚乙烯插管插进总胆管，每只大鼠保持1小时，使之稳定30min后从十二指肠给药的方法，发现生姜的丙酮提取液在给药后3h呈现显著的利胆作用，而水提液无效。6-姜酚在给药后30～60min可使胆汁分泌显著增加，在给药4小时后仍很明显，10-姜酚也呈现利胆作用，虽作用较弱，但仍有显著性。[95]

6. 抗癌作用

Chrubasika等研究发现，6-姜酚对人脊髓细胞性白血病有抑制作用。蒲华清等对比了6-姜酚在正常模式和低氧低糖模式两种下对于人肝癌细胞株HepG-2细胞的杀伤和化疗增敏作用。结果表明6-姜酚作用于HepG-2细胞后，细胞生长受到明显抑制，且抑制率随浓度的升高而升高，抑制率具有浓度依赖性。Real-timePCR检测表明：正常培养条件下bel-2，birc-5mRNA表达降低，bax表达无明显变化。低氧低糖条件下bcl-2，birc-5表达明显降低。其机制可能是6-姜酚通过下调birc-SmRNA的表达，降低Survivin蛋白抑制肿瘤细胞的凋亡的能力对HepG-2细胞产生杀伤和化疗增敏作用，在低氧低糖环境中这种作用表现的更为明显。

研究发现，6-姜酚和6-非洲豆蔻醇其细胞毒性和抑制肿瘤增殖机制与促进细胞凋亡有关。在淋巴细胞增殖试验中，干姜提取物对通过促细胞分裂剂刀豆球蛋白。作用诱导的增殖具有抑制作用。干姜提取物对机体免疫功能具有双相调节作用，对细胞因子的增强作用具有时间依从性。单层细胞的白介素IL-1、IL-3、IL-6 和粒-巨噬细胞集落刺激因子（M-CSF）在低浓度干姜提取物的存在下显著增加，而更高的浓度却无此增强作用。[96]

7. 抑制血小板聚集作用

研究显示，姜酚对二磷酸腺苷（ADP）、花生四烯酸（AA），肾上腺素、胶原引起的血小板聚集有良好的抑制作用，明显抑制血小板环氧合酶活性和血栓素合成。姜酚抑制AA诱导的血小板聚集效果与阿司匹林类似。

8. 改善血液循环作用

廖晖等在干姜擦剂治疗手足皲裂的研究中发现，其总有效率可达88.6%，高于对照组的68.0%。其原因是干姜含挥发油等辛辣成分，可促进局部血液循环，起到保护创面、促进愈合作用；干姜水提物和挥发油具有抑制血小板聚集、预防血栓形成作用。许青媛等发现干姜水提物在10g/kg、20g/kg剂量条件下，均能延迟血栓的形成；挥发油组在0.75mL/kg、1.5mL/kg剂量下，同样能够延迟血栓形成。干姜对去甲肾上腺素所致的血小板聚集具有明显抑制作用，且呈剂量依赖关系。干姜提取物对兔心衰具有保护作用，可增加戊巴比妥钠所致兔急性心力衰竭模型形成所需时间和造模剂用量，明显改善血流动力学指标。进一步研究表明干姜提取物能改善心衰兔的心肌舒缩性能，减轻心衰症状，作用随剂量增加而增强。[96]

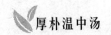

9. 抗缺氧作用

干姜醚提物具有抗缺氧作用，其机制可能是通过减慢机体耗氧速度而产生，柠檬醛是其中抗缺氧主要有效成分之一。而谢恬等研究干姜对心肌细胞缺氧缺糖性损伤的保护作用表明，干姜能够降低细胞乳酸脱氢酶（LDH）释放减少，从而减少细胞的损伤。[96]

10. 其他作用

干姜还具有抗菌，抗晕动病，止呕，改善脂质代谢，降血脂，降血糖和增强免疫等作用。曲恒芳等发现采用干姜口含法治疗妊娠引起的恶心、呕吐可取得良好的效果；6-姜酚能有效抑制脂肪生成，还可以降低高血糖、高胰岛素血症等。

（三）中医辨证论治

干姜是临床常用的温里药之一，据 2010 版《中国药典》记载，性味辛，热。归脾、胃、肾、心、肺经。具有温中散寒，回阳通脉，燥湿消痰之功，用于脘腹冷痛，呕吐泄泻，肢冷脉微，痰饮咳喘。周静等[93]将干姜的中医临床常治疗病证总结如下：

1. 脾胃寒证

干姜辛热燥烈，主入脾胃而长于温中散寒、健运脾阳，为温暖中焦之主药。凡脾胃寒证，无论是外寒内侵之实证，或是脾阳不足的虚证，症见脘腹冷痛，呕吐、泻利等均可应用。古方常用单味干姜煎服或研末米饮冲服治疗脾胃阳虚腹泻。若脾胃虚寒，脘腹冷痛，每与党参、白术同用，以温中健脾补气，如《伤寒论·辨霍乱病脉证并治》理中丸；亦常与人参、蜀椒、饴糖等同用，以温中补虚止痛，如《金匮要略》大建中汤。若脾肾阳衰，下利不止者，须配附子以温脾肾之阳，据报道，现代有人用干姜附子汤治疗小儿腹泻危象属脾肾阳衰型。若寒邪直中所致腹痛，常与麻黄、白芷、肉桂等同用，以解表温里，如《太平惠民和剂局方》五积散。若寒饮停胃，干呕或吐涎沫者，每与半夏同用，以温胃降逆，即《金匮要略·呕吐哕下利病脉证》半夏干姜散。

2. 亡阳证

干姜性味辛热，入心、脾、肾经，有温阳守中，回阳通脉的功效，用治心肾阳虚，阴寒内盛之亡阳厥逆，脉微欲绝者，常助附子以增强其回阳救逆作用，并可降低附子的毒性。《伤寒论》之四逆汤、干姜附子汤，均是姜附并施。故明代医家戴元礼有"附子无姜不热"之说。若亡阳暴脱，下利，亡血，四肢厥逆，脉微等，可在四逆汤的基础上加入人参，即《伤寒论》四逆加人参汤。

3. 寒饮咳喘证

干姜入肺经，以其辛热温肺散寒化饮，并可温脾燥湿以绝生痰之源。用治寒饮伏肺，咳嗽气喘，形寒背冷，痰多清稀者，常与细辛、五味子同用，如《伤寒论·辨太阳病脉证并治》小青龙汤。若肺寒停饮，咳嗽胸满，痰涎清稀，舌苔白滑，每与茯苓、甘草、五味子等同用，如《金匮要略》茯甘五味姜辛汤。又有刘禹锡《传信方》治咳逆上气，以干姜与皂荚、桂心为末蜜丸服。

4. 寒积便秘证

干姜辛热，其入脾胃散寒之功用治病冷积滞，便秘，腹痛得温则快者，常与大黄、附子、人参等同用，如《千金方》温脾汤。

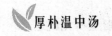

5. 水肿证

干姜辛热，能温中焦，健脾阳，用治脾肾阳虚，水湿停滞，肢体浮肿，胸腹胀满，手足不温，大便溏，脉象沉迟等，常与附子、白术、茯苓等同用，如《世医得效方》实脾饮。

6. 其他

干姜除上述传统应用外，现有班建用理中丸加味治疗十二指肠球部溃疡属中医脾胃虚寒型；用四逆汤加减，治疗感冒型肠炎伴虚脱，属中医少阴病阳衰阴盛型；用小青龙汤加减治疗急性支气管炎属中医外寒内饮。钱宝庆等用干姜胶囊防治冠心病、心肌梗死，蓝华生用干姜黄芩黄连人参汤治疗尿毒症性胃炎 10 例，张惠鸣等用干姜黄连方敷脐治疗婴幼儿慢性腹泻 51 例，均表明干姜现代临床应用广泛。

第七章　制剂研究

第一节　临床制剂

厚朴温中汤目前有汤剂、丸剂等剂型。厚朴温中丸制剂如下。

【药品名称】通用名称：厚朴温中丸　汉语拼音：Houpo Wenzhong Wan

【成　　分】厚朴（制）200g，化橘红200g，干姜200g，草豆蔻100g，茯苓100g，甘草100g，木香100g。

【性　　状】本品为棕黄色的水丸，气香，味辛辣。

【功能主治】温中行气，燥湿除满。用于脾胃寒温，脘腹胀满，时作疼痛，泛吐清水，食水便溏。

【规　　格】每18粒重1g。

【用法用量】口服。1次6g，1日2次。

【是否处方】处方。

【标准来源】WS3-B-0963-91

第二节　含量测定

罗红波等考察了用合煎、分煎方法制备的厚朴温中汤汤剂

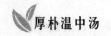

中厚朴酚含量的变化[97]：

（一）药材与试剂

厚朴（制）、陈皮（去白）、甘草、茯苓、草豆蔻仁、木香、干姜药材饮片（遵义医药有限公司，经遵义市药品检验所邓顺超副主任中药师鉴定均符合《中国药典》2010版一部收载品种）。厚朴酚对照品（批号：110729-200310，中国药品生物制品检定所），甲醇为色谱纯，水为娃哈哈纯净水。

（二）方法与结果

1. 色谱条件

色谱柱：Diamonisl C18柱（4.6mm×200min，5μm）；流动相：甲醇-水（70：30）；流速：1mL/min；检测波长：294nm；柱温：25℃；进样量：10uL；理论塔板数：4518；分离度：5.3。

2. 溶液的制备

（1）对照品溶液的制备：精密称取厚朴酚对照品14.5mg，置100mL量瓶中，用甲醇溶解并稀释至刻度，摇匀，精密吸取1mL置50mL容量瓶中，加甲醇至刻度，摇匀，即得。

（2）合煎液的制备（传统煎煮法）：称取药材饮片厚朴（制）9g、陈皮（去白）9g、甘草5g、茯苓5g、草豆蔻仁5g、木香5g、干姜2g，加10倍量的水煎煮，保持微沸30min，倒出煎液；药渣再加8倍量的水煎煮30分钟，合并2次煎液，减压干燥成干粉。称取相当原药材处方量的干粉7.4845g（每个处方合煎后得率），置100mL量瓶中，用热水溶解后，放冷，定容至刻度。精密吸取5mL，置25mL容量瓶中，加甲醇至刻度，称重，超声处理（功率：250W，频率：20kHz）30min，取出，放冷，加甲醇补足减失的重量，摇匀，滤过，取续滤液，用

45mm 的微孔滤膜滤过，即得。

（3）分煎液样品溶液的制备：精密称取上述处方量的药材厚朴（制）、陈皮（去白）、甘草、茯苓、草豆蔻仁、木香、干姜分别加 10 倍量的水与合煎液相同时间煎煮 2 次，制备各药材的煎液，减压干燥成干粉。称取相当原药材处方量各药材的干粉厚朴 0.5856g、陈皮 2.1472g、甘草 0.9798g、茯苓 0.0286g、草豆蔻仁 0.1587g、木香 1.7704g、干姜 0.0435g（为每个处方各药材煎煮后得率）混合均匀，同合煎液法制得分煎液样品溶液。

（4）阴性对照液的制备：再分别按上法制备不含厚朴药材的合煎液、分煎液的阴性对照液。

3. 线性关系考察

分别精密称取厚朴酚对照品，用甲醇稀释配制浓度分别为 0.000727、0.001455、0.00291、0.01164、0.02328mg/mL 的厚朴酚系列对照品溶液，精密吸取厚朴酚系列对照品溶液 10μL，按上述色谱条件依次测定，以峰面积积分值（A）对进样量（C）进行线性回归，得回归方程：

$$A=1.6 \times 10^{6}X-2.9038 \times 10^{4} \quad r=0.9996$$

厚朴酚在 0.0072 ～ 0.2328μg 间浓度与峰面积的线性关系良好。

4. 精密度试验

精密吸取同一对照品溶液 10μL，重复进样 5 次，测得平均峰面积为 100467.4，RSD=0.6%。表明精密度良好。

5. 稳定性试验

取分煎液、合煎液，分别于 0、4、8、16、24 小时测定，合煎液 RSD=1.0%；分煎液 RSD=1.3%，表明分煎液、合煎液在 24h 内稳定。

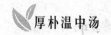

6. 重复性试验

分别取同一样品合煎液约 7.48g；分煎液约厚朴 0.59g、陈皮 2.15g、甘草 0.98g、茯苓 0.02g、草豆蔻仁 0.16g、木香 1.77g、干姜 0.044g 各 5 份，按样品测试条件测定，结果厚朴酚含量合煎液平均为 1.460mg，分煎液平均为 1.462mg，合煎液 RSD=0.80%，分煎液 RSD=0.9%，重复性好。

7. 回收率试验

按合煎液、分煎液制备项下方法制备厚朴温中汤传统汤剂及其配方颗粒分煎汤剂各 5 份，精密加入厚朴酚对照品（0.370mg/mL）2mL，进行加样回收试验，过 0.45μm 滤膜，并按色谱条件进样，同法测定。

8. 样品含量测定

分别按分煎液、合煎液制备方法制备合煎液、分煎液各 3 批，测定其含量，求平均样品含量。厚朴酚在一个复方中的含量分别为合煎液 1.46mg，分煎液 1.47mg。

（三）结果

不同方法制备的相同药材厚朴温中汤的汤剂中，通过统计分析，分煎液、合煎液中厚朴酚的含量没有差异性。

（四）讨论

采用 HPLC 法测定中药复方制剂中的厚朴酚，文献报道可用多种不同组成的流动相系统，本实验选择药典方法，适当调整流动相比例，厚朴酚与杂质峰能达到基线分离。厚朴有燥湿消痰、下气除满等功效，对厚朴温中汤合煎汤剂与分煎汤剂进行了厚朴酚含量的对比研究。从以上研究结果可以看出，合煎液、分煎液中有效成分厚朴酚的含量变化无差异。

第八章　加减传世方简编

第一节　理论阐微

厚朴温中汤方出自《内外伤辨惑论》："治脾胃虚寒，心腹胀满，及秋冬客寒犯胃，时作疼痛。"方由厚朴温中益气、下气化湿除满为君，草豆蔻、干姜、陈皮、木香合用温中散寒、行气化湿，更佐茯苓渗湿健脾，炙草、生姜和中协调诸药，共奏温中理气、燥湿除满之功。故凡系脾胃寒湿气滞而致之疾，皆可得而治矣。[98]

第二节　证治特色

厚朴温中汤在临床消化系统中的运用常见，临床运用厚朴温中汤除了治疗胃炎、胃溃疡、功能性消化不良、泄泻等疾病，临床亦有医家运用此方剂治疗临床中比较少见的儿科疾病，简介如下：

1. 小儿肠系膜淋巴结炎

小儿肠系膜淋巴结炎是肠系膜淋巴结非特异性炎症，为临床常见病，常在其他疾病病程中并发或继发于肠道炎症之后。主要症状为发热、恶心、呕吐、腹痛，有时伴有腹泻或便秘，

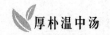

腹痛以右下腹及脐周多见，压痛部位靠近中线或偏高，疼痛的性质多为阵发性隐痛或痉挛性疼痛，两次疼痛间隙感觉良好。西医治疗本病主要采取抗生素抗感染、益生菌支持疗法或对症治疗，虽能短期缓解腹痛症状，但胃肠功能恢复相对较慢，且副作用较大，使机体抵抗力降低，二重感染几率增加。多数患儿经常出现消化功能紊乱，腹胀腹痛反复发作，形成慢性肠系膜淋巴结炎。常常在腹痛发作时求治，腹痛缓解后擅自停止治疗，以致病情迁延不愈。近几年来，该病有逐年增多的趋势，成为小儿腹痛的常见病因。

2. 临床应用

中医中药对本病治疗有独到之处，王庆军[99]依据温中燥湿、行气止痛、活血散结的治疗原则，采用厚朴温中汤化裁治疗本病。方法：将60例病例随机分成两组，治疗组32例给予加味厚朴温中汤口服治疗。组方：厚朴10g、陈皮10g、茯苓8g、草豆蔻仁5g、木香5g、川芎6g、延胡索6g、干姜2g、炙甘草3g。水煎取汁100～200mL，分早晚2次温服，7日为1个疗程，间隔1周后继续下1个疗程，坚持服完3个疗程后停药；对照组28例给予双歧杆菌四联活菌片口服治疗，2～3片/次，3次/日，7日为1个疗程，间隔1周后继续下1个疗程，坚持服完3个疗程后停药。观察两组治疗前后的症状、体征变化及腹部彩超检查结果。结果：治疗组治愈16例，显效9例，有效3例，无效4例，总有效率87.5%；对照组治愈8例，显效6例，有效9例，无效5例，总有效率82.1%；两组总有效率比较，差异有统计学意义，$P < 0.05$。结论：加味厚朴温中汤治疗小儿慢性肠系膜淋巴结炎（寒凝气滞型）疗效满意。

3.典型病例

姚某，男，7岁，2014年8月24日首诊。患儿肚脐周围痛2月余，腹痛发作时间短暂，每次持续1min左右，每日发作1～2次，不发热，无呕吐腹泻。询问家长患儿平时饮食少，挑食，喜食冷饮，恶食蔬菜水果。查体见体形消瘦，可触及肋骨外翻，脐周轻微压痛，麦氏点无压痛及反跳痛。腹部彩超报告：腹腔见多个肿大淋巴结，最大者1.6cm×0.9cm，腹腔下缘约0.8cm液性暗区，考虑少量积液。治疗方药：厚朴10g、陈皮10g、茯苓8g、草豆蔻仁5g、木香5g、川芎6g、延胡索6g、干姜2g、炙甘草3g，水煎温服。并嘱治疗期间忌食冷饮、油腻、辛辣之品，适量食用蔬菜水果，多喝酸奶。患儿服药2剂后腹痛减轻，5剂后腹痛消失，胃口大开，精神转佳。3个疗程后复查腹部彩超：腹腔可见淋巴结，最大者约0.9cm×0.4cm，腹腔下缘液性暗区消失。[99]

小儿慢性肠系膜淋巴结炎急性发作时，其常见诱因为环境变化、饮食不节制、暴饮暴食、腹部受寒或饮食寒凉。临床往往无明显感染迹象，血常规及相关血生化检查基本正常，无发热，仅以右下腹或脐周围疼痛，伴饮食不佳、大便不调、疼痛短暂、时作时止。彩超显示腹腔淋巴结呈多发性充血、肿大，少数患儿腹腔内有少量炎性渗液。单纯抗感染、对症止痛、缓解胃肠平滑肌痉挛等方法治疗效果不佳，近年来西医治疗常结合微生态疗法，西医学认为人体内部的微生物与其生活环境（人体）之间要保持一定的平衡关系，当机体受环境、气候、饮食、用药、情绪等因素影响时，有害菌就会大量繁殖，使肠道微生态系统失去平衡，从而产生肠道疾病。双歧杆菌四联活菌片能补充正常生理细菌，调整肠道菌群，激发机体免疫力，在

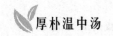

肠道形成强有力的生物屏障和化学屏障，合成维生素，促进食物的消化和营养物质的吸收。此治疗方案虽能短暂改善临床症状，但经彩超腹部检查显示肠系膜淋巴结大小改变不明显。该病久治不愈的原因在于，西医临床仅限于治疗急性肠系膜淋巴结炎，症状缓解后治疗停止，针对肠系膜淋巴结肿大的治疗不能继续。[99]

中医学将小儿肠系膜淋巴结炎归属于"小儿腹痛"范畴。小儿形气未充，五脏六腑成而未全，全而未壮，卫外不固，外感六淫之邪侵入腹中；或夏秋炎热之际恣食寒凉，寒邪客于中焦，以致脾胃功能失调，气机壅塞，气血运行不畅，血脉凝滞，结于腹部，不通则痛；或饮食不节，嗜食肥甘厚味，伤及脾胃，纳运失常，脾失升清，津反为湿，胃失纳化，谷反为滞，脾胃功能失调，停滞中焦，则气机壅塞，血脉凝滞，痰湿食交阻，结于腹部，形成痰核（淋巴结肿大）。故治疗本病应以温中燥湿、行气止痛、活血散结为原则。《成方便读》云："夫寒邪之伤人也，为无形之邪，若无有形之痰、血、食、积互结，则亦不过为痞满、为呕吐，即疼痛亦不致拒按也。故以厚朴温中散满者为君。凡人之气，得寒则凝而行迟，故以木香、草蔻之芳香辛烈，入脾脏以行诸气。脾恶湿，故用干姜、陈皮以燥之，茯苓以渗之。脾欲缓，故以甘草缓之。加生姜者，取其温中散逆，除呕也。以上诸药，皆入脾胃，不特可以温中，且能散表，用之贵得其宜耳。"方中厚朴行气消胀，燥湿除满为君药；草豆蔻温中散寒，燥湿除痰为臣药；陈皮行气宽中；木香气芳香而辛散温通，三焦气分之药，能升降诸气，擅长于调中宣滞，行气止痛，多用于脾胃虚寒，运化无力，脘腹胀满，不思饮食或呕吐腹泻，喜温喜按；干姜温中暖胃以散寒；抽掣阵痛者加延胡索温中活血止痛；川芎辛香行散，温通血脉，为血中之气药，既能活血化瘀，又能行气开郁，茯苓、甘草渗湿健脾以和中；共为佐使药。诸药合用，共奏温中燥湿、行气止痛、活血散结之功效。纵观该病，所及脏腑以六腑居多，而六腑以通为用，治宜标本兼治，治法当祛其寒，温其中，行其气，止其痛，活其血，燥其湿，散其结，使中焦得温，寒湿得除，气滞得行，结聚得散，脾胃复健，则疼痛自解。此外，减少本病的发生还应预防各种感染因素，培养小儿养成良好的饮食、生活、卫生习惯，增强小儿自身的机体免疫能力。[99]

第三节　名医验案

案例 1

梁某，男，58 岁，乡村小学教师，1992 年 2 月 8 日邀余诊治。主诉胃脘痛，嗳气肠鸣，畏食冷物，常觉后背寒冷，饥时则痛甚，食则痛减，常于夜半之后胃痛而醒，食点饼干而痛止。一遇劳累而倍重，反复发作 7 年之久，屡治无效，失去了治愈信心。诊见：面色少华，身体清瘦，查：T、P、R、BP 正常，心、肝、脾、肺、肾均无著变。胃脘喜按，而下脘板结感。察大便溏薄，1 日 2 次，质软色褐，大便隐血试验弱阳性。小便清长，观舌质淡，苔薄白，脉沉弱。X 线钡餐检查：十二指肠溃疡。

中医诊断：胃脘痛 虚寒夹瘀型。

证属脾胃阳虚，气滞血安。

治则：标本同治。

治法：补中益气，扶脾养胃，湿中散寒，佐以化湿止痛。

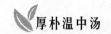

选方药厚朴温中汤加味：厚朴 15g、干姜 10g、草豆蔻 10g、木香 10g、陈皮 15g、党参 20g、茯苓 20g、白芷 15g、白术 15g、甘草 10g、丹参 30g、元胡 20g。3 剂，水煎服，每日 1 剂，分早晚煎服，并令停服他药。

2 月 12 日复诊：诉服 3 剂药后，胃脘疼痛缓解，嗳气肠鸣亦减少，药已中病，效不更方，连进 2 剂。

2 月 15 日三诊：胃脘有时微痛，嗳气肠鸣悉除，后背冷感减少，大便成形，1 日 1 次，色变黄，小便转淡黄，舌质浅谈，苔薄白渐少，脉证好转，宗上方加黄芪 30g、白芍 20g、桂枝 10g，去草豆蔻、白芷，续服 4 剂。

2 月 21 日四诊：诉胃脘疼痛消除，即使是饥时亦不觉疼痛，后背冷感消失，见冷物亦不畏食之，纳谷甚香，寝寐安宁，脉沉缓，守上方又服 8 剂。

3 月 2 日五诊：见面色红润，舌质淡红、苔薄白而有津润，口干欲饮，诊脉沉缓柔和之象，胃气来复初见端倪。同上方去干姜、厚朴，尤恐辛热湿燥之性久服有伤阴耗津之虞，又继服 8 剂。

3 月 11 日六诊：望之精神焕发，形体丰腴，舌质淡红，按下脘板结感转平软，询知饮食尚佳，精力益感充沛，遇冷、劳累无所畏惧。余嘱其"要饮食有节，起居有常"，并预约 3 月 12 日作 X 线钡餐复查，结果：十二指肠溃疡愈合，大便隐血试验阴性，病告痊愈。半年后与余面述之，宿疾胃病已去根儿，一直很好，今夏偶然又相遇，年虽过六旬，望之却犹有壮容，话旧询察之，依然体健无病。[100]

按：余不揣谫陋，敢就正高明，承露之相助，略陈管见：脾胃虚寒，就其内因论，是为中阳不运，寒从内生，就其外因言之，乃触冒风寒。外感寒邪入于脏腑，阳气失去舒展而作痛，正如《灵枢·百病如生》说："胫寒则血脉凝涩，血脉凝涩则寒气上入于肠胃，入于肠胃则膜胀，膜胀则肠外之汁沫迫聚不得散，日以成积。"寒邪中于人，易致循经侵于内，阳气温煦失职，脾气不运行上下，必致血络阻于胃腑，发生疼痛。胃脘疼痛喜按，按之血气得散，"通则不痛"，诉嗳气肠鸣，盖因气机阻滞，胃失和降上逆，云进食则痛轻，是为谷入于胃，脉道乃通，血气充盈，溃疡黏膜得到营养供应，斯也是消化道溃疡黏膜受血液滋荣，所谓"荣则不痛"，察大便色褐，是为十二指肠溃疡血络瘀阻，所谓"瘀血不去，新血不得归经"，也是十二指肠溃疡的一个特征。正如《笔花医镜》所云："胃痛久而屡发，必有凝痰聚瘀。"脾胃既病，化源异常，血液失和，脾运失常，又可聚湿生痰，痰阻气机，津液不布，势必凝痰聚瘀而成顽症，询知小便清长者，为肾阳不足，虚寒内盛也。《素问·至真要大论》曰："诸病水液，澄澈清冷，皆属于寒。"查舌质淡，系肾阳不足，胃阳亏虚，脾胃功能减弱使然，苔白者，为脾寒湿凝聚固结也，饥时作痛，因胃中乏物而自腐自伤，自我消化，久之耗损胃阴，阴损及阳，脾阳亦虚，中寒内生，故畏食冷物，夜半胃痛甚者，因"夜半人气入脏，邪气独居于身，故甚也，"余静思其理而顿悟：李东垣的厚朴温中汤与斯症合矣，于是图而用之，原方由厚朴、陈皮、甘草、茯苓、草豆蔻、木香、干姜，共七味药物组成，加生姜片同煎温服，是方颇耐人寻味：方名以厚朴，顾名思义，确为宽中散寒除满之义，《本草便读》云："厚朴味辛能达表，解风寒外客之邪，苦可宣中，破脘腹内留之滞，阴凝湿聚，燥可蠲除，平胃宽胸，除满止痛"，故以为君。草豆蔻辛温芳香，温中暖脾散寒止胃痛，故以为臣，陈皮入脾胃以和中，味苦辛而散，理气健脾，与木香以疏肝和胃，辛香快利三焦，温中止痛。干姜、生姜温肝暖胃以散寒，茯苓甘淡补脾益胃，甘草甘温，调和诸药，共为佐使，此乃厚朴温中汤之本义也，益以党参、白术于斯方，乃蕴藉四君子汤于其中，以冀益气健脾，恢复运化之常，以资生气血，固守元气以治本，增白芷归胃经，以温脾除湿消痈疡。三诊时酌加黄芪、白芍、桂枝，取其补气升阳，养血敛阴，温通血脉，同甘草含之，蕴涵黄芪建中汤，以温中补气，缓急止痛。盖久痛入络，以经主气，络主血也，调气以和血，调血以和气，通也，"痛宜通""不通则痛"，通有通气、通血之别，亦有寒通、温通之分。寒痛为遇寒即痛，宜温通之药；血滞之痛，为痛有定处，宜通血之剂。二者之痛，元胡和丹参胜之。二药一湿一凉，一以温通血脉，一以活血化瘀，相须为用，相得益彰，以治其标。现代药理研究证实，元胡内服有显著镇痛作用，其镇痛效力相当于吗啡的40%，可用于神经痛、腹痛、溃疡疼痛等，止痛持久而不具毒性，故为活血行气止痛佳品。丹参能促进组织修复与再生，抑制过度增生的纤维母细胞的肿瘤的生长；能抑制凝血，激活纤维。因此，活血化瘀药物，可增加胃黏膜血流量，改善微循环，供给较多的氧、葡萄糖等营养物质，可促进胃内产生黏液，保护黏膜屏障，促进黏膜基底细胞腺体的再生，提高疗效。[101]

案例 2

黄某，女，50 岁，1993 年 10 月 12 日收入本院内科病房。自诉发热 5 天，午后热甚，伴身倦乏力、多汗等。入院后西医检查无异，经治效不如意，上午及夜间体温在 37.8 ～ 37.5℃之间，下午体温在 39.8℃左右。10 月 17 日要求服中药。症见：患者发热 10 天，上午及夜间低热，午后潮热，无畏寒与恶寒，伴头昏头痛，身倦乏力，口黏，额部微汗出，纳呆，口干少饮，尿清，便爽，舌黄腻苔，舌质淡红，脉细滑数。拟诊为湿温（湿热并重），投甘露消毒丹合小柴胡汤加减 2 剂，不效。据其口黏少饮、微汗、尿清等，考虑为湿浊偏重，改投三仁汤加青蒿草等治疗，服 2 剂后，上午及夜间低热退，午后体温仍在 39.2℃左右。由此看来，湿浊虽有渐化之势，然其舌质淡红、小便清利、潮热显然非邪热所致，苔黄亦属假象，由湿浊熏蒸所致。虑其年事已高，中阳素虚，聚湿酿痰，乃致痰湿内阻，郁遏发热，予温化痰湿，以正本清源，改投厚朴温中汤加减：厚朴、草蔻仁、法夏、杏仁、通草各 10g，干姜、桂枝各 5g，陈皮 7g。每日 2 剂。停用西药。服上方 4 剂后，于 10 月 22 日下午体温开始降到 37.9℃，头昏痛、身倦诸症亦获改善，但自觉上肢酸楚，继用前方加薤白 10g、羌活 10g，拟每日 2 剂。至 10 月 27 日发热已退，下午体温 36.8℃，神爽纳增，腻苔消退，肢酸亦减，守前方继服 4 剂，每日 1 剂，以巩固疗效。患者于 11 月 1 日痊愈出院。[101]

　　按：潮热一证，有阳明、湿温和阴虚潮热之分，痰湿所致潮热，临床殊不多见。《张氏医通·卷三·潮热门》指出："有潮热似疟，胸膈痞满……此属饮证，（痰饮之邪）随气而潮，故热亦随气而潮。"朱曾柏认为："痰湿一体，同源异流，痰饮内伏，阻遏阳气和津液，亦可导致发热，临床以低热、嗜睡、潮热为主。"（《论中医内伤热病学》湖北科学技术出版社，1984 年 3 月第 11 版 29 页）。本案潮热为高热，尤为罕见。前数诊辨治不妥，收效不佳，后从温化痰湿入手，效如桴鼓。厚朴温中汤本为中焦寒湿，脘腹满痛而设。本案脘腹症状不显著，故去

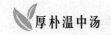

原方行气止痛之木香、甘缓之甘草，用薏苡仁易茯苓以化湿浊，加桂枝、法半夏、杏仁以温阳化饮祛痰，痰湿去而潮热得解。本案前后辨治，得失参半，既为笔者垂记教训，亦可供同道临床借鉴。[101]

　　总之，厚朴温中汤是用于"治脾胃虚寒，心腹胀满，及秋冬客寒犯胃，时作疼痛"之临床常用方剂，因脾胃为寒湿所伤，气机壅阻而致。以厚朴温中散满者为君，以木香、草蔻之芳香辛烈入脾脏以行诸气，干姜、陈皮以燥湿，茯苓淡渗利湿，甘草缓急止痛，加生姜以温中散逆，兼以除呕。以上诸药，皆入脾胃。不特以温中，且能散表，用之贵得其宜耳。诸药合用，寒湿得除，气机得畅，脾胃复健，则胀痛自解。

主要参考文献

［1］信彬，吴剑坤．汤头歌诀精版［M］．南京：江苏凤凰科学技术出版社，2016.

［2］张存悌，郑成贤．汤头歌诀应用新解［M］．2版．沈阳：辽宁科学技术出版社，2016.

［3］王婧，陈信义．良附丸古今研究纵横［J］．北京中医药，2009，28（3）：236-239.

［4］施旭光．中医非物质文化临证名方系列·脾胃病名方［M］．北京：中国医药科技出版社，2011.

［5］张天星．《伤寒论》厚朴生姜半夏甘草人参汤解析［J］．亚太传统医药，2012，8（9）：10-11.

［6］陈川，范忠泽．中医名方临床集验［M］．上海：上海科学技术出版社，2017.

［7］王继志．经证证药录［M］．北京：中国医药科技出版社，2017.

［8］王辉武．中医百家药论荟萃（修订版）［M］．重庆：重庆出版社，2017.

［9］冉雪峰．冉雪峰本草讲义［M］．北京：中国中医药出版社，2016.

［10］高海波，谭兴贵．神农本草经（精版）［M］．南京：江苏凤凰科学技术出版社，2016.

［11］吕志杰．仲景方药古今应用［M］．2版．北京：中国医药

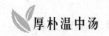

科技出版社，2016.

［12］南征，南红梅.任继学用药心得十讲［M］.北京：中国医药科技出版社，2014.

［13］罗成贵，刘伟.炙甘草汤［M］.北京：中国医药科技出版社，2013.

［14］康广盛.关于厚朴温中汤的研讨［J］.中医药学报，1982（3）：15-16.

［15］李献华.杨从鑫主任运用厚朴温中汤的经验研究［J］.中国中医药现代远程教育，2012，10（7）：16-17.

［16］高振茂，关葳.厚朴温中汤加味治愈胃扭转1例［J］.中医杂志，1984，（5）：78.

［17］汤文学.厚朴温中汤加减治愈胃肠痉挛［J］.新中医，1990，（2）：49-50.

［18］侯晓华.功能性消化不良的症状与诊断［J］.临床性消化病杂志，2009，21（6）：327-328.

［19］白璐，王垂杰.中西医对功能性消化不良的病因病机研究概述［C］.中华中医药学会脾胃病分会第十九次全国脾胃病学术交流会论文集，2007.

［20］吴军，尚瑞.厚朴温中汤加味对功能性消化不良患者血浆胃肠激素的影响［J］.现代中西医结合杂志，2017，26（22）：2468-2470.

［21］张习东.厚朴温中汤加减治疗功能性消化不良36例［J］.中医学报，2009，24（05）：56-57.

［22］周起蛟.厚朴温中汤治疗功能性消化不良的疗效观察［J］.中医临床研究，2011，3（22）：59-60.

［23］刘汪平.厚朴温中汤加味治疗功能性消化不良88例［J］.

光明中医，2012，27（4）：710-711.

［24］董素云，周玉来，周芳.厚朴温中汤治疗功能性消化不良疗效观察［J］.实用中医药杂志，2010，26（10）：677.

［25］刘汪平.厚朴温中汤加味治疗功能性消化不良88例［J］.光明中医，2012，27（4）：710-711.

［26］中华医学会消化病学分会·共识与指南·中国慢性胃炎共识意见［J］.胃肠病学，2017，22（11）：670-679.

［27］代金玉，苏卫仙，史增辉，等.幽门螺杆菌感染与慢性胃炎患者IL-8、IL-10、CRP水平以及血脂指标的关系研究［J］.现代生物医学进展，2018，18（12）：2396-2399.

［28］汪楠，王垂杰，李玉锋.抗幽合剂联合四联疗法治疗慢性胃炎合并幽门螺杆菌阳性患者25例临床观察［J］.中医杂志，2016，57（2）：136-139.

［29］江胜菊.瑞巴派特联合四联疗法治疗幽门螺杆菌阳性慢性胃炎的临床观察［J］.临床合理 用药，2018，（1）：40-41，43.

［30］徐延恩，谢文，吴革群.研究吗丁啉联合瑞巴派特治疗慢性胃炎的效果［J］.数理医学杂志，2018，31（1）：71-72.

［31］苏泽琦，李培彩，郭强，等.慢性胃炎中医证候演变规律研究［J］.北京中医药大学学报，2015，38（11）：762-771.

［32］张锋民.厚朴温中汤加减治疗慢性胃炎患者60例［J］.中医临床研究，2015，23（7）：107-108.

［33］段世锋，刘彩霞.厚朴温中汤加味治疗脾胃虚寒型慢性胃

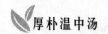
炎 43 例［J］.西部中医药，2016，29（8）：98-99.

［34］宋贵荣，赵莉.厚朴温中汤配合穴位埋线治疗慢性胃炎
53 例［J］.中医临床研究，2014，6（7）：39-41.

［35］张锋民.厚朴温中汤加减治疗慢性胃炎患者 60 例［J］.
中医临床研究，2015，23（7）：107-108.

［36］任丽顺.胃脘痛的辨治源流研究［D］.南京中医药大学，
2018.

［37］谢春娥，薛晓轩，刘晶，等.胃痛辨证分型及舌象与幽门
螺杆菌感染的关系分析［J］.中华中医药杂志，2013，28
（8）：2287-2289.

［38］唐伟，周正光，王欢欢.胃脘痛中医辨证与胃镜表现的关
联规则分析［J］.中国中西医结合杂志，2013，33（3）：
303-306.

［39］王亢，史培锋.厚朴温中汤加减治疗脾胃虚寒性胃痛 60
例［J］.河南中医，2014，34（12）：2425.

［40］葛友庆.厚朴温中汤治疗寒湿胃痛 120 例［J］.四川中医，
1996，14（5）：31-32.

［41］高驰."泄泻"病名源流考［J］.医学史研究，2014，35
（2A）：82-85.

［42］王翠芳，李峰，王玉光.浅谈泄泻与脏腑的关系［J］.中
华总医院杂志，2011，26（9）：1921-1923.

［43］李晟，陈晓阳，邹志.加味厚朴温中汤对泄泻湿阻证大鼠
胃肠道 P 物质和白细胞介素 2 表达的影响［J］.中国中
西医结合消化杂志，2009，17（5）：296-299.

［44］贺卫和，陈晓阳，邹志.加味厚朴温中汤抗腹泻与体外抗
菌效应研究［J］.医药导报，2010，29（2）：152-154.

［45］秦莉花，李晟，陈晓阳.加味厚朴温中汤治疗寒湿泄泻70例［J］.中医研究，2013，26（3）：15-17.

［46］中华中医药学会脾胃病分会.肠易激综合征中医诊疗共识意见［J］.中华中医药杂志，2010，25（7）：1062-1065.

［47］赵国鹏.中医情志因素与肠易激综合征的相关性研究［D］.山西中医学院，2015.

［48］熊青.肠易激综合征血清microRNA表达谱的鉴定与功能分析［D］.南昌大学，2013.

［49］元静.5-羟色胺转运体SLC6A4基因多态性与肠易激综合征的关联研究［D］.昆明医科大学，2013.

［50］张亮，王世达，谢方，等.肠易激综合征大鼠肠道菌群和氨基酸代谢的变化［J］.营养学报，2018，40（3）：240-244.

［51］周霖，岑泳欣，王立生.小檗碱对肠易激综合征大鼠肠道菌群的影响［J］.中国微生态学杂志，2018，30（7）：772-776.

［52］杜国如.戊己丸合厚朴温中汤治疗腹泻型肠易激综合征36例［J］.吉林中医药，2006，26（8）：19-20.

［53］史晓霞.儿童肠痉挛的中医药研究进展［J］.四川中医，2003，21（2）：18-19.

［54］田亚康，陆双泉.儿童肠痉挛与肠套叠的鉴别诊断［J］.东方食疗与保健，2017，（8）：229.

［55］孙书坤.厚朴温中汤加减治疗小儿肠痉挛56例疗效观察［J］.北京中医，1998，（1）：36-37.

［56］贺卫和，陈晓阳，邹志，等.加味厚朴温中汤抗腹泻与体外抗菌效应研究［J］.医药导报，2010，29（2）：152-

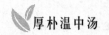

154.

［57］邹志，李晟，陈晓阳.加味厚朴温中汤对大鼠胃液及小鼠胃排空的影响［J］.湖南中医药大学学报，2009，29（5）：42-44.

［58］唐荣伟，李德科，唐玲，等.厚朴温中汤加味配伍吗丁啉对功能性消化不良血浆胃肠激素的影响［J］.中国实验方剂学杂志，2015，21（13）：174-177.

［59］陈晓阳，邹志，李晨，等.加味厚朴温中汤对湿阻证大鼠血清MTL、SS及小肠推进功能的影响［J］.湖南中医药大学学报，2008，28（6）：32-34.

［60］张淑洁，钟凌云.厚朴化学成分及其现代药理研究进展［J］.中药材，2013，36（5）：838-841.

［61］张勇，唐方.厚朴酚药理作用的最新研究进展［J］.中国中药杂志，2012，37（23）：3526-3531.

［62］秦洁，李晓庆，赵春娟，漆正宇，等.厚朴酚与和厚朴酚抗鼻咽癌作用机制研究［J］.中草药，2015，（2）：226-230.

［63］傅强，马占强，杨文，等.厚朴酚对慢性温和刺激所致抑郁小鼠的抗抑郁作用研究［J］.中药药理与临床，2013，29（2）：47-52.

［64］张丽，王维皓，王智民，等.中药炮制辅料姜汁的历史沿革［J］.中国实验方剂学杂志，2008，14（3）：75-77.

［65］岳卫刚，全雪靖.姜对心脑血管系统的药理作用［J］.药物研究，2015，（2）：16-17.

［66］张平，叶文慧，石志华.姜汁对亚硝酸盐清除作用的研究［J］.黑龙江八一农垦大学学报，2005，17（4）：73-75.

［67］李庆耀，梁生林.陈皮的药用研究进展［J］.中成药，2008，30（2）：246-248.

［68］欧立娟，刘启德.陈皮药理作用研究进展［J］.中国药房，2006，17（10）：787-789.

［69］张理平.陈皮研究新进展［J］.光明中医，2005，20（1）：40-42.

［70］徐彭.陈皮水提取物和挥发油的药理作用比较［J］.江西中医学院学报，1998，10（4）：172.

［71］孙红样.一些中药及其挥发性成分抗霉菌活性研究［J］.中国中药杂志，2001，26（2）：99-102.

［72］南征.任继学用药心得十讲［M］.北京：中国医药科技出版社，2014，（1）：81.

［73］张玉龙，王梦月，杨静玉，等.炙甘草化学成分及药理作用研究进展［J］.上海中医药大学学报，2015，29（3）：99-102.

［74］罗成贵，刘伟.炙甘草汤［M］.中国医药科技出版社，2013，（1）：22-108.

［75］冯文茹，孙向军，胡人杰.中药茯苓的药理研究及临床应用［J］.天津医科大学学报，1995，1（2）：95-97.

［76］王颜佳.茯苓抗肿瘤、免疫调节药理作用研究及应用［J］.海峡药学，2014，26（5）：16-18.

［77］张晓娟，唐洁，梁引库，等.茯苓多糖的提取纯化及应用研究进展［J］.时珍国医国药，2008，19（12）：2946-2949.

［78］李电东，等.茯苓素对抗癌药的增效作用［J］.中国抗生素杂志，1990，15（1）：63.

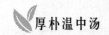

［79］许浩，卢静，曲彩红．茯苓多糖的药理作用研究概况［J］．临床合理用药，2015，8（6A）：175-176.

［80］张先淑，胡先明．茯苓三萜化合物的药理作用及临床应用研究进展［J］．重庆工贸职业技术学院学报，2011，4（24）：46-50.

［81］王善源．中药对于结核杆菌生长的抑制作用［J］．科学通报，1958，12：379-380.

［82］郑彩云．茯苓多糖抗糖尿病作用的实验研究［J］．中国医药前沿，2010，5（14）：12-13.

［83］刘丹丹，戴娜，范情莹．茯苓抗肿瘤药理作用研究［J］．中国医药生物技术，2009，4（4）：292.

［84］毕培曦，江润祥，吴德邻．姜科药用植物的化学、药理和经济用途（五）草豆蔻［J］．中药材，1988，11（6）：44-45.

［85］谢鹏，秦华珍，谭喜梅，等．草豆蔻化学成分和药理作用研究进展［J］．辽宁中医药大学学报，2017，19（3）：60-63.

［86］黄文哲，戴小军，刘延庆，等．草豆蔻中黄酮和双苯庚酮的抑菌活性［J］．植物资源与环境学报，2006，15（1）：37-40.

［87］张建春，蔡雅明，周德斌，等．木香的研究进展［J］．甘肃科技，2010，26（20）：170-173.

［88］魏华，彭勇，马国需，等．木香有效成分及药理作用研究进展［J］．中草药，2012，43（3）：613-620.

［89］王桂明，史栋栋，彭章晓，等．木香烃内酯诱导乳腺癌MCF-7细胞凋亡作用机制的研究［J］．分析化学，2015，

43（5）：682-688.

［90］金清，白晓华，邓亚飞，等.木香降血糖有效部位及有效成分研究［J］.中草药，2012，43（7）：1371-1375.

［91］孙凤娇，李振麟，钱士辉，等.干姜化学成分和药理作用研究进展［J］.中国野生植物资源，2015，34（3）：34-37.

［92］龙全江，徐雪琴.干姜化学成分、药理作用及加工炮制研究文献分析［J］.现代中药研究与实践，2015，29（1）：82-83.

［93］周静，杨卫平.干姜的临床应用及药理研究进展［J］.云南中医中药杂志，2011，32（2）：70-72.

［94］龙全江，徐雪琴.干姜化学成分、药理作用及加工炮制研究文献分析［J］.现代中药研究与实践，2015，29（1）：82-83.

［95］王文心.干姜的化学、药理及临床应用特点分析［J］.中医临床研究，2016，8（6）：147-148.

［96］龙全江，徐雪琴.干姜化学成分、药理作用及加工炮制研究文献分析［J］.现代中药研究与实践，2015，29（1）：82-83.

［97］罗红波，冯华，罗秀琼.HPLC法测定厚朴温中汤不同煎液中厚朴酚的含量［J］.中国草药，2011，25（9）：877-879.

［98］王雨亭.厚朴温中汤的临床运用［J］.吉林中医药，1984，（5）：26.

［99］王庆军.加味厚朴温中汤治疗小儿慢性肠系膜淋巴结炎的临床观察［J］.实用中西医结合临床，2015，15（11）：

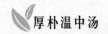

27-28.

[100] 阎明熙.厚朴温中汤加味治愈顽固性十二指肠溃疡举隅 [J].哈尔滨医药,1996,16(1):66-68.

[101] 周荷花,孟跃,赵慧.厚朴温中汤治疗痰湿潮热 [J]. 江西中医药,1995,26(5):55.